Cordula Neuhaus

Lass mich, doch verlass mich nicht

Als Kinder nannte man sie »Zappelphilipp« oder »Träumer«, als Erwachsene leiden sie noch immer unter massiven Problemen, die auf ADHS, das Aufmerksamkeits-Defizit-Syndrom (mit und ohne Hyperaktivität), zurückzuführen sind. Denn dass sich dieses Syndrom mit dem Erwachsenwerden nicht verliert, ist mittlerweile nachgewiesen. Cordula Neuhaus, eine der engagiertesten ADHS-Therapeutinnen Deutschlands, widmet sich erstmals einem der schmerzhaftesten Problembereiche von Betroffenen: Partnerschaft und Beziehungen. In kaum einem anderen Bereich können Menschen mit ADHS ihre Kreativität, Begeisterungsfähigkeit und Sensibilität so ausleben – und nirgendwo sonst sind Konflikte, Missverständnisse und leidvolle Erfahrungen so häufig an der Tagesordnung. Die Autorin stützt sich auf jüngste Erkenntnisse aus Emotionspsychologie und Hirnphysiologie, wenn sie die besonderen Verhaltensmuster von ADHS untersucht und sinnvolle Bewältigungsstrategien vorstellt: Diese reichen von einem adäquaten Umgang mit Problemen wie Impulsivität, Eifersucht und Chaos bis hin zu Mikroanalysen und anderen speziellen Techniken aus dem »ADHS-Nähkästchen«. Das Buch gibt damit allen Betroffenen konkrete Hilfsmittel für ein entspannteres Miteinander an die Hand und zeigt, wie sich tragfähige Partnerschaften mit dem Ehemann, der Lebensgefährtin, den Kindern, Eltern, Freunden, Kollegen und anderen Menschen aufbauen lassen.

Cordula Neuhaus ist Diplompsychologin, Verhaltenstherapeutin und Heilpädagogin. Sie arbeitet seit vielen Jahren mit ADHS-Betroffenen und wirkt als Dozentin und Supervisorin in der Weiterbildung. Sie ist als ADHS-Kapazität international anerkannt.

Cordula Neuhaus

Lass mich, doch verlass mich nicht

ADHS und Partnerschaft

dtv

MIX
Papier | Fördert
gute Waldnutzung
FSC® C019821

Originalausgabe 2005
19. Auflage 2024

Tumblingerstraße 21, 80337 München
verlag@dtv.de

Umschlagkonzept: Balk & Brumshagen
Umschlagfoto: Stefanie Aumiller
Satz: Greiner & Reichel, Köln
Gesetzt aus der Sabon
Druck und Bindung: Druckerei C.H.Beck, Nördlingen
Printed in Germany · ISBN 978-3-423-34106-6

Inhalt

Vorwort
ADHS – Auf der Suche nach Hilfe?

> »Die Schule interessierte mich nicht wirklich, dafür hatte ich häufig einen munteren Spruch auf Lager, was nicht jeden Lehrer freute. Meine Schrift war angeblich grauenhaft, Hausaufgaben machte ich eher selten. Ich hatte auch immer irgendetwas vergessen und musste viel nachsitzen – nun, wie mein Sohn eben. Dass aus mir doch noch etwas geworden ist, verdanke ich vermutlich meiner Mutter und zwei Lehrern, ein paar glücklichen Zufällen und der Tatsache, dass ich einen Beruf ausüben kann, der mir wirklich Spaß macht. Und ich bin froh, dass man meinem Sohn jetzt schon helfen kann.«
>
> *Ein Erwachsener mit ADHS*

Trotz des an sich erfreulich großen Bekanntheitsgrades des Störungsbilds und seiner Behandlung wird die derzeitige Diskussion über ADHS in der Presseberichterstattung, leider aber zum Teil auch in der fachlichen Auseinandersetzung seitens einiger Experten der Medizin, Psychotherapie und Pädagogik in immer schärferem Ton geführt – verwirrend selbst für Fachleute, die sich neu in das Thema einarbeiten wollen, und natürlich erheblich irritierend und verunsichernd für Betroffene.

»Man kann doch jetzt nicht alles mit ADHS erklären wollen!« So äußerte sich auf typische Weise der Vater eines aus seiner Sicht lediglich »faulen« Jugendlichen, der nichts für die Schule tun »will«, aber stundenlang auf hohem Niveau Homepages am PC »bastelt«. Ähnlich reagieren skeptische Lehrer, Psychologen oder Ärzte angesichts der komplexen und vielschichtigen Problematik bei ADHS (auf jeder Altersstufe ähnlich und doch auch wieder ganz anders), der Fähigkeit beispielsweise, in manchen Situationen durchaus sehr gut »funktionieren« zu können, in anderen Situationen aber offensichtlich regelrecht unfähig zu sein, den eigenen Erwartungen oder denen anderer zu entsprechen.

»Ich bin es leid, es immer wieder erklären zu müssen!«
Dies ist die ebenso typische Äußerung einer Mutter zur Notwendigkeit, in jedem Schuljahr aufs Neue den Lehrern die störungsbildspezifischen Handikaps ihrer beiden Söhne erklären zu müssen. Die gleiche Aussage macht sie aber auch über die Gespräche, die sie mit Psychotherapeuten und Ärzten auf der Suche nach zielführender Hilfestellung für sich selbst geführt hat und die sie als frustrierend erlebte. Sie kommt nicht mit dem Argument zurecht, dass ja »an sich jeder einmal nervös oder launisch« sei und Konzentrationsprobleme habe.

Hilfen zur Selbsthilfe im »Kampf mit dem Chaos« und »zur Verbesserung der Konzentration« fruchten genauso wenig: So empfindet sie auch die zwölf Prinzipien der »Anonymen Messies« als nicht hilfreich, wenn es da zum Beispiel heißt: »Ich schulde es mir selbst, ein geordnetes Leben zu leben, weil Ordnung meine Selbstachtung fördert und Unordnung sie zerstört.« Regelpläne für ihre Kinder hat sie schon ausprobiert, To-do-Listen für sich selbst, und sie weiß mittlerweile gut, was sie tun soll: Sie soll »ihr Tempo verlangsamen«, »ihrer Neigung entgegenwirken, sich ablenken zu lassen« und »sich nicht zu sehr in Ordnung oder Unordnung, Kontrolle oder mangelnde Kontrolle, Hoffnung oder Verzweiflung hineinsteigern«.

»Schon am frühen Morgen ist es mir einfach zu viel!«
Das heißt für sie, dass sie sich schlecht motivieren kann – auch nicht mit einem Satz wie dem folgenden aus dem Zwölf-Schritte-Programm der »Anonymen Messies«: »Ich werde jeden Funken Begeisterung am Leben erhalten, um mich nicht durch den Haushalt, andere Menschen oder mein eigenes Zaudern des Herzens entmutigen zu lassen« –, wenn sie selbst morgens noch nicht richtig »angelaufen« ist, die Kinder schon streiten, Hektik entsteht, lauter Fragen beantwortet werden sollen, gerechte und überlegte Entscheidungen getroffen werden müssen, weil der eine Sohn sich bereits zu dieser Uhrzeit persönlich zurückgesetzt fühlt und der Meinung ist, dass der Bruder erst gestern als Erster im Badezimmer war …

Bereits Ende der 80er Jahre fragten mich immer häufiger Eltern während oder nach intensiven Elterntrainings-Wochenenden (mit Schwerpunktlegung vor allen Dingen auf das funktionelle Verstehen der Symptomatik), ob es denn eigentlich auch Erwachsene gebe, die sich, genau wie die Kinder, blitzartig von einer unerwarteten Situation überwältigt fühlten und damit zu kämpfen hätten, dann nicht sofort gereizt zu reagieren. Wie ihr Kind ertappten sie sich manchmal auch selbst bei einer vorschnellen Äußerung und machten unüberlegt ein Zugeständnis – das vom Kind dann gleich als ein Versprechen oder eine bestehende Regel interpretiert wurde und damit schwer wieder zu relativieren war. Sie übernahmen privat oder im Beruf Aufgaben, bei denen sie sich über die Langzeitkonsequenzen im Moment der Zusage gar nicht konkret »im Klaren« waren und erst hinterher bemerkten, »was sie davon hatten« …

Es sei so schwer, einen konsequenten Erziehungsstil durchzuhalten, selbst wenn man es wirklich wolle, und dabei gelassen und ruhig zu bleiben. Natürlich war in der Elternberatung, die im Rahmen der Kindertherapie stattfand, auch schon früher aufgefallen, dass der eine oder andere Elternteil selbst immer wieder dazwischenplatzte, heftig emotional überreagierte, immer das letzte Wort haben »musste«, blitzschnell von einer Problematik, die man selbst noch nicht vollständig geklärt wähnte, auf ein anderes Problem zu sprechen kam – oder trotz aller Bemühung seitens des Beraters irgendwie »vergessen« hatte, was man in der letzten Sitzung zusammen erarbeitet hatte …

Damals war der Fokus meiner Aufmerksamkeit (und der vieler anderer erfahrener Behandler auch) jedoch darauf gerichtet, überhaupt erst einmal Verständnis bei den Eltern und Lehrern für das »andere« Funktionieren der Kinder und Jugendlichen zu erringen. Es ging darum, in einer Zeit, in der in deutschen Schulen immer früher selbstständiges, eigenmotiviertes Lernen im Team gefordert wurde, für Akzeptanz von ADHS zu werben.

Als Therapeut beziehungsweise Therapeutin war man damit beschäftigt, den Eltern im Umgang mit den Kindern aufzuzeigen, dass durch Schimpfen, Kritisieren und Strafandrohungen nicht nur Abwehr ausgelöst wird, sondern die Kinder regelrecht »blockiert« werden: Ihre Stimmung fällt sofort ab, und zeitgleich die Fähigkeit, sich zu aktivieren, was leider »bockig« wirkt. Des Weiteren musste man erläutern, dass auch Ignorieren oder Nachgiebigkeit kontraproduktiv wirken, mit der unmittelbaren Folge vermehrten Forderns und gesteigerter Aggressivität. Wir hatten die Hoffnung – und waren dabei wohl selbst ein bisschen »blind und taub« –, dass durch Erklärungen und Hilfestellungen zur Einstellungsänderung (wie mit dem Vorstellungsbild des Bären Balou für Ruhe und Gelassenheit, vgl. Neuhaus 1996) Eltern dazu bewegt werden könnten, für die Kinder einschätzbarer zu werden und einen liebevoll-stur-konsequent-gleichmäßigen Umgang mit ihnen zu entwickeln.

Zur Erleichterung boten wir Regelpläne an, mit deren Hilfe die Routinen mit den Kindern gut eingeübt werden konnten – prinzipiell. Verstärkt wurden sie durch Belohnungspunkte, die regelmäßig direkt nach Erfüllung der Aufgabe und über einige Monate hinweg gegeben werden sollten, bis sich die Abläufe »verautomatisiert« hatten. In vielen Fällen klappte das ganz gut, bisweilen nicht – aber nicht nur, weil die Kinder »den Aufstand« probten, sondern weil die Erwachsenen einfach vergaßen, die Regeln wirklich täglich im freundlichen Ton gleichmäßig einzufordern sowie zeitnah unaufgeregt die Bilanz über Erfüllung und Nichterfüllung zu ziehen. Oft wurde es für einen Elternteil »auf Dauer« sichtlich »zu anstrengend«, dies durchzuführen. Manchmal wurde es auch nicht durchgehalten, weil andere gewichtige Fachleute meinten, man dürfe Kinder doch nicht so »gängeln«.

Bei der rasanten Zunahme von Daten, die jedes Individuum im Rahmen der Hochtechnologieentwicklung der beginnenden 90er Jahre zu verarbeiten hatte, ergänzt durch vielfältige Umstrukturierungen der Arbeitsplätze, Leanmanagement, Benchmarking, Qualitätssicherung etc., schilderten Eltern zunehmend spontan auch bei sich selbst Vergesslichkeit und Überforderung sowie deren zum Teil gravierende Auswirkungen auf das Selbstwertgefühl, die Effektivität im Beruf und leider auch auf die Partnerschaft – von anderen oft sehr deutlich registriert und benannt! Die Entwicklungsgeschichten und oft sogar die Verhaltensbeobachtungen in der nun immer häufiger eingeforderten Erwachsenendiagnostik ähnelten sehr denen der Kinder: Erwachsene werteten sich beispielsweise im Intelligenztest genauso spontan ab wie sie: »Oje, in Mathe war ich immer eine Niete, das kann ich ganz sicher nicht!« etc.

1988 baten mich erstmals einige sehr engagierte, deutlich selbst betroffene Elternteile um die Gründung einer Erwachsenengruppe: Sie wollten sich selber besser verstehen lernen und abgleichen können, wie es anderen Betroffenen geht. Sie äußerten die Hoffnung auf ganz gezielte Hilfestellung – vor allen Dingen für das Zusammenleben mit denen, die sie liebten, mit denen sie aber immer wieder nicht klarkamen: Partner und Kinder. Sie verstanden sie oft nicht und fühlten sich umgekehrt von ihnen nicht richtig verstanden.

Je größer die Erfahrung mit Betroffenen wurde, desto mehr zeigte sich, dass sich nicht nur Kinder und Jugendliche mit ADHS regelrecht gegenseitig anzuziehen schienen – mit Ausleben bisweilen regelrechter »Hass-Lieben«. Bei genauerer Betrachtung in den letzten Jahren erwies sich außerdem, dass offensichtlich Menschen mit ADHS auch bei der Partnerwahl überzufällig häufig »unter sich bleiben«, wobei sich die Partner unterschiedlichen, zum Teil auch nur diskreten Ausprägungsformen zuordnen ließen, was zunächst nicht so leicht erkennbar war.

Die ersten öffentlichen Äußerungen darüber riefen heftigen Widerstand hervor: »Sie sieht überall nur noch ADHS!« Inzwischen berichten Krause und Krause 2003 in ihrem klaren Lehrbuch über Erwachsene mit ADHS, es bestehe eine außerordentlich große Wahrscheinlichkeit, dass ADHS genetisch verursacht werde. Sie schreiben: »Hochwahrscheinlich wird eine ADHS beim Kind dann, wenn beide Eltern deutlich betroffen sind.« Der aktuelle Stand der Forschung belegt dies nun immer mehr (Barkley 2004).

Auswirkungen dieser konstitutionell bedingten Neurodynamik bei ADHS (die zu einer spezifischen Regulierungsdynamik führt und damit dann zu einer ganz spezifischen Psycho- und Funktionsdynamik) erweisen sich immer sicherer auch für das Erwachsenenalter als »Hochrisiko« nicht nur für die eigene Entwicklung, sondern speziell auch für die Beziehungsgestaltung – und dies trotz aller positiven Aspekte, die der Wahrnehmungsstil von ADHS ja auch in sich birgt, wie die oft verblüffende Kreativität, die Beharrlichkeit bei großem Interesse, die häufig zu erstaunlichen Erfolgen führt, die nicht selten als einzigartig empfundene Hilfsbereitschaft, der ausgeprägte Gerechtigkeitssinn und vieles mehr.

Fast entlastend wirkte die Feststellung von Barkley 1996, dass die Ehezufriedenheit bei Erwachsenen mit ADHS deutlich niedriger sei als bei Nichtbetroffenen, die Trennungs- und Scheidungsrate dagegen deutlich höher! Denn auch in meiner eigenen gutachterlichen Tätigkeit für Familiengerichte sah ich mich in hochstrittigen Sorgerechts- und Umgangsrechtsverfahren immer wieder mit ganz typischen und mir sehr vertrauten Kommunikationsmustern konfrontiert. Die Auswirkungen auf die Bindungs- und Beziehungsentwicklung von Kindern in diesem Zusammenhang wurde bereits ausführlich dargestellt (vgl. Neuhaus 2003).

Eine merkwürdige Form der Selbsterfahrung (und der Validierung, das heißt der generalisierbaren Gültigkeit) machte ich auf einem Kongress der Selbsthilfegruppe AÜK in Hannover 1993 bei der Schilderung der Symptomatik Erwachsener mit ADHS durch: Von Betroffenen, die ich noch nie gesehen hatte, kam ungewöhnlich viel bestätigendes Feedback. Bei einem Referat über die Probleme bei ADHS in der Paarbeziehung auf dem Kongress in Bad Boll 1999 musste ich fast erschrocken registrieren, dass es plötzlich mucksmäuschenstill geworden war und viele Zuhörer zu Taschentüchern griffen. Ähnlich irritierte die heftige, bestätigende emotionale Reaktion anlässlich eines Vortrags über Frauen mit ADHS und ihre speziellen Probleme in Koblenz 2000. Dennoch kribbelte es im Dezember 1999 recht unangenehm in meinem Bauch, als Dr. Altherr und ich bei einer ersten Fachfortbildung über ADHS im Erwachsenenalter in einer Fachklinik für Psychosomatik über das Ansinnen berichteten, die Diagnose ADHS auch bei Erwachsenen stellen zu wollen. Wie erwartet, wurde sehr skeptisch, teilweise mit Zurechtweisung reagiert: »Die Symptomatik klingt doch typisch emotional-instabil!« oder »Das hört sich doch an wie bei der Borderline-Persönlichkeitsstörung!« Die Realität der Folgen von ADHS im Alltag ist jedoch gewaltig. Prägnant hatte in den USA ja Paul Wender schon 1995 formuliert: »ADHD (amerikanische Bezeichnung für ADHS) ist wahrscheinlich die am meisten nicht diagnostizierte chronische, psychiatrische Erkrankung der Erwachsenen.«

Ermutigt durch amerikanische Kollegen – vor allen Dingen Edna Copeland und Steven Copps –, aber auch durch Eltern, Supervisanden und viele inzwischen erwachsene, »ehemalige« Patientenkinder (die zum Teil auch schon eigene Kinder haben), die mir Dinge sagten wie: »Es ist vor allen Dingen so gut, dass man weiß, was es ist!«, bis hin zu: »Seit wir im Elterntraining Ihre Schilderungen und Erklärungen zu Erwachsenen mit ADHS gehört haben, geht es uns auch in der Ehe viel besser!«, möchte ich aus der Erfahrung des Arbeitens und Lebens mit Betroffenen in den folgenden Ausführungen ergänzend zu bereits erschienenen Veröffentlichungen einen Mosaikstein des Verstehens und der Hilfestellung hinzufügen. Dabei ist es mir ein Anliegen, die immer »extreme Gefühlslage« bei ADHS mit den entsprechenden Auswirkungen auf die Beziehungsgestaltung darzustellen und etwas Hilfestellung zu geben.

Dank gilt meiner Familie, meinen Mitarbeitern und Freunden, speziell meiner Mutter, Dr. med. Cornelia Seifert, die sich im hohen Alter noch bewundernswert mit dem Arbeitsschwerpunkt ihrer Tochter auch aus ihrer medizinischen Sicht und ihrer Lebenserfahrung auseinander setzt. Besonderer Dank gilt meinem äußerst kompetenten und belastbaren Sekretariatsteam mit Evi Abele, Ute Wulff, Bärbel Matt und Vreni Neuhaus, meinem Arzt und Coach Thomas Wirth und seiner Frau Moni sowie Sabine und Mike Townson für ihre liebevolle freundschaftliche Unterstützung in einer schwierigen und turbulenten Zeit, vor allem aber auch meiner Klientel der älteren Jugendlichen, der jungen und reifen Erwachsenen, von denen und mit denen ich buchstäblich täglich lernen darf, sowie, in memoriam, meinem Mann Eberhard.

Einleitung
Der zunehmende Erkenntnisgewinn – oder: »Bitte, die Hoffnung nicht aufgeben!«

In einer gemeinsamen Erklärung, die internationale, mit ADHS als Schwerpunkt befasste Wissenschaftler im Januar 2002 (Barkley et al.) abgaben, wird eines besonders betont: Man könne die Tatsache kaum genügend hervorheben, dass die Vorstellung, es gebe ADHS nicht, einfach falsch sei. Diese Experten (nicht nur aus den USA, sondern auch aus Australien, Israel, England, Neuseeland, Schweden, Kanada, den Niederlanden und Norwegen) erläutern in dieser Erklärung vielmehr, dass ADHS »mit schwerwiegenden Defiziten in einer Aggregation von psychologischen Fähigkeiten verbunden ist und dass diese Defizite einen schwerwiegenden Schaden für die meisten Personen, die diese Störung haben, darstellen. Die aktuelle Erkenntnislage zeigt, dass Defizite in der Verhaltenssteuerung und Aufrechterhaltung der Aufmerksamkeit zentrale Bestandteile dieser Störung sind – das sind Fakten, die durch hunderte von Studien aufgezeigt werden.« (Barkley et al., S. 2) Nach sehr deutlichen Ausführungen zur neurobiologischen Verursachung wird festgehalten: »ADHS ist keine gutartige Störung.« Und einmal mehr wird anhand von aktuellen Studien belegt, dass viele Betroffene die Schule vorzeitig abbrechen und »wenige oder überhaupt keine Freunde« haben (50 bis 70 %). Auch die Risiken, beispielsweise antisozial zu entgleisen oder mehr Verkehrsunfälle zu haben, sind hinreichend belegt.

Im Oktober 2002 berichtete E. C. Ross, dass das US Federal Government's Center for Disease Control and Prevention (CDC) die Elterninitiative CHADD als eine nationale offizielle Anlaufstelle benannt hat (und auch mit finanzieller Unterstützung versehen hat), da ADHS in den USA vom Staat nicht nur als eine valide Störung eingeschätzt wird, sondern auch als signifikant genug gilt, dass ausreichend Information darüber vorgehalten werden muss …

Eine aktuelle Übersichtsarbeit von Faraone et al. 2003 zeigte kürzlich auf, dass es keine überzeugenden Unterschiede gibt hinsichtlich der Prävalenz von ADHS in den USA und den meisten anderen Ländern oder Kulturen, aus denen Studien vorliegen (wobei gemahnt wird, dass eine verbesserte Symptombeschreibung zu einer verbesserten Messsicherheit und Vergleichbarkeit der diagnostischen Kategorien führen werde). Ergänzend wird darauf hingewiesen, dass eine bessere Beachtung der Störung und der damit assoziierten Probleme sowie der Belastung für Individuum und Gesellschaft als wesentlich für die klinische Praxis angesehen werden.

Verwendet man zur Diagnose von ADHS die Kriterien des amerikanischen Diagnostischen und Statistischen Manuals psychischer Störungen (DSM IV), zeigen die Studien, dass es sich mit einer internationalen Prävalenz von 5 bis 9 % um die häufigste kinderpsychiatrische Störung handelt (vgl. unter anderem Swanson et al. 1998). In diesem Manual gibt es den Hinweis darauf, dass ADHS beim Jugendlichen und beim Erwachsenen »teilremittiert« weiterhin bestehen kann – für genau beobachtende Fachleute und informierte Betroffene schon früher erkennbar, die sehr wohl registrieren, dass sich ADHS nicht »auswächst« …

1994 erschien in den USA das faszinierende Buch der Autoren Hallowell und Ratey über Erwachsene mit ADHS, das den Titel ›Driven to Distraction‹ trug (unter dem Titel ›Zwanghaft zerstreut‹ 1998 in Deutschland veröffentlicht). Aufgrund der großen Resonanz und vielen Fragen folgte im selben Jahr ein ebenso fesselnder Band derselben Autoren mit dem Titel ›Answers to Distraction‹.

Nicht nur in den USA, sondern auch in Deutschland gestand zudem der eine oder andere Elternteil, bisweilen schon einmal von der Medikation des Kindes »genascht« zu haben, natürlich heimlich, mit mehr oder minder schlechtem Gewissen – oft aber verblüfft über die Wirkung. Insbesondere angesichts des häufigen Substanzmissbrauchs bei Erwachsenen mit ADHS werden inzwischen Überlegungen angestellt, inwieweit sich Erwachsene zur Linderung ihrer Symptome selbst »medizieren« – meist mit Nikotin oder »zum Abschalten« auch mit Alkohol... Dabei wussten in Deutschland manche Ärzte schon vor einigen Jahren, dass bei Konzentrationsstörungen und Merkschwierigkeiten »einer ganz spezifischen Art« (ohne sie zu benennen) zentralnervös stimulierende Medikamente wie Tradon® (Pemolin) oder Captagon® (Fenetyllin) in der Prüfungsvorbereitung gute Dienste taten...

Erste ausführliche Beschreibungen der »Residualform« von ADHS im Erwachsenenalter erschienen 1995 (P. Wender, K. Nadeau). Der Ratgeber ›Women with Attention Deficit Disorder‹ (1995) von Sari Solden (deutsch unter dem Titel ›Die Chaosprinzessin‹ 1999) beeindruckte viele. Anlässlich eines EU-Projekts mit dem Titel ›Knowing me, Knowing You‹ stellten 2002 in Stockholm Fachleute und Betroffene aus 14 europäischen Nationen ganz in Übereinstimmung mit der oben zitierten wissenschaftlichen Erklärung fest, dass in ihren Ländern ADHS mit seinen Folgen und Begleiterkrankungen eine deutliche Bedrohung auch für Erwachsene darstelle, da bei ihnen ebenfalls eine Gefahr sozialer Ausgrenzung bestehe.

Im selben Jahr erfolgte am Deutschen Bundesministerium für Gesundheit und soziale Sicherung (klärend angesichts der steigenden Zahlen bezüglich der Diagnosestellung und der Methylphenidatverschreibung bei Kindern) eine zweite »Konsensus-Konferenz« über das Störungsbild, auf der das »Eckpunktepapier« erarbeitet wurde, das Sie im Internet nachlesen können (Pressemitteilung des BMGS vom 27.12.2002, siehe unter *www.bmgesundheit.de*). Ziel war eine Definition der wesentlichen Kriterien zur Diagnose und Behandlung von ADHS bei Kindern und Jugendlichen in Zusammenarbeit der medizinischen, pädagogischen und therapeutischen Fachgruppen zu einer qualitätsgesicherten und bedarfsgerechten Versorgung mit wirkungsvoller Hilfe. Mittlerweile hat eine Expertenrunde die damals noch fehlenden Leitlinien zur Diagnostik und Therapie für das Erwachsenenalter formuliert, die in der Zeitschrift ›Nervenarzt‹ im Oktober 2003 unter dem Titel ›ADHS im Erwachsenenalter – Leitlinien auf der Basis eines Expertenkonsensus mit Unterstützung der DGPPN‹ veröffentlicht wurden (*www.dgppn.de*).

Trotz immer mehr Publikationen, Seminaren und Symposien, unter anderem einem ersten »ADHS-Frauentag« in Olten/Schweiz im Mai 2003, nutzte ›Der Spiegel‹ das Sommerloch 2003 zu einer Titelstory mit der Headline: »Erfundene Krankheiten – wie die Medizin Gesunde für krank verkauft«. Systematisch, so wird darin festgestellt, erfänden Pharmafirmen und Ärzte neue Krankheiten, wie die »atypische, agitierte, larvierte Depression« (bekannt auch als »Sissi-Syndrom«), die soziale Phobie, die Internetsucht, die Hypercholesterinämie etc. – und natürlich ADHS.

Trotz Quellenbenennung der Deutschen Gesellschaft für Psychiatrie, Psychotherapie und Nervenheilkunde aus dem Jahr 2002 bezüglich ADHS erklärt der Autor Jörg Blech lapidar, dass die Zahlen zur Häufigkeit einer Erkrankung bestenfalls auf Stichproben beruhten, die auf das ganze Volk hochgerechnet würden. Die Verbreitung einer solchen Krankheit sei auf beliebige Schätzungen zurückzuführen. Und so könne bekannt gemacht werden, dass das »Zappelphilippsyndrom« nicht nur bei deutschen Kindern grassiere, sondern auch zwei Millionen Erwachsene krankhaft hyperaktiv sein sollten – zur Freude der Pharmafirmen ...

In einer Zeit, in der immer wieder neu über Einsparmöglichkeiten im Gesundheitssystem und in der Jugendhilfe nachgedacht wird, Eltern mit ihren Kindern nach wie vor lange Odysseen bis zur Diagnose und zielführenden Behandlung durchlaufen müssen, viele Erwachsene bisweilen langwierige und kostspielige Psychotherapien ohne ausreichenden Erfolg für die Verbesserung ihrer Lebenssituation machen und schließlich eine flächendeckende medizinische Versorgungsstruktur für ADHS fehlt, mutet ein solcher Beitrag merkwürdig und problematisch an, ebenso wie die Aussage eines süddeutschen anthroposophischen Heilpädagogen: »In 10 Jahren ist ADHS weg vom Fenster.«

Nach wie vor scheint das »Allgemeinwissen« über ADHS bei Ansprechpartnern und Behörden, von denen sich Betroffene Hilfe erhoffen, in Deutschland – anders als in den USA – von Unkenntnis, Hilflosigkeit und Vorurteilen geprägt (Droll 1997 in Hallowell 1998). Elternselbsthilfeverbänden unterstellte man kürzlich sogar öffentlich »mafiöse« Strukturen, bescheinigte ihnen »zweifelhafte Allianzen« im »Kreuzzug« gegen Kritiker der medikamentösen Behandlung (ARTE-Themenabend ›Zappelphilipp und Co.‹, ausgestrahlt am 16.09.2003). Private Krankenversicherungen, so klagen die Eltern jedoch, wollen kein Kind beziehungsweise keinen Jugendlichen mit der Diagnose ADHS versichern. Ähnliches schildern Betroffene bei Anträgen auf Unfall-, Haftpflicht- und Berufsunfähigkeitsversicherungen. So scheint das Störungsbild doch offensichtlich auch in Deutschland als außerordentlich »valide« betrachtet zu werden ...

Die Not ist groß.

> »Ich wünsche mir sehr, diese ständige Angst vor Ablehnung durch andere zu verlieren, das ewige, hintergründig schlechte Gewissen, wenn ich einmal nach meinen eigenen Wünschen handle. Natürlich schäme ich mich auch wegen meiner Vergesslichkeit und meinem schlechten Erinnerungsvermögen. Oder verdränge ich nur?
> Was kann ich tun, damit ich nicht so rasch wieder desinteressiert bin, nachdem ich mich kurz zuvor spontan für etwas begeistert habe? Warum beziehe ich alles, was andere kritisch äußern, sofort auf mich? Später stelle ich oft fest, dass ich gar nicht gemeint war ...
> Eigentlich will ich es ja allen recht machen, aber warum reagiere ich bei zu viel ›Druck‹ plötzlich wie ein Kleinkind? Oder gerate in Panik? Wie fühlen sich ›echte‹ Gefühle an? Ich wäre so gern ›normal‹, was auch immer das heißt!«

Die sehr bedrückt wirkende 42-Jährige versucht seit ihrer Kinderzeit nach dem Motto zu leben: »Erst die Arbeit, dann das Vergnügen!« Sie scheine aber immer jemanden zu brauchen, der sie »anschiebe« – aber nicht zu sehr, denn dann blockiere sie sofort. Sie wisse aber nicht, warum. Es falle ihr immer schwerer, aktiv auf andere zuzugehen. Selbst in einer »anfallsartigen Ausmistaktion« könne sie sich nicht von den vielen Dingen trennen, die sie aufhebe. Sie könne sich nicht erklären, warum sie so an Gegenständen hänge, und ebenso wenig, wieso sie fast zwanghaft perfektionistisch ihr Bad putze, aber einfach nicht in der Lage sei, ihre Wohnung gleichmäßig in Ordnung zu halten.

Weder gutes Zureden lieber Mitmenschen noch eine Kur – medizinisch dringlich erachtet aufgrund von »chronischer nervöser Erschöpfung« –, weder eine psychotherapeutische noch eine medikamentöse Therapie – nach der Diagnose »Depression« – hätten geholfen. Über ein Kind im Bekanntenkreis, das mit ADHS diagnostiziert wurde (die Hinweise darauf waren rasche und heftige Stimmungswechsel, Trödeln bei ungeliebten Tätigkeiten, »chronische« Schlampigkeit und eine zunehmende Außenseiterposition in der Schule), sei sie schließlich darauf gestoßen, was ihr selbst fehlen könne.

Sie kann nun überhaupt nicht verstehen, warum man vielerorts noch diskutiert, ob ADHS eine »Mode-Diagnose« sei oder, was sie am schlimmsten findet, »eine Wunschkrankheit, mit der alles salonfähig werde, was schiefzulaufen drohe«. Sie hat sich selbst zunächst sehr skeptisch mit der Diagnose ADHS auseinander gesetzt, ebenso wie mit dem Vorschlag einer medikamentösen Therapie, die parallel zu einer erneuten Psychotherapie erfolgen sollte. Dennoch wird sie ärgerlich über das, was sie »auch noch im Internet gefunden hat«, ebenso über einen Artikel in der FAZ vom 30.7.2003 mit dem Titel »Superhirne – der neue Kult: Mit Arzneien den Verstand puschen«, in dem es unter anderem heißt, dass Ritalin® längst nicht mehr nur von Kindern mit ADHS genommen werde, sondern auch »von gesunden Menschen, deren schulische oder berufliche Leistung nicht mehr den Erwartungen ihres Umfelds oder ihren eigenen Vorstellungen entsprechen«.

Angesichts ihres eigenen, ständigen emotionalen »Achterbahnfahrens« erscheint es ihr als regelrecht zynisch und kaum erträglich, lesen zu müssen, Menschen würden diese Medikamente nur nehmen, damit ihnen die Arbeit leichterfalle, diese ihnen dann mehr Erfolg beschere und als Konsequenz »der Drang, sich einer neuen Herausforderung zu stellen, kleiner würde, und die Unzufriedenheit als Triebfeder für neue Entwicklungen wegfiele«.

Viele Erwachsene haben die Erfahrung machen müssen, dass bei einer Schilderung ihrer Probleme, die mitunter recht heftig ausfallen und mit »psychiatrischer« Begrifflichkeit unterlegt sein können, meist relativ schnell eine »Diagnosenschublade« aufgezogen wird: »depressive Erkrankung«, »Angsterkrankung«, »Persönlichkeitsstörung« (besonders bei Frauen des Borderline-

Typus), »bipolare Störung« oder, vor allen Dingen bei einem jungen Erwachsenen mit massiven Gefühlsabstürzen (zum Beispiel infolge von außergewöhnlich stark erlebten Enttäuschungen in Liebesbeziehungen), »Vorstufe zur Psychose«.

Diese gängigen und anerkannten Diagnosen stehen entsprechend auch im Vordergrund eines aktuellen Lehrbuchs über die ›Neurobiologie in der Psychotherapie‹ (Schipek 2003), in dem der Begriff ADHS nur ein einziges Mal auftaucht (nicht auffindbar übrigens im Stichwortverzeichnis) und nur im Zusammenhang mit der medikamentösen Behandlung – ausgerechnet in einem Artikel, der in Koautorenschaft von einem »in der ADHS-Szene« sehr bekannten (leider in einem negativen Sinne) Neurobiologen verfasst wurde.

Schwierig erscheint die Situation derzeit oft nicht nur für Hilfe suchende Patienten, sondern auch für Fachleute. Prof. Thomas Brown nannte als Ursache dafür in einem Vortrag in Zürich 2002, dass »wir uns hinsichtlich der Verursachung psychischer Störungen derzeit in einem Paradigmenwechsel befinden«. 2003 schreibt Antonio R. Damasio, der berühmte Professor für Neurologie, angesichts der Fortschritte der Emotionsforschung: »Im Laufe der nächsten 20 Jahre, vielleicht schon früher, wird die Neurobiologie der Emotionen und Gefühle der Biomedizin ermöglichen, wirksame Behandlungsmethoden für Leid und Depression zu entwickeln.« Er prophezeit, dass neue Behandlungsmethoden die Psychiatrie vollkommen umkrempeln werden und die bisherigen Therapieformen »uns dann so roh und archaisch erscheinen (werden), wie heute die Chirurgie ohne Anästhesie«.

Hilfe Suchenden erscheint die Abwehr von vielen Behandlern in der Psychotherapie unverständlich. ADHS mit der altersspezifischen Symptomveränderung ist ja nicht nur bei der Bewältigung von Alltagsroutinen und »Entwicklungsaufgaben« hinderlich, sondern führt oft zu traumatischen »Übergriffen« durch Mitmenschen, zum Teil schon seit frühster Kinderzeit, das heißt durch Eltern, Verwandte, Nachbarn, Erzieher, Lehrer oder Gleichaltrige. Verständnislose, kränkende und verletzende Einwirkungen führen zur Verschärfung der leider fast immer schon sehr früh entstehenden, hintergründigen Verlust- und/oder Existenzängste. Alternativ kommt es zur Entwicklung von Angst vor Kontrollverlust, wenn jemand, als Folge seiner Erziehung oder motiviert durch ein Vorbild, versucht hat, sich mit Willen und Verstand zu disziplinieren; er kann zum Teil beachtlich anmutende Leistungen in beruflicher oder sozialer Hinsicht erbringen und erscheint seiner Umgebung als ein Mensch, der gut ausgestattet ist mit »Power«, Stärke und Souveränität ... Wie hart dies jedoch erkauft und wie groß oft das hintergründige Leiden ist (ohne dass der Betroffene jemals von sich aus Hilfe in Anspruch genommen hat), ist viel zu wenig bekannt und akzeptiert. Möglicherweise werden bisher ohnehin nur die schwersten und damit zumeist auch comorbiden Fälle gesehen beziehungsweise akzeptiert.

> »Es bedeutet keine Hilfe für Menschen mit ADHS, Literaturverzeichnisse angeboten zu bekommen, in denen die Wissenschaftlichkeit ihrer Diagnose bestätigt wird. Das Thema wird behandelt, aber wo sind die griffigen Formulierungen darüber, was zu tun ist? Keine Buchveröffentlichung, kein Seminar und keine Kongressaktivität hat noch einen Sinn, wenn nicht endlich ›Tools‹ entwickelt werden, die Betroffene aus der Sackgasse herausführen. Und zwar Tools, die man handhaben kann! Und diese bitte auch für Erwachsene, vor allem für Ehepaare!«
>
> *Ein Vater, selbst betroffen, Ehemann einer »Chaosprinzessin« mit zwei heranwachsenden Töchtern*

Diese griffigen »Tools«, diese Werkzeuge, die schnell und sicher »Abhilfe« schaffen sollen – sowohl der mangelnden Lust zu lernen, der Tendenz, sich so schnell zurückgesetzt zu fühlen, oder der schnell »hochkochenden« Wut oder Verzweiflung –, gibt es (noch) nicht, zumindest nicht in der gewünschten Form. Lynn Weiß erörterte bereits 1992, dass man sich die Frage stellen müsse, ob es überhaupt Sinn macht, wirklich eine »Abhilfe« schaffen zu wollen, zumal eine »Gleichschaltung« mit Nichtbetroffenen wohl sicher nie möglich sein wird, auch nicht mithilfe von Trainingsmanualen und/oder Medikation.

Vielmehr wird sich bei Betroffenen selbst und natürlich auch in der Fachwelt die Erkenntnis etablieren müssen, dass ADHS ein sehr »spezieller« Wahrnehmungs- und Reaktionsstil ist – mit unterschiedlichsten Ausprägungsgraden, mit und ohne Begleiterkrankungen und Folgestörungen –, der sich unter anderem auf das Lernen, auf das Verhalten und damit auch auf die Beziehungsgestaltung auswirkt. ADHS erweist sich dabei vor allem deutlich geprägt von einer immer ganz schnell extremen Gefühlslage: von Verletzlichkeit zum Beispiel im Sinne einer Unfähigkeit, Gefühle angemessen kontrollieren zu können; eine solche Verletzlichkeit ist aber ganz sicher nicht primär eine »emotionale Störung«, die aus schlechten Beziehungs- und Erziehungsbedingungen entstanden ist, sondern sie wird bei der biologischen Disposition im Laufe der Lebensentwicklung durch entsprechend günstige oder weniger günstige Umfeldeinflüsse verbessert oder verschlechtert.

Der derzeitige Wissensstand – ein Störungsbild im Wandel der Erkenntnis?

Die Aufmerksamkeitsdefizit-/Hyperaktivitätsstörung, wie in Anlehnung an die amerikanische Bezeichnung nun zunehmend auch der deutsche Fachbegriff lautet, ist ein eigenständiges, anerkanntes Störungsbild mit klar definierten Leitlinien zur Diagnose beziehungsweise Therapie im Kindes- und Jugendalter, formuliert durch die Fachgesellschaften der Kinder- und Jugendpsychiater sowie der Kinder- und Jugendärzte. Erfreulich ist, dass »Überschneidungen« mit anderen psychischen Krankheitsbildern mittlerweile deutlicher erkannt werden, statt dass man (wie noch vor wenigen Jahren) vor allem sorgfältig darauf achtet, was davon abzugrenzen ist – in der Meinung, die motorische Unruhe sei das Hauptproblem.

Als hinreichend belegt werden inzwischen Hinweise gesehen, dass »ADS/ADHS nicht nur mit genetischen Veränderungen, sondern auch mit strukturellen und funktionellen Gehirnanomalien und neuropsychologischen Auffälligkeiten assoziiert ist« (Rothenberger et al. 2003). Schon lange werden Störungen der Neurotransmitter/Neuromodulatoren Dopamin und Noradrenalin als verantwortlich für die Ausprägung von ADHS angenommen.

Die Stoffwechselversorgung und Funktion des Stirnhirns erscheint abweichend im Vergleich zu Nichtbetroffenen (vgl. Krause und Krause 2003 zu weiteren Befunden der veränderten Stoffwechsellage), eine vermehrte Durchblutung des motorischen Kortex wurde gefunden, und neurophysiologische Befunde weisen darauf hin, dass der cinguläre Kortex im Vergleich zu Gesunden nur mangelhaft aktiviert ist. Der cinguläre Kortex koordiniert offenbar das komplexe System von Aufmerksamkeit, Emotion und Motivation und ist im vorderen Teil unter anderem für das Setzen von Prioritäten, die Aufmerksamkeitslenkung und das Ergreifen von Initiative verantwortlich. Dieser Teil des Gehirns bekommt vom Mandelkern, der Reize von allen Sinnesorganen erhält, eine vorbewusste sofortige Wertung der emotionalen Bedeutung einer Information. Der Mandelkern wird bei ADHS, Angststörungen, Panikattacken und posttraumatischer Belastungsstörung als hypersensibel eingeschätzt (vgl. Ratey 2001).

Besonders interessant sind Untersuchungen der Funktion der bei ADHS suboptimal genutzten Netzwerke im »vorderen Aufmerksamkeitssystem« mit den eingeschränkten »exekutiven Funktionen«, die zum Beispiel mit dem verbalen und nonverbalen Arbeitsgedächtnis nicht nur unmittelbar wichtige Daten und Ideen eine Weile quasi »online« halten sollen, sondern auch die Steuerung der Kodierung im Altspeicherkoordinator (Hippocampus) und anderen Teilen der Hirnrinde für entsprechende Langzeitspeicherung übernehmen müssen.

Ebenso muss im Arbeitsspeicher der entsprechende Gedächtnisabruf gesteuert, organisiert und strukturiert werden. Dazu gehört beispielsweise die Fähigkeit, nach Analyse einer Textaufgabe diese unter Einbeziehung von Rechenregeln »im Kopf« wieder zusammenzusetzen. Menschen ohne ADHS gelingt dies. Betroffene haben bei komplexeren Aufgaben im Erwachsenenalter auch bei guter Begabung Schwierigkeiten, wenn sie nicht Zettel und Bleistift als »externe Speicherhilfe« nutzen dürfen, weil sie in der Mitte der Aufgabe schon wieder »vergessen« haben, was sie am Anfang gerechnet haben.

Die bei ADHS typische eingeschränkte Steuerungsfähigkeit des Gehirns, die bewirkt, dass man nicht wie andere Menschen quasi automatisch planvoll Handlungsabfolgen koordinieren kann, dass man nicht in der Lage ist, beim Problemlösen »abgewogen und überlegt« zu entscheiden, unwichtige Reize (auch »innerer Herkunft«, wie beispielsweise eine plötzliche Besorgnis oder eine »ganz andere Idee«) auszublenden sowie unangemessene Verhaltensweisen hemmen zu können, lässt tatsächlich eine »cerebrale Dysfunktion« vermuten. Man geht inzwischen davon aus, dass Menschen mit ADHS andere Vernetzungen im Gehirn als Menschen ohne ADHS entwickeln.

Bei unbeeinträchtigten Funktionen entwickelt sich ganz von allein ein »Gefühl für Zeit« und damit auch die Fähigkeit, Zeit abschätzen zu können – sowohl durch den ständigen inneren Vergleich mit Alterfahrungen als auch durch integrierendes Verarbeiten von Einzelheiten –, leider aber nicht bei ADHS (an der Universität in Sydney wird derzeit die »Time blindness« bei ADHS erforscht, das Leben im »Hier und Jetzt«, was für Menschen mit ADHS bedeutet: in der Krise).

Eltern beklagen bei Kindern und Jugendlichen, dass das Lernen aus »Einsicht« in der Form, dass jederzeit auf Akzeptiertes zurückgegriffen werden kann, nicht funktioniert, und dass »Rücksicht« und »Nachsicht« Fremdwörter zu bleiben scheinen ... Ebenso wenig scheint es dem zum Stirnhirn gehörenden orbitofrontalen Kortex bei ADHS zu gelingen, Ablenkung oder auch die bei ADHS charakteristische Hyperfokussierung, die »Überkonzentration« zu verhindern und den Menschen beim Finden von Fehlern zu unterstützen – zur Verhinderung von Nachlässigkeit und zur »Verhaltensorganisation« (vgl. Ratey 2001), wie das einer ungestörten Stirnhirnfunktion entspricht.

Im »hinteren Aufmerksamkeitssystem« (nach Posner und Dehaene 1994) scheint bei ADHS in ganz besonderem Ausmaß die zur Aufmerksamkeitsleistung notwendige Aktivierung/Erregung und (motorische) Orientierung vom Belohnungs- und Neuartigkeitssystem im limbischen System gesteuert (die zentrale Schaltstelle für Emotionen, Gedächtnis, Lust und Lernen), wobei dem Nucleus accumbens, dem »Lustzentrum« des Gehirns, das mit dem Mandelkern in enger Verbindung steht, eine entscheidende Rolle bei der Beschaffung von Befriedigung und Motivation zugeordnet wird. Normalerweise hat der Nucleus accumbens die größten Dopaminvorräte. Nicht so bei ADHS. Ratey nennt ADHS ein Motivationsdefizit- oder Belohnungsdefizitsyndrom. Entsprechend versuchen viele Betroffene – zunächst sicher ohne Absicht –, mit stimulierenden Aktionen oder Substanzen die Dopaminzufuhr erfolgreich für den Körper zu steigern (zum Beispiel durch viel Bewegung oder auch durch Nikotin, Kaffee oder Schokolade). Offensichtlich ist eine solche Stimulation dringlich nötig, um an etwas Langweiliges oder Schwieriges heranzugehen und dranzubleiben!

Die »Spontaneität« beziehungsweise die Hyperaktivität scheinen vor allem ein Enthemmungsproblem zu sein; Betroffene befinden sich auf der ständigen, organisch bedingten Suche nach »unmittelbar Befriedigendem« (vgl. Ratey 2001). Bei Menschen mit ADHS und ihrer biologisch bedingten Reizoffenheit und Reizfilterschwäche reifen die sich normalerweise entwickelnden Fähigkeiten zur »automatischen Servoverhaltenskontrolle« sichtlich nicht heran: eine ausreichend stabile Frustrationstoleranz etwa ab dem 6. Lebensjahr, die Fähigkeit zur Selbstregulation (inklusive des Abschätzenkönnens von Konsequenzen und der Verhinderung des Aufschiebens von Aufgaben), die Fähigkeit zur Selbstüberwachung und entsprechender Selbstkontrolle impulsiver, spontaner Reaktionen.

Barkley beschreibt 1997 eindrücklich die Folgeprobleme einer eingeschränkten Fähigkeit, situationsangepasst und zielgerichtet zu reagieren beziehungsweise zu handeln, sowie der zu geringen Sensibilität für und Reaktionsfähigkeit auf Feedback (es sei denn, etwas ist subjektiv gravierendpositiv emotional besetzt – dann klappt das durchaus!). Menschen mit ADHS haben große Schwierigkeiten damit, nach einer Unterbrechung wieder zu einer Aufgabe zurückzufinden. Vor allem die mangelnde Verhaltensflexibilität (das heißt schnell abstoppen und sich umorientieren zu können) bedeutet für Betroffene, dass eine rechtzeitige und entsprechend angepasste Umstellung von einer Situation zur nächsten problematisch ist. Offensichtlich wird nur ein ausreichend starker und somit aktivierender Reiz erkannt; allein dieser kann zur motorischen Orientierung führen, den Fokus der Aufmerksamkeit verändern und dann eine Ausführungsreaktion bewirken.

Beschäftigt man sich »allgemein« mit der aktuellen Literatur der Neurowissenschaften, wie beispielsweise mit Untersuchungen zu den Stirnhirnfunktionen oder mit der Emotionsforschung, ist man jedoch immer wieder überrascht, dass ADHS meist nicht explizit behandelt wird (außer beispielsweise in dem oben zitierten Werk von Ratey 2001). In der neurobiologischen/neurophysiologischen Erforschung klinischer Störungsbilder (zum Beispiel mithilfe von bildgebenden Verfahren oder auf molekulargenetischem Wege) kommt zwar vieles Interessante und Erhellende über Störungen zutage, die häufig mit ADHS assoziiert sind, aber von den betreffenden Wissenschaftlern nicht in einen Zusammenhang mit ADHS gebracht werden. Nur ein Beispiel: In einer Übersicht über »biologische Korrelate zur Erklärung von Persönlichkeitsstörungen« des Clusters B mit histrionischer, narzisstischer, antisozialer und der Borderline-Persönlichkeitsstörung (Menschen, die als sehr dramatisch, emotional und launisch bezeichnet werden), erkennen Schneider et al. 2003, dass beispielsweise Patienten mit einer Borderline-Persönlichkeitsstörung Ähnlichkeiten mit Menschen aufweisen, welche Erkrankungen oder Verletzungsfolgen im Frontalhirn haben. Das weit verbreitete, derzeit häufig als allgemein gültig erachtete Konzept der »erfahrungsgesteuerten, neuronalen Plastizität« geht jedoch davon aus, dass »erste, das spätere Leben prägende Erfahrungen (in der Eltern-Kind-Beziehung) zu Veränderungen der physiologischen, metabolischen und chemischen Eigenschaften von Neuronen und ihren synaptischen Verbindungen führen« (Braun und Bogarts 2001). Gestützt durch einige wenige Befunde glaubt man, dass vor allen Dingen frühe Lernprozesse ausschlaggebend seien: Beispielsweise könnte eine »Traumatisierung« zu einer Unter- beziehungsweise Fehlfunktion von gefühlsregulierenden Strukturen des Gehirns führen, und es sei anzunehmen, dass biologische Faktoren nur einen modifizierenden Einfluss auf menschliches Verhalten hätten. Und es wird postuliert, dass auch im fortgeschrittenen Alter durch Lernen die Gehirnfunktion plastisch verändert werden könne, wenn nach Aktivierung solcher Strukturen in der Psychotherapie »emotionale Mechanismen mit einbezogen würden«.

In ihrer oben bereits zitierten »gemeinsamen Erklärung« stellen die internationalen Wissenschaftler jedoch sehr deutlich fest, dass die zentralen psychologischen Defizite bei Menschen mit ADHS durch zahlreiche Studien und mittels verschiedener wissenschaftlicher Methoden mit mehreren spezifischen Hirnregionen in Verbindung gebracht wurden – und es scheint sich zu bewahrheiten, was längst vermutet wurde: dass diese Gehirne tatsächlich etwas anders funktionieren, dass Signale von Betroffenen nicht so präzise erkannt werden wie von Nichtbetroffenen (es sei denn, sie sind subjektiv interessant) und dass viele neuronale Bahnen nicht so gezielt genutzt werden können. Wo auf der Welt auch immer ein Kind mit ADHS lebt: Wenn es etwas sieht oder hört, erfolgt eine sofortige Sinnerfassung und Bedeutungsstiftung nur, wenn es das Gesehene oder Gehörte – spontan emotional bewertet – interessant und wichtig findet. Wenn ja, wird Information regelrecht »aufgesogen« und ist auch erinnerbar – wenn nicht, wird Information nur teilweise aufgenommen und rasch wieder vergessen.

Der Wahrnehmungs- und Reaktionsstil bei ADHS (der fälschlicherweise jahrzehntelang als eine Kinderverhaltensstörung betrachtet wurde, die »sich auswächst«) wird natürlich nicht »normaler«, wenn enge Bezugspersonen im direkten Umfeld unangemessen, extrem oder unvorhersehbar für das Individuum und möglicherweise sogar abwertend reagieren (»invalidierend«, wie Linehan es 1996 benannte), wenn ein Kind nach ADHS-Art Gefühle äußert oder sich entsprechend verhält. Das heißt, das Kind wird oft nicht ausreichend stabil an entsprechende Normen und Werte herangeführt, zudem durch verständnisloses Maßregeln in seiner seelischen Entwicklung gravierend beeinträchtigt. Die Schlussfolgerung jedoch, dass vor allem dadurch ein Kind nicht lernen könne, seine emotionale Erregung zu benennen und zu kontrollieren, Belastungen auszuhalten, den eigenen kognitiv-emotionalen Reaktionen als gültiger Interpretation innerer und äußerer Ereignisse zu vertrauen (vgl. Renneberg et al. 2003) und somit Verhaltensmuster einer Borderline-Persönlichkeitsstörung zur Regulation intensiver Emotionen zu entwickeln, erscheint bei Kindern mit ADHS nicht zulässig. Denn auch unter sehr günstigen Erziehungsbedingungen, in denen sie keinem chronischen Stress oder gar traumatischen Ereignissen oder Vernachlässigung ausgesetzt sind, haben sie beispielsweise beim Eintritt in die Schule damit zu kämpfen, dass sie nicht abwarten können, bis sie an der Reihe sind oder wenn ihnen etwas subjektiv wichtig erscheint, dass sie nicht verlieren können und aus geringstem Anlass wütend werden oder weinen.

Im Kriterienkatalog ICD 10 der Weltgesundheitsorganisation (erstmals veröffentlicht 1991) ist noch nachzulesen, dass man die Diagnose »HKS« (hyperkinetische Störung) nicht stellen darf, wenn die Symptomatik durch andere Störungsbilder besser zu erklären ist. »HKS« wird in diesem Katalog der Kategorie »Verhaltens- und emotionale Störung mit Beginn in Kindheit und Jugend« zugeordnet, zu der beispielsweise die Störung des Sozialverhaltens, Bindungsstörungen, Ticstörungen, Enuresis und Enkopresis oder Fütterstörung im frühen Kindesalter gehören (übrigens alles Auffälligkeiten, die mit ADHS im Kindesalter assoziiert sein können).

Inzwischen weisen die Leitlinien zur Diagnose und Therapie von ADHS aus, dass nicht nur differenzialdiagnostisch genau abgewogen werden muss, inwieweit Auffälligkeiten im Verhalten oder Symptome wie Ablenkbarkeit oder Verstimmtheit vielleicht besser durch ein anderes Krankheitsbild erklärt werden können, sondern dass vor allen Dingen darauf geachtet werden muss, welche Störungen zusammen mit ADHS (comorbid oder als Folgestörung) auftreten können. Die Palette der Störungen ist groß: von der Störung des Sozialverhaltens bis hin zur dissozialen Entgleisung, von der Intelligenzminderung in Form von Lernbehinderung bis hin zur geistigen Behinderung. Persönlichkeitsstörungen des Clusters B, atypische, agitierte depressive Episoden, Dysthymia (leichtere, ängstlich geprägte Depression) können sich entwickeln, ebenso Migräne. Desorganisierte und chaotische Familienverhältnisse entstehen möglicherweise, mit finanziellen Problemen, ehelichen Konflikten, dysfunktionalen Kommunikationsmustern, ungünstigem Erziehungsstil etc. Im Extremfall kann es zu Misshandlung oder massiver Vernachlässigung des Kindes kommen, bedingt beispielsweise durch die psychische Störung einer Bezugsperson, biopsychosoziale Belastungen und/oder den Genuss von neurotoxischen Substanzen (vor allem natürlich Alkoholmissbrauch) in der Umgebung des Kindes beziehungsweise des Jugendlichen. Für die Erwachsenen ergänzen Krause und Krause 2003 die bipolare Störung (manisch-depressive Erkrankung) sowie Angststörungen, Zwangsstörungen, posttraumatische Belastungsstörungen, oppositionelles Verhalten und die antisoziale Persönlichkeitsstörung, Substanzmissbrauch, das Tourette-Syndrom sowie Teilleistungsstörungen.

Brown betonte 2002 in Zürich, dass etwa 70 % der Betroffenen mit Lernstörungen zu kämpfen haben (eine Zahl, die aus der Perspektive der täglichen Therapiepraxis viel realistischer erscheint als die 20 bis 30 %, die bisher in der derzeitigen Literatur zu ADHS angegeben werden).

Auch in Deutschland beobachtet man mittlerweile, dass ADHS im Kindesalter enorm »symptomstabil« im Entwicklungsverlauf ist. Die Kinder erscheinen hochsignifikant gefährdet, später in seelische Krisen zu geraten, finanzielle Probleme zu entwickeln und in der Partnerschaft unter erheblichen Schwierigkeiten zu leiden. Deutlich wird außerdem (wie dies auch immer mehr Ärzte und Psychologen äußern, die mit dem Störungsbild seit langem befasst sind), dass die derzeitig gültigen Kriterienkataloge DSM IV und ICD 10 »alte Beobachtungskataloge« zur Beschreibung »zappeliger, kleiner Grundschulbuben zwischen 6 und 12« darstellen, deren Verhalten lediglich von »außen« betrachtend. Die Zahlen der Erwachsenen, die noch heftig mit ihren Problemen in »Residualform« kämpfen, werden auf etwa 2 bis 6 % der Bevölkerung geschätzt (Wender 1995).

Genaue epidemiologische Daten für Erwachsene mit ADHS werden ebenso dringlich gebraucht wie ein Profil der spezifischen Auffälligkeiten dieser Altersgruppe. Die Symptomatik an sich erscheint zwar tatsächlich grundsätzlich dieselbe zu sein wie die des von ADHS betroffenen Kindes, aber eben mit einer alterstypischen Ausformung. In ihrer Literaturdurchsicht bestreiten Goldstein und Gordon 2003 spezifische Unterschiede zwischen weiblichen und männlichen Betroffenen an sich und sehen dabei geschlechtsbezogene Unterschiede eher hinsichtlich des Zeitpunkts, zu dem die Störung mit klinischer Relevanz auftritt (also zum Beispiel die Entwicklung beeinträchtigt), und hinsichtlich des Subtyps (im Vorfeld der Kriterienüberarbeitung für das DSM V, das Symptomlisten für ADHS bei Kindern und Erwachsenen ausweisen soll).

In seinem »State of the Art«-Vortrag auf dem Internationalen Kinder- und Jugendpsychiatriekongress in Wien 2003 wies Prof. Steinhausen deutlich darauf hin, dass der Subtyp »hyperaktiv-impulsiv« gemäß DSM IV 1994 »wohl auf dem Reißbrett entstanden sein müsse«. Es könnten höchstens Kinder in sehr jungem Alter gemeint sein, von denen man noch eine Aufmerksamkeitsleistung im eigentlichen Sinn nicht erwarte oder fordere.

Der vorwiegend »unaufmerksame Typus« wird offensichtlich wesentlich häufiger bei Mädchen und Frauen angetroffen, der so genannte »Mischtypus« (impulsiv-unaufmerksam-hyperaktiv) nach DSM IV häufiger bei Jungen und Männern.

Die ehemalig postulierte »Knabenwendigkeit« relativiert sich angesichts der Erkenntnisse aus der Diagnostik bei Jugendlichen und Erwachsenen bereits seit vielen Jahren (nach Brown 2002/2003 und Barkley 2004 sollte die Geschlechterverteilung realistischerweise mit 1:1 angesetzt werden).

Einigkeit besteht darüber (wie derzeit in den Kriterienkatalogen und natürlich auch in den Leitlinien gefordert), dass die Störung schon im frühen Kindesalter erkennbar sein muss, wobei aber viele Mädchen vor dem sechsten oder siebten Lebensjahr oft noch nicht so »spezifisch« auffallen, da sie noch kein störendes Verhalten an den Tag legen (vgl. unter anderem Krause und Krause 2003, Neuhaus 2003).

Natürlich ist nicht jede Lebhaftigkeit Hyperaktivität, nicht jede Schusseligkeit oder Vergesslichkeit eine »Aufmerksamkeitsstörung«, nicht jeder Temperamentsdurchbruch ein »Gefühlsabsturz« im Sinn von ADHS. Mit Recht wird darauf hingewiesen, dass in einer »Erklärungseuphorie« die Diagnose nicht zu einer Modediagnose verkommen darf.

Andererseits gibt es Betroffene, die, bedingt durch eigene Ressourcen oder günstige Umgebungsbedingungen (beispielsweise ein für sie besonders geeigneter Beruf), erst spät im Leben Probleme bekommen, gegebenenfalls auch erst beim Eintritt eines spezifischen Ereignisses, wie zum Beispiel bei gravierenden Veränderungen der Berufs- oder Lebensumstände, einem Arbeitsplatzwechsel oder der Geburt des eigenen Kindes. Mit ihren speziellen, vielleicht auch sehr eigenwillig entwickelten »Kompensationsstrategien« können sie nun den Anforderungen nicht mehr ausreichend gerecht werden.

Möglicherweise hatten diese Erwachsenen für das, was nicht so gut klappte, ihre eigenen Erklärungsmuster in petto wie:

- »Ich bin halt ein bisschen chaotisch!«
- »Ich lese, was nicht so furchtbar wichtig ist, eben diagonal.«
- »Papierkram ist nicht mein Ding.«
- »Wenn ich mal wieder ein bisschen ausraste, weiß meine Familie schon: raue Schale, weicher Kern!«
- »Ja, ja, in meinem Auto ist es etwas unordentlich – aber wissen Sie, mein Auto ist ein Gebrauchsgegenstand, und ich brauche eben viele Utensilien, wenn ich unterwegs bin!«
- »Wenn ich zügig Auto fahre, fahre ich einfach konzentrierter!«

Und solche Erklärungsansätze können manchmal nicht nur bestechend klar formuliert, sondern auch ausgesprochen fordernd sein:

- »Pünktlichkeit ist die Höflichkeit der Könige!« (wenn der Betroffene gar nicht warten kann)
- »Ich bin eben ein Bewegungstyp!« (wenn der Liegestuhl einem Marterpfahl ähnelt)
- »Wer aufräumt, ist nur zu faul zum Suchen!«
- »Ich lass dich doch immer deine Entscheidungen alleine treffen, doch wenn ich mir einmal von dir wünsche, dass ...« (wenn die Zustimmung ein ansonsten kaum willentlich kompensiertes – und somit schwieriges – Abwägen ersetzt)

»Allgemein betrachtet« scheint jemand mit ADHS offensichtlich nur »nicht zu wollen«, wenn es zum Beispiel um unangenehme Routinen, Uninteressantes oder unerwartete Übergänge von einer Situation in die nächste geht. Im Laufe ihres Lebens erwerben dementsprechend viele Menschen mit ADHS mittels Erziehung, Modelllernen, aber oft auch durch bittere Erfahrungen alle möglichen Strategien, die durchaus sogar im Bereich einer psychiatrischen Comorbidität liegen können und ein Funktionieren ermöglichen, das bisweilen in anderer Hinsicht auffällig wird, zum Beispiel mit der Tendenz zur Überkontrolle, mit Perfektionismus oder gar Zwanghaftigkeit. Der erfahrene Praktiker, der interessierte und schon recht gut informierte Elternteil, der betroffene junge Erwachsene selbst oder der aufgeschlossene Lehrer erkennen, dass ADHS offensichtlich ein »Syndrom der Extreme« ist, bei dem es einfach keinen »Mittelweg« gibt, keine »Grauzonen« in der Wahrnehmung, im Denken und im Handeln – und vor allem nicht im Gefühlsbereich!

Von einigen erwachsenen Betroffenen erfolgte die Einschätzung, dass man als Mensch mit ADHS vermutlich einen digitalen Wahrnehmungs- und Reaktionsstil habe im Sinn von »alles oder nichts«, »an oder aus«, »heiß oder kalt«, »schwarz oder weiß«. Beim Aufnehmen von Informationen, beim Denken, Sprechen und Handeln wird oft der »Spontanidee des Gehirns«, das heißt der ersten Assoziation gefolgt, noch immer mit der Neigung, schnell und damit einseitig wahrzunehmen und zu bewerten. Menschen mit ADHS scheinen immer dem plötzlich einsetzenden Affekt ausgeliefert zu sein, der spontan einsetzenden Begeisterung, aber auch blitzartig entstehender Wut, heftiger Furcht, erheblichem Ärger, Ekel etc.

»Ich will eine Anti-Gefühlspille!«

Die 37-Jährige leidet unter ihren schnell heftig und extrem hochschießenden Stimmungslagen, die sie einfach nicht steuern kann, aus denen heraus sie »spontan« entscheidet, spricht und handelt. Hinterher ist sie mit den »Ergebnissen« oft mehr als unzufrieden.

Ebenso »syndromtypisch« funktioniert jemand mit ADHS in

bestimmten Situationen (in der Regel) hervorragend, wenn es wirklich darauf ankommt, es sei denn, er ist schwer comorbid erkrankt. Auch bei Patientinnen mit Borderline-Persönlichkeitsstörung (mit hintergründig bestehendem ADHS) beeindruckt zum Beispiel, dass sie oft für andere alles können, bloß nicht für sich selbst, was leider als »Scheinkompetenz« gewertet wird (Linehan 1996).

Bohus relativiert dies 2002 auf erfreuliche Weise, indem er erkennt, dass diese Patienten durchaus fähig sind, anderen gute Ratschläge für effektives Verhalten zu vermitteln. Sie scheinen durch ihre eigenen, für sie unkontrollierbaren emotionalen Reaktionen oder ihre quer einschießenden dysfunktionalen Gedanken selbst jedoch in der Umsetzung solcher Ratschläge zum Scheitern verurteilt.

Es wird spannend!

Stimmungsschwankungen, die blitzschnell auftauchen und sich auch sehr schnell wieder stabilisieren können, für die eventuell noch nicht einmal ein Auslöser benannt werden kann oder nur ein ganz geringfügiges Alltagsereignis, ein plötzlich auftauchender Gedanke mit negativ erlebter innerer Spannung vielleicht, beschäftigen als »großes Rätsel« viele Ärzte und Therapeuten. Speziell im Zusammenhang mit der Borderline-Persönlichkeitsstörung wird beobachtet, dass Betroffene oft nur recht diffus Emotionen wahrnehmen und »erkennen« können. (Dies ist Eltern von Kindern mit ADHS nur zu geläufig ...)

In Phasen der Verstimmtheit, die vielleicht einmal länger andauern, können sie nur äußern, dass sie sich eben »schlecht fühlen«. Sie haben beobachtbar keine entsprechenden innerpsychischen Regulationsmechanismen oder Verhaltensfertigkeiten, um ihre Emotion zu modulieren. Sie neigen dazu, gegebenenfalls schon bei geringer Anforderung oder Anspannung die Kontrolle über die Emotion zu verlieren (vor allem unter Substanzeinfluss). Impulsives und entsprechend risikoreiches Verhalten wird als Ablenkung von unangenehmen Gedanken interpretiert oder zum Erzielen eines positiven »Hochgefühls« wie Kontrolle, Stolz und Überlegenheit eingesetzt (vgl. Sipos und Schweiger 2003). Solche Patienten gehen nach Schilderung dieser Autoren »intensive zwischenmenschliche Beziehungen ein und empfinden gleichzeitig starke Angst davor, verlassen zu werden«. Durch den »dichotomen Bewertungsstil« (entweder jemand ist für mich oder gegen mich) könne es »bereits bei kleinen Enttäuschungen oder Konflikten zu einem abruptem Wechsel in der Bewertung der Beziehungspartner« kommen – ein alltägliches Erleben und Agieren von Menschen mit ADHS ...

Menschen mit einer Borderline-Persönlichkeitsstörung, so die Autoren, träfen eine »dysfunktionale Wahl« ihrer Partner, es ziehe sie zu »emotional instabilen« oder »zu aggressiven Verhaltensweisen« neigenden Persönlichkeiten (das kennen leider auch viele Menschen mit ADHS ...). Und derartige Verhaltensweisen, so wird konstatiert, begünstigten »einen Zustand der Dauerkrise« mit zunehmend negativer Selbstsicht, wobei das Handeln auf »kurzfristige Vermeidung weiterer Stimmungsverschlechterung« ausgerichtet sei. Langfristige Anstrengungen, so wird vermutet, würden als nicht Erfolg versprechend bewertet, mangelhafte Fähigkeiten in der Problemlösung (weniger handlungs- als vielmehr lageorientiert) mit Rückschlägen und Frustrationen führten zur Aufgabe von Zielen – und um dies behandeln zu können, sei »ein Minimum von Handlungsorientierung und der Einsatz erheblicher psychischer Energie erforderlich«, um die Patienten zu »Experten in eigener Sache« werden zu lassen ... Das könnte auch jeder unterschreiben, der deutlich von ADHS betroffen ist. Nur: So jemand würde wohl sehr kritisch nachfragen, was es ihm konkret bringen soll, dysfunktionale Gedankengänge immer und sofort in einen lerngeschichtlichen Zusammenhang zu stellen, oder wie er es »einfach so« schaffen soll, bezüglich der eigenen Verhaltensweisen, der eigenen Selbstachtung und im Kontakt mit anderen »mögliche störende Gedanken vorher zu erfassen und alternative Selbstinstruktionen zu erarbeiten«. Oder wie er Stressbewältigung mit Entspannungsübungen bewerkstelligen soll ... Jemand mit

ADHS muss sich zuvor erst einmal selbst »kennen lernen« (wenn er zum Beispiel comorbid an einer Borderline-Persönlichkeitsstörung leidet – aber es reicht auch, wenn er »nur« ADHS hat ...). So wird er feststellen müssen, dass der Umgang mit Alltagsärger bei ihm zum Beispiel durch Autogenes Training ganz und gar nicht leichter wird. Und er könnte vielleicht erklären, warum manche Patienten Therapien abbrechen, die für sie unzureichend spezifiziert sind.

Die Forschung zeigt, dass alle Menschen in ihrem Denken und Handeln weit mehr, als noch vor einigen Jahren angenommen wurde, von ihren Gefühlen geleitet werden. So scheint das Gehirn weder »nicht lernen« noch »nicht fühlen« zu können. Antonio Damasio beschrieb das »Kernbewusstsein« 2002 als ein Gefühl des allmählichen Erkennens, wie sich der Körper unter dem Einfluss eines Objekts, zu dem der Mensch gerade eine Beziehung aufnimmt, verändert. Dabei informiert der Körper das Gehirn seinerseits durch Rückmeldung über den Stoffwechsel, über das Immunsystem und über die Grundreflexe ständig darüber, wie es ihm gerade geht – zusätzlich zu den »Mitteilungen« aus allen sensorischen Kanälen. Was in welcher Reizstärke wahrgenommen wird, wird »Empfindung« genannt. Diese kann lustvoll oder schmerzhaft sein, scheint aber eher ungenau und vage. Sie liefert den Antrieb, im positiven Fall neugierig zu werden, bereit zur Erkundung, zum Spiel, für die Sexualität oder aber auch für die Befriedigung von Hunger oder Durst (mit entsprechenden Stoffwechselkorrekturen). Bei Misslingen der Triebbefriedigung führt sie zum Entstehen von negativen Emotionen wie Wut, Verzweiflung oder Traurigkeit. Stolz, Glück bei Erfolg oder aber nur geringe Freude fungieren dann beispielsweise als »Hintergrundemotion« oder »Befindlichkeit«.

Das Komplizierte daran ist beim Menschen aber offensichtlich, dass solche Antriebe und Befindlichkeiten auch assoziativ »nur« durch Gedanken ausgelöst werden können (was zum Beispiel die Werbung und die Filmindustrie für ihre Zwecke zu nutzen versteht). Das »limbische System« (vor allem die Funktion des Mandelkerns) hilft dem Menschen, bei Gefahr zu überleben, indem es sofortig und »automatisch« das, was schädlich ist, bewertet und reflexhaftes Reagieren initiiert (übler Geruch lässt einen angeekelt weggehen, eine riesige schwarze Gewitterwolke wird den automatischen Affekt »Furcht« auslösen und dafür sorgen, dass man sich einen Schutz sucht). Durch diese Bewertung wird gleichzeitig das »emotionale Erfahrungsgedächtnis« des Gehirns informiert, was später dazu führen kann, dass man bei irgendeiner Sache »aus einem Gefühl heraus sofort Bescheid weiß«.

Man nimmt an, dass normalerweise die Affekte (diese beziehen sich auf die Stärke der Emotionen wie zum Beispiel spontane Aggression, Wut, Ekel, Furcht, aber auch Freude, Euphorie etc.) auf der »obersten Ebene« des limbischen Systems gedämpft und »bewusst« analysiert werden, wozu aber Lernen und die Bildung von Kategorien als »Orientierungshilfen« nötig erscheinen, oder, wie Roth 2001 zusammenfasst, dass »Bewusstsein da entsteht, wo sich Emotion und Kognition wechselseitig durchdringen«.

Was direkt über die Sinnesorgane in den so genannten »somato-sensorischen Regionen« des Großhirns ankommt, wird durch die Sofortbewertung zum Auslöser der eigentlichen Emotion, offensichtlich noch bevor die selektive Aufmerksamkeit etwas erfasst (vgl. Damasio 2003). Entsprechend erfolgen sofort bioelektrische und biochemische Veränderungen mit entsprechender Auswirkung auf das menschliche Empfinden (mit entsprechender Erregung, motorischer Orientierung, Aufspüren des Neuheitscharakters beziehungsweise Belohnungscharakters), bevor der Mensch handelt – möglicherweise bei einem reizoffenen, reizfilterschwachen Menschen mit ADHS noch schneller als bei anderen. Durch die eingeschränkten Stirnhirnfunktionen, das ständig »hungrige« Belohnungs- und Motivationssystem und den Mangel an ausreichend eingeübten und somit stabilen und sofort abrufbaren Verhaltens- und Erfahrungsmustern im Gedächtnis, mit deren Hilfe sich das Verhalten mehr oder weniger »willentlich« und automatisch steuern lässt, werden die Empfindungen und Emotionen zu wenig gedämpft, analysiert und »bewusst«.

Die Erfahrung von emotional negativ besetzten Rückkopplungen bei Fehlverhalten (»Wie oft muss ich noch sagen…?«), die sich durch viele Wiederholungen jedoch sicher verautomatisiert hat, oder der Entzug positiver Zuwendung von geliebten Bezugspersonen »graben sich« dabei über die Lerngeschichte hinweg tief ins Gedächtnis ein… Dies stimmt mit der Beobachtung überein, dass bei Menschen mit ADHS oft nur ein minimales Signal (eine Geste, ein bestimmter Tonfall) reicht, um eine subjektiv emotional negativ gefärbte »Gedankenüberschwemmung« loszutreten.

Le Doux meinte 1996, dass es wohl kein »einzigartiges« emotionales System im Gehirn gibt, sondern eine Varianz von Möglichkeiten, wie kognitive und emotionale Erregung aktiviert werden kann. Aufrechterhalten und moduliert wird sie durch einen raschen Fluss von unbewussten Verschaltungen im Arbeitsspeicher, das heißt zwischen aktuellen Reizen und Erinnerungen, die geweckt werden, da sie unbewusst als wichtig angesehen werden. Emotionen, so Taylor et al. 1997, werden als Motivatoren und Organisatoren von Verhalten angesehen, wobei zuallererst das subjektive Interesse eine große Rolle bei der Entwicklung von Fertigkeiten, Fähigkeiten und Intelligenz spielt. Das weiß niemand so gut wie jemand mit ADHS.

Es wäre deshalb besonders wünschenswert, wenn man sich in der Forschung bemühen würde, herauszufinden, warum und in welchem konkreten biologischen Zusammenhang jemand mit ADHS, wenn er sich für eine Person oder Situation spontan interessiert und sie spontan positiv bewertet, sofort aktiviert, wach und sogar überaus präsent ist – ebenso wie er in einer äußerst gefährlichen, schwierigen, anderen fast ausweglos erscheinenden Situation mit blitzartiger Reaktionsfähigkeit und -geschwindigkeit äußerst ruhig und gelassen wirkend als Einziger den Überblick behält … Bekanntlich ist nicht jede Emotion für das Überleben hilfreich – aber gerade aus extrem starken Emotionen heraus (weit über den so genannten »Mutterinstinkt« hinausgehend) wurden bereits viele Leben gerettet – von Menschen, wie sie oben beschrieben wurden (die unter anderem auch sehr engagiert in Helferberufen tätig sind).

ADHS – die Störung der ungebremsten Emotion?

Forschungen über die Funktion des Arbeitsspeichers, der seinen Sitz im Stirnhirn hat, zeigen, dass dieser offensichtlich nicht nur ein »Aufbewahrungssystem« für eine kurze Zeitspanne ist, sondern ein aktiv arbeitendes System, das dem Gehirn hilft, in der aktuellen Situation, egal ob neu oder Routine, mit Aufgaben, Anforderungen etc. umzugehen. Dazu gehört auch der Abruf von Altinformationen (die fast immer auch mit Gefühlen entsprechend der Erlebnisqualität belegt sind) samt dem Entscheidungsprozess, welche Informationen aktiviert und welche im Arbeitsgedächtnis bewahrt werden sollen. Bei allen Menschen hat der Arbeitsspeicher nur eine begrenzte Kapazität, und es gibt funktionelle Beschränkungen, wie viele Informationen gleichzeitig aktiviert werden können und wie groß die effektive Größe des Arbeitsspeichers ist. Bei ADHS besteht zweifelsfrei eine »chronische Insuffizienz« des Arbeitsspeichers, was die Aufnahme von Information, deren Aufbewahrung und den Spontanabruf von Gedächtnisinhalten aus dem Langzeitgedächtnis betrifft, es sei denn, es kommt »richtig darauf an«!

Der Arbeitsspeicher als Teil der »executive functions« sollte (so die Emotionsforschung), wie auch sonst das Stirnhirn, gut funktionieren. Ein Gefühl, das heißt das spürbar einsetzende Erleben einer »Emotion«, wird, indem es erkannt wird, hier im weitesten Sinn erst »bewusst gemacht« und somit zugänglich und steuerbar. Das Objekt, das die Emotion auslöste, wird »erkannt« (bei der Entstehung sozialer Emotionen, wie Schuldgefühle, Scham, Verlegenheit, Mitgefühl, Bewunderung, Dankbarkeit, Eifersucht, Neid, aber auch Verachtung oder Entrüstung ist dabei das kognitive Registrieren von Unterschieden ganz besonders wichtig, zum Beispiel im Vergleich mit Lernerfahrungen aus der Vergangenheit). Die Wirkung der Emotion wird damit unterstützt, aber auch gleichzeitig die Fähigkeit des Menschen verbessert, mithilfe von sich ständig weiterentwickelnden korrigierenden Kognitionen aus der »Lebenserfahrung« heraus angepasst zu reagieren – wenn er gut funktionierende »executive functions«

hat. Damasio zeigt sich in seinen Schilderungen von Menschen, die Schädigungen am Stirnhirn aufweisen, regelrecht erschrocken über die zum Teil extremen Auswirkungen auf deren Wahrnehmung, Bewertung und Verhalten. Diese Menschen können sich, so erkennt er, aufgrund ihrer Impulssteuerungsschwäche nur äußerst mangelhaft »abbremsen«.

Betrachtet man die Erkenntnisse über die so genannte »automatische, homöostatische Steuerung« (der unwillkürlichen physischen und psychischen Steuerung zur Überlebensfähigkeit des Menschen) im Zusammenhang mit ADHS (mit der offensichtlichen Reizoffenheit und Übersensibilität), dann wird nachvollziehbar, dass ein Betroffener schon auf der niedrigsten und frühesten Stufe der körperlichen Basis- oder »Grundreaktionen« (der Rückmeldung vom Stoffwechsel, dem Immunsystem, der Grundreflexe) irritabel ist. Die häufig gehörten Schilderungen, dass betroffene Kinder eigentlich jeden Tag »ein bisschen anders sind«, verwundern dann nicht mehr. Feinneurologisch werden bei Kindern zum Beispiel diskret wechselnde Reflexmuster im Säuglings- und Kleinkindalter schon seit langem beobachtet (vgl. Altherr 1996), bei älteren Betroffenen auch Probleme mit der vasomotorischen Regulation, der Thermoregulation etc. Für Damasio entstehen Schmerz oder Lustverhalten im Zusammenhang mit diesen »basalen Wahrnehmungen« und führen, wiederum neurochemisch verstärkt (beispielsweise durch Endorphine), zu den geschilderten mehr oder weniger positiven Empfindungen, die zu Antrieb und Motivation werden – bekanntlich heftig und ungebremst, früh »fernsinnorientiert« über das, was gesehen oder gehört wird, das zeigen schon die ganz Kleinen mit ADHS (vgl. Neuhaus 2003).

Eine eigentliche Emotion (wie zum Beispiel Glück, Trauer, aber auch Verlegenheit oder Mitgefühl) ist nach Damasio ein komplexer Ablauf chemischer und neuronaler Reaktionen, die ein unverwechselbares Muster bilden. Das Reaktionssystem, das beispielsweise für »Weinen« verantwortlich ist, ist genotypisch festgelegt – nur die Anlässe entstehen und verändern sich für dieses Verhalten, das unterschiedlich ausgelebt wird. Bei ADHS kommt es bei Kindern sehr schnell aus kleinsten Anlässen zum Reaktionsmuster Weinen; es ist nicht »bremsbar« und hält oft bis ins Erwachsenenalter an (und ist Betroffenen oft peinlich).

Diese Reaktionen, die automatisch ablaufen, haben ihrerseits Auswirkungen auf den Körperzustand und den des Hirns. Sie sind nötig, damit der Mensch meidet, was ihm schadet, und sucht, was gut für ihn ist (homöostatisch). In einer solchen »Balance« gelingt ihm das Überleben.

Ist es dann also vielleicht sogar physiologisch für sein seelisches Gleichgewicht sinnvoll, dass jemand mit ADHS subjektiv schwierig oder langweilig Erscheinendes meidet? Eine ungeheuerlich anmutende Idee, wenn man an ein Schulkind mit ADHS bei den Hausaufgaben denkt! Aber so lässt sich möglicherweise nachvollziehen, warum Strafandrohungen, Nörgeln oder Schimpfen am frühen Morgen völlig kontraproduktiv sind, wenn jemand aus dem kuschelig warmen Bett einfach nicht herausfindet, wenn er sich dann ausziehen und gar duschen muss – und sich nach der warmen Dusche wieder anziehen soll –, wobei er die subjektiv sichere (aus Erfahrung »stabile«) Erwartung hat, wie unangenehm kalt ihm sein wird …

In der Forschung zu den Ursachen und Auswirkungen von ADHS wurde schon früh definiert, dass die Aufmerksamkeit viele Facetten hat, wie beispielsweise neben der Erregung und Aktivierung auch die Anstrengung. Bei jemandem mit ADHS setzen Aktivierung und Anstrengung offensichtlich nur dann ein, wenn etwas als »lustvoll« oder »überlebensnotwendig« erkannt wird. Dann nämlich ist er durchaus in der Lage, richtig zu funktionieren, auch unter Umständen sehr klug antizipieren zu können (das heißt sich an einem Tag, an dem ein positives Ereignis zu erwarten ist, zum Beispiel abends schon die Kleidung herzurichten, den Bademantel bereitzulegen, rechtzeitig aufzustehen und sich gegebenenfalls schneller zu bewegen, um warm zu werden). Wenn aber etwas eher »schmerzhaft« ist (frei nach Damasio), umgeht, vermeidet oder verzögert er es, »verdünnisiert sich« oder Ähnliches – oder aber er kann, in einer plötzlich neu-schwierigen Lage (für sich oder andere) sogar extrem prompt und »richtig« reagieren. Er scheint also abhängig zu sein von ausreichend starken Reizen der Umgebung, an denen er sich offensichtlich sofort orientieren kann.

Wenn man mit einbezieht, dass jemand mit ADHS im so genannten »Motivations- und Belohnungssystem« des Gehirns (das bei niemandem dem Willen unterliegt und sich bei jedem durch Misserfolg destabilisiert) keine ausreichende Stoffwechselversorgung hat, vor allem zu wenig von dem so wichtigen Botenstoff und Neuromodulator Dopamin, und somit regelrecht angewiesen ist auf ausreichend starke, positive Reize oder einen »Kick«, wird deutlich, wie eingeschränkt tatsächlich die Fähigkeit zur »verstandesgesteuerten, willentlichen« Kontrolle ist und wie sehr jemand mit ADHS (das heißt mit seinem speziellen Belohnungs- und Motivationsdefizitsyndrom) davon abhängig ist, dass ihm etwas »ein gutes Gefühl« verschafft, notwendigerweise auch mit »Ersatzbetätigungen« wie Spielen oder Einkaufen oder einem ständigen Konsum von Nikotin, Kaffee oder Süßigkeiten, die beim Lernen und Arbeiten der Hirnstoffwechselstabilisierung dienen. Einen »Kick« verschafft ihm aufgrund seines offensichtlich genetisch und neurochemisch bedingten Verlangens, das Dopaminsystem anzuregen (vgl. Ratey 2001), auch beispielsweise Positiv-Neues, das unerwartet eintrifft (je weniger erwartet, desto kräftiger die Dopaminausschüttung!), wie Hochrisikoaktivitäten oder die Nähe zu einem geliebten Menschen.

Vielleicht kommt es jedoch auch nur darauf an, von Beginn an mit ihm anders umzugehen, das heißt möglichst eindeutig und klar, positiv und verständnisvoll, weil nur dadurch ausreichend Antrieb und Aufmerksamkeit für jedwedes Lernen mobilisierbar sind. In der klinischen Erfahrung ist ein solcher Umgang hinreichend belegt: Wird ein betroffenes Kind empathisch unterstützend erzogen, mit klaren Regeln und Strukturen, mit Ankündigung aller Verhaltens- und Lernerwartungen, knapp in der Formulierung, aber in freundlichem Tonfall, und es bei Fehlern schnell, kurz und unaufgeregt korrigierend, verläuft die Entwicklung deutlich positiver.

Es bleibt zu hoffen, dass bald viele Erkenntnisse zusammengetragen und zusammengefügt werden, zumal es bezüglich der Entwicklung von assoziierten Störungen bei der hintergründigen ADHS-Struktur doch Gewinn bringend wäre, herauszufinden, ob jemand beispielsweise in völliger Verzweiflung und Verwirrung selbstschädigend handelt oder ob er lediglich seinen akuten, unerträglichen seelischen Schmerz quasi durch die »Ablenkung« eines körperlichen Schmerzes lindern will und dadurch kurzfristige, ihn wieder orientierende und/oder »lustvolle Befreiung« erfährt (es ist schön, wenn der Schmerz nachlässt). Diesen Zustand wiederholt er gegebenenfalls als »sehr starken Reiz«, wobei er dessen Negativauswirkungen ganz schnell wieder vergisst – aufgrund seines Zeitfensters im Hier und Jetzt und der mangelhaften Fähigkeit, aktuell Erlebtes unbewusst/vorbewusst mit bereits gemachten Erfahrungen vergleichen zu können.

Bei einer regulierungsdynamischen Betrachtung von ADHS (oft sind im ersten Lebensjahr ja schon Schwierigkeiten erkennbar, einen zufriedenen Wachzustand herzustellen, die Tendenz, alles oder nichts um sich herum mitzubekommen oder bei Faszination regelrecht in den »Hyperfokus« zu geraten, sowie die eigenwillige Nähe-/Distanzregulierung) wird man angesichts der enormen Rolle, die die Empfindungen, Hintergrundgefühle, Emotionen und Affekte im Zusammengang mit den Ausführungsfunktionen im Stirnhirn spielen, bei der kritischen Betrachtung der derzeitigen Behandlungsansätze wohl nachdenklich werden müssen.

Aktuelle kernspintomographische Untersuchungen haben gezeigt, dass bei Kindern mit ADHS auch neuroanatomische Unterschiede hinsichtlich des Volumens in manchen Hirnregionen bestehen – sowohl im Stirn- oder Frontalhirn also auch im Kleinhirn, das nicht nur für Bewegung zuständig ist, sondern auch für langsame zielmotorische Bewegungen und genauso für die reibungslose Durchführung der vom Großhirn entworfenen schnellen Zielmotorik und vielleicht auch der »Taktung«, das heißt der Rhythmisierung. Angesichts der Tatsache, dass viele Menschen mit ADHS auch noch als Erwachsene minimale Reste von Koordinationsproblemen haben, muss wohl auch in Deutschland erwogen werden, inwieweit ADHS auch ein neurologisches Problem ist. Viele Erwachsene mit ADHS können unter Druck beispielsweise kaum lesbar schreiben, verschreiben sich ungewollt oder haben teilweise auch eine schlechte Steuerung der eigenen Körpersprache. Viele empfinden sich selbst bisweilen als »linkisch«, insbesondere auch in Situationen, die für sie wichtig sind. Die Links-Rechts-Asymmetrie des Gehirns scheint bei ADHS weniger gut ausgebildet. Diese Befunde (vgl. Rothenberger et al. 2003) »sprechen für eine veränderte Entwicklung der strukturellen Gehirnorganisation und nicht für eine spätere, externe Schädigung«.

Und was könnte das bedeuten?

Wie Erkwoh 2003 ausführt, sind »Psychiatrie, kognitive Psychologie und Neuropsychologie sowie die klinischen Neurowissenschaften auf dem Weg, Erkenntnisse aus klinischen Beobachtungen, experimentellen Paradigmen, Läsionsstudien, anatomischen Studien und neuropharmakologischen Verhaltensänderungen in Verhaltensmodelle zu integrieren«. Nun bleibt abzuwarten, inwieweit in der Erforschung von Störungsbildern entsprechende Zusammenhänge erkannt werden. So wurde zum Beispiel festgestellt, dass der Mandelkern bei der antisozialen Persönlichkeitsstörung und der Borderline-Persönlichkeitsstörung, der histrionischen und narzisstischen Persönlichkeitsstörung (allesamt oft »aufgesattelt« auf ADHS!) angesichts emotional negativ besetzter Reize abnorm aktiviert arbeitet (Herpertz et al. 2001). Eine ähnliche Aktivierung wurde bei der posttraumatischen Belastungsstörung gefunden (hier fand man auch ein verändertes Durchblutungsmuster im Altspeicherkoordinator, dem Hippocampus; Bremner et al. 1999), ebenso wie bei der Zwangsstörung. Vielleicht sollte man das auch einmal gezielt bei ADHS untersuchen.

Das Dogma der heutigen Neurowissenschaften lautet, dass alle Hirnleistungen (sowohl die wahrnehmenden, denkenden, gefühlsmäßig überwachenden als auch die motorischen) Funktionen von Neuronennetzwerken sind. Psychische Erkrankungen beruhen auf den funktionalen Veränderungen derselben, vor allen Dingen im so genannten limbischen System. Diese Veränderungen können auf genetische Defekte, Erkrankungen oder auf vorgeburtliche, frühkindliche oder im späteren Lebensalter erlittene Schädigungen zurückgehen (Roth 2003). Roth hebt darauf ab, dass die Veränderung in den Verarbeitungseigenschaften von Netzwerken zunächst einmal nichts anderes bedeuten als Kommunikationsstörungen zwischen den Hirnzentren. Somit müsse Ziel einer entsprechenden psychotherapeutischen Behandlung sein, die Psyche des Patienten dahingehend zu verändern, dass vor allen Dingen die Fehlfunktionen der subkortikalen limbischen Netzwerke behoben werden. Diese haben aber nur eine beschränkte Informationsverarbeitungskapazität, und entsprechend langsam vollziehen sich emotionale Lernvorgänge und Gedächtnisbildung. Wenn bei ADHS nun die Entwicklung der strukturellen Gehirnorganisation offensichtlich anders verläuft, werden Appelle an die »Einsicht« in diesem Zusammenhang wohl wenig Sinn haben, umso mehr jedoch spezifische Trainings und medikamentöse Behandlung.

Zudem bezweifelt beispielsweise der Emotionsneurobiologe Le Doux 1998, dass das so genannte »limbische Erfahrungsgedächtnis« überhaupt je vergessen und umlernen kann, wenn es einmal geprägt wurde. Das heißt, man könne wohl höchstens an diesem Erfahrungsgedächtnis »vorbei« Zugang zur eigenen (kognitiven) Handlungssteuerung gewinnen, somit also beispielsweise »Quellen« von Angst oder Furcht lediglich »übertünchen« (willentlich und mit entsprechenden angelernten Strategien). Auch nach lange anhaltenden positiven Erfahrungen, so Le Doux, könne die alte Angst zum Beispiel sofort wieder aufbrechen, wenn man mit einer entsprechend »bekannten«, spezifischen Situation konfrontiert wird. Beobachtet man Menschen mit ADHS, scheint sich das tatsächlich zu bestätigen, besonders bei begabten Betroffenen, die auffallend früh und heftig traumatisierbar erscheinen …

In der Forschung wird versucht, Reaktionen auf psychotherapeutische Maßnahmen zu messen. Dabei zeichnet sich ab, dass für die Aktualisierung eines Problems die Emotion als abstrakte psychische Funktion wichtig ist. Zur Bewältigung eines Problems benötigt man zudem eine umstrukturierte oder umstrukturierende Kognition. Jedoch sind bekanntlich weder Kognitionen noch Emotionen stabil, und je nach Thema ändern sich neurobiologische und damit auch psychische Vorgänge, zum Teil in hoher Geschwindigkeit und dynamisch. Natürlich entwickelt ein Mensch im Laufe seines Lebens durch Lernen und Erfahrungen gewisse »Einstellungen« und »Haltungen« als seelisch stabilisierende Struktur, kognitiv erworben in der Interaktion mit seiner Umwelt und seinem Umfeld während seiner Lerngeschichte (in Gegenden, in denen es viele Taifune gibt, wird beispielsweise mit augenscheinlich stoischer Gelassenheit nach Abklingen des Windes und Regens wieder »aufgeräumt« ...).

Ein stabilisierendes Moment für einen Menschen mit ADHS kann auch sein Temperament sein, die Klimazone, in der er lebt, und vieles mehr (vielleicht auch in gewissen Abständen die Konfrontation mit Situationen, die neu oder sehr herausfordernd sind?). Offensichtlich braucht ein Mensch aber auch »in sich selbst«, ganz individuell für sich, ein weiteres, stabilisierendes Moment (als »Helfer« vielleicht das Gefühl, gebraucht zu werden, da Hilfestellung mit sofortigem positiven Feedback belohnt wird?).

In einem Modell zur Veranschaulichung des Entstehens und der Behandlung psychischer Störungen wurde hypothetisiert, dass es eine Art inneres »Vergleichsmodul« geben muss zwischen dem, was sich jemand wünscht, was er braucht, was er beabsichtigt oder plant – und dem, was der Mensch in einer jeweiligen Situation wahrnimmt, also dem, was er sieht oder hört. Die vergleichende Funktion, der so genannte »Komperator« (Gray und Rawlins 1986) – zugeordnet dem so genannten Hippocampus als Organisator des »bewusstseinsfähigen, deklarativen Gedächtnisses« mit der Fähigkeit, Altwissen aus den verschiedenen Hirnrindenarealen abzurufen und zu verschalten –, soll an sich die Hilfestellung leisten (können), dass sich der Mensch je nach Situation in seinem Leben zurechtfindet, und ihn in die Lage versetzen, gegebenenfalls Pläne, Speicherinhalte, Einstellungen oder Voraussagen abzuändern, um eine Situation positiv zu bewältigen oder es auch einmal auf einen Konflikt ankommen zu lassen.

Wenn aber jemand mit ADHS nun nicht ständig und automatisch Zugriff zu Erlerntem hat, sondern nur zu stark emotional besetzten Altspeicherdaten? Und wenn er damit seiner subjektiven augenblicklichen Befindlichkeit regelrecht ausgeliefert erscheint? Natürlich gibt es, wie Manfred Spitzer in vielen seiner Vorträge immer wieder betont, keine Störung, ohne dass es auch die Umwelt gibt, die diese als solche erkennt und bezeichnet.

In Gesellschaftsstrukturen, in denen ein Leben im Augenblick auf größere Akzeptanz trifft und heftige Emotionen an der Tagesordnung sind, haben Menschen mit ADHS sicher weniger Schwierigkeiten, weil sie in ihrem »So-Sein« besser angenommen werden. In einem Land, in dem es Tradition ist, beim Erwerb von Lernstoff viel und wiederholt zu üben, und ein respektvolles Einhalten von Regeln eine gesellschaftliche Selbstverständlichkeit ist, haben leichter Betroffene ebenfalls weniger Probleme, weil entsprechende Anpassungsstrategien völlig »normal« sind und konsequent eingeübt werden, wozu Menschen mit ADHS eben einfach ein bisschen länger brauchen (oft sogar ein Mehrfaches an Wiederholung und Zeit, vgl. Neuhaus 2000). Mit institutionalisierten Regeln, an die sich alle halten (müssen), kommen sie dann sehr gut zurecht.

Die Forschung der jüngsten Zeit belegt die Vermutung immer eindeutiger, dass Menschen mit ADHS ihre neuronalen Netzwerke nur suboptimal nutzen und die elektrische Hirnaktivität nicht so gut auf eine Aufgabe fokussieren können (offensichtlich auch im Zusammenhang mit der eingeschränkten Fähigkeit, die soziale Bedeutung einer Situation zu analysieren und adäquat darauf zu reagieren). Auch gelingt die Hemmung motorischer Antworten schlechter, und entsprechend bleibt die Steuerung, Kontrolle und Regulation defizitär. Es muss anerkannt werden, dass Kinder mit ADHS »neuronal diffus arbeiten und weniger gut scharf abgegrenzte neuronale Muster bilden können« (besonders erkennbar, wenn die Anforderungen höher werden, vgl. Rothenberger et al. 2003).

Die mit den Selbstüberwachungs- und Selbststeuerungsdefiziten einhergehende mangelhafte bis teilweise gar nicht ausreifende Fähigkeit zum »automatischen Perspektivewechsel« als ein markantes Problem bei ADHS (deutlicher werdend ab dem Jugendalter und meist mehr oder minder lebenslang anhaltend), findet bisher auffallend wenig Beachtung, obwohl dies ein so markantes und durchgängig kennzeichnendes Problem darstellt (vgl. Neuhaus 2000 und 2003). Das »egozentrische«, spontan aus der subjektiven Befindlichkeit heraus »einseitige«, sichtlich blitzschnell wahrnehmend-bewertende Agieren und Reagieren (mit der Unfähigkeit, sich vorzustellen, wie das Gegenüber etwas sieht oder empfindet, und entsprechend zu reagieren) hat natürlich gravierende Auswirkungen auf die Gestaltung zufrieden stellender Sozialkontakte im gegenseitigen Geben und Nehmen.

Und so sollte darüber nachgedacht werden, ob es angehen kann, Betroffenen die Diagnose und vor allem die Behandlung ihrer tatsächlichen und hintergründigen Schwierigkeiten abzusprechen oder zu verwehren, mit dem Argument, dass man einen Menschen nicht über seine »natürlichen Grenzen« gehen lassen dürfe – auch wenn es beispielsweise um die heiß diskutierte Frage der bei Erwachsenen mit ADHS oft notwendigen medikamentösen Therapie geht.

Die Symptomatik von ADHS im Erwachsenenalter – ganz anders als bei Kindern?

Bei der leider noch immer sehr verbreiteten problematischen Bezeichnung »hyperkinetische Störung« herrscht zum Teil auch bei Fachleuten Unsicherheit. Sowohl im Kindesalter als auch verstärkt im Erwachsenenalter fallen meist ganz andere Symptome auf, wie Beziehungsschwierigkeiten in der Familie oder Leistungsprobleme – und was liegt bei Leistungsproblemen näher, als erst einmal an eine Überforderung bei vielleicht nicht ausreichender Intelligenz zu denken? Konzentrationsschwierigkeiten treten ja auch bei anderen Störungsbildern auf, eine gewisse »Desorganisiertheit« kennen viele mehr oder minder auch von sich selbst – und man ist ja schnell beruhigt, wenn man hört: »Wenn er will, kann er schon ...«

Das Kind oder der Jugendliche selbst hat zunächst ein wenig klares Bild von den eigenen Problemen und denkt häufig, er oder sie komme halt in der Schule nicht so gut klar oder habe eben manchmal Streit mit anderen. Die Selbsteinschätzung auch eines älteren Jugendlichen mit ADHS stimmt meist überhaupt nicht mit dem überein, was von Eltern und Lehrern beklagt wird. Daher scheint es bei der Diagnose von Kindern und Jugendlichen unabdingbar notwendig, bei der Anamneseerhebung sehr sorgfältig – soweit es möglich ist – die biografische Entwicklung von frühesten Kindertagen an anzuschauen und nicht nur das aktuelle Verhalten zu beobachten, das in einer entspannt-zugewandten Untersuchungssituation bekanntlich völlig unauffällig sein kann. Ebenso wichtig ist es, auch Spontankommentare bei psychologischen Testungen zu beachten sowie mit speziellen Fragebogenverfahren, gegebenenfalls auch mit projektiven Tests und mit spielerischen Elementen die Einschätzung der Befindlichkeit vorzunehmen – und dann alles in »der Gesamtschau« zu bewerten.

Im Erwachsenenalter wird es nicht einfacher. Dem Diagnostiker bietet sich oft eine zunächst etwas diffus anmutende Symptomatik von zum Teil erheblicher Verstimmtheit, die mehr zum Ängstlichen oder zum Depressiven tendieren kann (oder beides aufweist), bisweilen aber auch ein forderndes Verhalten. Man erhält dabei ab und an den Eindruck, dass der Patient selbst seine eigene Stimmungslage gar nicht richtig einschätzen, geschweige denn benennen kann, beziehungsweise dass der Inhalt des Berichts und die Art und Weise, wie er vorgetragen wird, nicht richtig zusammenpassen – wenn jemand zum Beispiel schreckliche Erlebnisse mit überaus freundlichem, offenem Lächeln erzählt... (vor allem wenn der Untersucher selbst freundlich und annehmend ist).

Berichtet wird zudem meistens von einer »unklar« anmutenden körperlichen Missbefindlichkeit, die bei Frauen eher mit Verspannungen, Schmerzen, bisweilen heftigen Blähungen, Durchfall bei Erregung, Schwindelzuständen, Kopfschmerzen bis hin zur heftigen (Stressentlastungs-)Migräne einhergehen (diese tritt auch bei Männern häufig auf). Männer, die häufiger als Frauen schon vorher Fachärzte konsultiert hatten, klagen eher über ebenso unklare Herzbeschwerden, Herzstechen, Herzrasen, Extrasystolen oder undefinierbare Verdauungsprobleme, oft aber auch schlicht über Abgeschlagenheit und Erschöpfung (bei beiden Geschlechtern).

In einem Arztbrief bezüglich der Einweisung eines von ADHS betroffenen Patienten heißt es beispielsweise:

> »Aufnahmeanlass war eine seit Februar des Jahres bestehende depressive Symptomatik mit Anhedonie, starker Erschöpfbarkeit mit körperlichen Schwächeanfällen, Schwindel und Konzentrationsstörungen, Appetitverlust und Gewichtsabnahme sowie starke Grübelneigung und Einschränken der sozialen Aktivität. Zusätzlich litt der Patient zuletzt unter impulshaft einschießenden aggressiven Zwangsgedanken. Auslöser sah der Patient neben körperlichen Erkrankungen (Angina tonsillaris, Pfeiffer'sches Drüsenfieber) in der schwierigen Lebenssituation: Nach Abbruch des Biologiestudiums im ersten Semester vergangenen Herbst hielt er sich vorwiegend in seinem Studentenzimmer auf, bei unregelmäßigem Tag-Nacht-Rhythmus und sehr eingeschränktem sozialem Leben. Kontakt bestand nur zur Freundin, die ebenfalls stationär behandlungsbedürftig psychisch krank ist. Er habe sich zu wenig abgrenzen können, was ihn selbst stark belastet habe.«

Die Schwierigkeiten mit der Selbstorganisation, der Vergesslichkeit, der Schusseligkeit, dem häufigen Verlieren von wichtigen, täglich benötigten Gegenständen oder auch mit dem nur mühsamen »Anlaufenkönnen« am frühen Morgen werden bei der Anamnese vom Patienten zunächst seltener geschildert, ebenso wie die Unfähigkeit, reife und überlegte Entscheidungen zu fällen, die Neigung, sehr schnell auf ein viel zu hohes Erregungsniveau zu geraten, ohne sich dies eigentlich erklären zu können, oder auch die ihm selbst unheimliche und unerklärliche Tendenz, unangenehme Tätigkeiten bis zum allerletzten Moment aufzuschieben. Der Erwachsene schämt sich häufig solcher Symptome schlicht, hat meist auch irgendwelche subjektiven Erklärungen dafür gefunden oder verbirgt diese Schwierigkeiten, so gut er kann, da sie einfach immer ein wenig den Eindruck erwecken, als ob man zuwenig Willensanstrengung aufbringe (wie ADHS-Betroffene das ja meist ihre ganze Kinder- und Jugendzeit lang von Eltern und Lehrern zu hören bekamen).

Da viele einzelne Symptome von ADHS auch bei anderen psychischen Störungen beschrieben werden, entsteht hier nun schnell der Verdacht, es könne sich um eine Depression handeln; als typisch erscheinen zum Beispiel die gedrückte Gestimmtheit (tatsächlich eine Begleiterin der Selbstwertproblematik, verursacht durch die Schwierigkeiten, sich an eine mühsam erscheinende Aufgabe heranzumachen) oder die Schlafstörungen (wer genau nachfragt, erfährt, dass vor allem Einschlafprobleme, nicht etwa Durchschlafschwierigkeiten oder morgendliches Erwachen um ca. 3.00 Uhr bestehen). Die Diagnose Angststörung wird rasch gestellt bei Schilderungen von heftigen Befürchtungen (die syndromtypisch plötzlich durch irgendeinen, vielleicht sogar diskreten, aber subjektiv heftig wirkenden emotionsgeladenen »Hinweisreiz« entstehen – wie die Äußerung eines Mitmenschen, eine Melodie oder Ähnliches – und den Betroffenen urplötzlich und unaufhaltbar mit ganzen Kaskaden von meist negativen Alterinnerungen oder gespeicherten Bildern überschwemmen). Natürlich beeindruckt die dramatische Schilderung einer »Panikattacke«, die die 28-jährige Patientin erleidet, wenn sie im Stau auf der Autobahn steht; nichts scheint schlimmer für sie zu sein, als die unangenehme Situation nicht sofort verlassen zu können, in die sie überraschend geraten ist…

Fatal kann es werden, wenn bei dem 25-jährigen Patienten, um den es in dem zitierten Arztbrief geht, von der Vorgeschichte nur interessiert, dass der Vater an Angstzuständen und Verfolgungsgedanken litt, viel Alkohol trank und Kettenraucher war, der etwas ältere Halbbruder an einer schizophrenen Psychose erkrankt ist, der Patient selbst nach der Trennung der Eltern bei der Mutter aufwuchs und nach dem Abitur verschiedene Gelegenheitsarbeiten absolvierte. Die Unfähigkeit, den geeigneten Studienplatz zu finden, wird dann auf eine »starke, emotionale Instabilität« zurückgeführt – und beim Patienten wird die Diagnose »Borderline-Persönlichkeitsstörung« gestellt, obwohl »es in der Vorgeschichte nicht zu den typischen selbstschädigenden Handlungen gekommen war« (wörtliches Zitat!), bei einem als ausgesprochen differenziert eingeschätzten Denken, das teilweise etwas sprunghaft angetroffen wurde mit impulsiven Gedankengängen und Grübelneigung. Die Konzentrationsprobleme in der testpsychologischen Untersuchung wurden damit erklärt, dass der Patient »vermutlich zu Hektik unter Stressbedingungen neigt«. Eine Vorbefundung, die eine Hochbegabung bei ADHS ausweist, wurde außer Acht gelassen, da man doch auch im stationären Verlauf kein »kontinuierliches« Muster von »Unaufmerksamkeit« und »Hyperaktivität« gefunden habe…

Für den Erwachsenen selbst, der meist schon lange nach einer Erklärung für seine Schwierigkeiten sucht, ist seine Symptomatik oft nicht recht »greifbar«. Ihm gelingt ähnlich wie dem Kind oder Jugendlichen häufig nur schwer eine klare und stabile »realistische« Selbsteinschätzung – selbst bei guten bis sehr guten Intelligenzressourcen. »Irgendwie« merkt er ja, dass manchmal alles prima klappt (nur bei Interesse – aber das erscheint ja »normal«). Und wer traut sich schon zu sagen, dass er bei mangelndem Interesse oder zu hohem Schwierigkeitsgrad »einfach nicht kann«? Dass er sich angesichts einer wichtigen Entscheidung, die er treffen soll, regelrecht »wie gelähmt« fühlen kann? Dass er sich andererseits aber bei Erwartung einer für ihn nicht einfachen Situation alle möglichen und unmöglichen Eventualitäten gleichzeitig vorstellen kann und dass ihm eigentlich immer noch ein Argument einfällt. Jeder Mensch kennt ja ab und an Symptome von Unaufmerksamkeit, emotionaler Labilität, Impulsivität oder Unruhe.

Hallowell erklärte schon 1994, dass er mit dem Namen »Aufmerksamkeits-Defizit-Syndrom« unzufrieden sei und stattdessen die Bezeichnung »Aufmerksamkeitsinkonsistenz« vorschlagen würde. »Das Syndrom zeigt bei Erwachsenen noch mehr Gesichter als bei Kindern«, schrieb er. ADHS scheint in den unterschiedlichen Ausprägungsgraden, die vorzufinden sind, eine echte »Spektrumsstörung« zu sein, die sich möglicherweise hinter mehr psychischen Störungen und Lernproblemen verbirgt als bisher angenommen oder mit ihnen comorbid verbunden ist.

Zunächst weitgehend unabhängig von den immer wieder als verursachend angeschuldigten »falschen« Verhaltensweisen von Bezugspersonen (die fatalerweise »nur« die Problematik verschärfen können), weisen die typischen Schwierigkeiten eines Erwachsenen mit ADHS bei der Fokussierung und Aufrechterhaltung von Aufmerksamkeit, bei der Impulssteuerung und der Kontrolle affektiver Reaktionen sowie der Motorik extreme Schwankungen auf, ebenso hinsichtlich der Aktivierung seiner Hirnfunktion überhaupt.

Es ist eben keinesfalls nur der Effekt einer schlechten Erziehung oder Beziehung, dass der Betroffene mit ADHS nicht ständig wirklichen und gleichmäßigen Zugriff zu seinem Wissen, zu »Altinformationen«, hat, um sie in seine bewusste Hirnleistung zu integrieren! (Und dabei geht es nicht darum, dass einem vielleicht ein Name oder Begriff nicht sofort einfällt, der einem quasi »auf der Zunge liegt«, sondern es geht um deutliche Abrufprobleme, heftig verstärkt durch Stress und besonders massiv, wenn neu erworbenes Wissen noch nicht ganz bombenfest »sitzt«.) Dies hat natürlich Auswirkungen auf Angemessenheit, Dauer und Qualität der Leistung.

»Ich fühle mich einfach manchmal so dumm, und wenn ich zehnmal einen Hochschulabschluss habe. Ich lese einen Artikel und kann am nächsten Tag kaum wiedergeben, was da drinstand, abgesehen von ein paar Fakten, die mich speziell interessierten. Darum mag ich so etwas lieber gar nicht erzählen aus Angst vor interessierten und detaillierten Nachfragen.«

Ein 38-jähriger Apotheker

Die Aufmerksamkeitsstörung zeigt sich als Schwierigkeit, sich anhaltend konzentrieren zu können, wenn etwas als nicht attraktiv empfunden wird. Gezieltes Fokussieren, etwas durchzuhalten und abzuschließen erscheint problematisch. Ist er oder sie jedoch subjektiv »motivationsaktiviert«, das heißt ist eine Aufgabe oder eine Interaktion neu, interessant und von einem positiven Grundgefühl begleitet, scheint alles besser, wenn nicht gar »wie von selbst« zu gehen. Bei hohem Interesse ist entsprechend sogar Hyperfokussierung mit extremer Konzentrationsfähigkeit möglich. Die so genannte biologische »Basisaktivierung« scheint bei Menschen mit ADHS deutlich instabiler reguliert als bei Nichtbetroffenen. (Wie Prof. Thomas Brown es schon vor Jahren ausdrückte: »Es handelt sich um Borderline-Narkoleptiker.« Oder in den Worten eines 11-Jährigen: »Ist etwas nicht interessant oder spannend, hat mein Hirn ›Bildschirmschoner‹ an.«) Eine so genannte »Anstrengungsaktivierung« nach dem Motto »Ich bemühe mich« oder »Ich will, weil ich soll« kann der Betroffene wirklich nur mühsam mobilisieren. Diese oft sogar verzweifelten Versuche einer Aktivierung durch Leitsätze und Selbstbeschwörungsformeln liefern offensichtlich nur einen geringen Beitrag zur angemessenen Steuerung der Aufnahme von Informationen, ihrer Verarbeitung und der Reaktion darauf (in Modifikation des Aufmerksamkeitsmodells von Sanders).

Für die Erwachsenen stehen als die Diagnostik stützende Fragebögen die »Brown-ADD-Scales« (1996) zur Verfügung, die »Attention Deficit Scale for Adults« (ADSA) von Triolo & Murphy (1996), die »Conners ADHD Rating Scale« (CAARS, 1999) und die schon seit langem bekannte »Wender Utah Rating Scale« (WURS, 1993), wobei die Letztere die Symptomatik aus der Retrospektive einschätzt (vgl. dazu auch Krause und Krause 2003).

Bei der Sichtung dieser Fragebögen fällt auf, dass sie samt und sonders ein Symptom aufgreifen (allerdings nur im defizitären Aspekt beschrieben), das in den Katalogen DSM-IV und ICD-10 (vgl. S. 30 ff.) nicht enthalten ist: die emotionale Labilität, die starken Schwankungen der Gefühlslage und der Gestimmtheit, die eines der zentralen Probleme bei ADHS im täglichen Miteinander, aber auch in der Therapie darstellen.

Die WURS formuliert, dass jemand »rasch wütend, aufbrausend« oder »häufig ärgerlich«, »ungehorsam, rebellisch, aufsässig« sei als Symptom der Impulssteuerungsschwäche, ergänzt durch Symptome, die aus der Basisproblematik resultieren, wie »ängstlich-besorgt«, »oft traurig, depressiv, unglücklich« und »häufige Schuld- und Reuegefühle« als Folge des eigenen Verhaltens. Ebenso tritt das Kriterium auf, dass man seine »Möglichkeiten nicht ausgeschöpft« habe – unter anderem als Begründung zusätzlich für die genannten Gefühlslagen –, aber auch Merkmale wie »hartnäckig, willensstark« …

Untersucht man die Beschreibungskriterien für ADHS gemäß den Kriterienkatalogen unter dem Aspekt der Kontextabhängigkeit und der einfach *anderen* Funktionssteuerung, ergibt sich folgendes Bild:

Das Kind

- »beachtet häufig Kleinigkeiten nicht, macht Flüchtigkeitsfehler bei den Schulaufgaben, der Arbeit oder bei anderen Tätigkeiten.«

Zu relativieren ist:

- Es sei denn, dem Kind ist eine Sache sehr wichtig, die Sache/Person ist neu, spannend, interessant oder herausfordernd – bis hin zu einer Entwicklung von Überkonzentration und »dem Versinken der Welt um das Kind herum«.

Für das Erwachsenenalter bedeutet es, bei subjektiv schwierig oder langweilig erscheinenden Situationen/Aufgaben Probleme zu haben, die Information sofort »Sinn erfassend und Bedeutung stiftend« aufnehmen zu können (ob es sich nun um eine Gebrauchsanweisung, einen Vertrag, einen komplexeren oder komplizierten Text handelt oder ob es sich um eine wenig interessante oder zum Beispiel weitschweifige mündlich mitgeteilte Information handelt).
Zu relativieren ist:

- Es sei denn, etwas ist für den Betreffenden subjektiv sehr faszinierend; das kann gehen bis zu einer vollständigen »Absorption« durch die Tätigkeit/das Gegenüber, ein intensives Eintauchen in die Materie, so dass der Betreffende Schwierigkeiten hat, sich daraus wieder zu lösen.

Das Kind

- »hat oft Schwierigkeiten, längere Zeit die Aufmerksamkeit bei Aufgaben oder beim Spielen aufrechtzuerhalten.«

Zu relativieren ist:

- Es sei denn, es sitzt am Game-Boy, am Computer oder vor dem Fernsehgerät, beschäftigt sich mit seinen heiß geliebten Legosteinen oder Ähnliches.

Für das Erwachsenenalter heißt das, Routineaufgaben, wenig interessierende Aufträge oder Aufgaben führen zum »Wegdriften« oder zur »Offenheit« für subjektiv anderweitig wichtig Erscheinendes.
Aber auch hier ist zu relativieren:

- Es sei denn, etwas fasziniert absolut.

Bei diesen Symptomen der Aufmerksamkeitsstörung hat die Impulskontrollstörung offensichtlich unmittelbaren Einfluss.

Das Kind

- »scheint häufig nicht zuzuhören, wenn andere es ansprechen.«

Zu relativieren ist:

- Es sei denn, der Inhalt ist für das Kind in irgendeiner Form stark subjektiv auffordernd, weckt in ihm ein gutes Gefühl. Dann bekommt es nahezu alles mit, scheint sogar »um die Ecke hören« zu können – und kann dies alles auch sehr gut behalten.

Für das Erwachsenenalter bedeutet es Ähnliches.
Das Kind und der Erwachsene haben große Probleme, sich aus einer sie faszinierenden Tätigkeit auf Aufforderung oder Kommando sofort rasch lösen zu können, wenn sie in den so genannten »Hyperfokus« geraten sind.

Das Kind

- »führt Anweisungen anderer nicht vollständig durch, kann Schularbeiten, andere Arbeiten oder Pflichtarbeiten nicht zu Ende bringen.«

Das bedeutet aber auch,

- dass es allerdings sehr gut, absolut perfekt, präzise und ausdauernd – bis hin zu einer »Hyperausdauer« – dabeibleiben kann, wenn die Anweisung, die betreuende Person oder die Arbeit fasziniert.

Für den Erwachsenen bedeutet dies im Grunde genommen dasselbe. Er führt unter anderem Anweisungen »anders« oder oft nicht vollständig durch als Folge unvollständiger Informationserfassung.

Das Kind

- »hat häufig Schwierigkeiten, Aufgaben und Aktivitäten zu organisieren.«

Was bedeutet,

- … dass es offensichtlich Schwierigkeiten hat, Wichtiges von Unwichtigem unterscheiden zu können, und die Tendenz, am Detail kleben zu bleiben, zulasten des Überblicks, während des gesamten Schul- und Jugendalters, mit einem Zeitfenster im »Hier und Jetzt« (vgl. u.a. Neuhaus 2000).

Für den Erwachsenen gilt Entsprechendes bei den anhaltenden Schwierigkeiten, ein angemessenes Zeitgefühl und eine realistische Wahrnehmung des Zeitablaufs entwickeln zu können, um entsprechend planen zu können und den Überblick zu behalten. Er vermeidet häufig Organisationsaufgaben, empfindet eine Abneigung dagegen oder beschäftigt sich nur widerwillig mit Arbeitsabläufen, die von ihm eine länger andauernde, subjektiv nicht positiv eingeschätzte geistige Anstrengung erfordern. Für andere hingegen kann er alles, wenn seine Hilfe gefragt ist!

Das Kind

- »arbeitet ungleichmäßig, stimmungs- und tagesformabhängig.«

Dies tritt ein,

- weil es »müde wird«, den Faden verliert, sich allein angesichts schwieriger oder langweiliger Aufgaben regelrecht »überwältigt« oder »überfallen« fühlt (verstärkt von dem früh entstehenden, quasi vorbewussten Gefühl, vieles sowieso nicht zu schaffen ...).

Im Erwachsenenalter führt dasselbe Phänomen immer noch zu inkonstanter Arbeitsweise und nach der Erfahrung von Abwertung durch andere dann zu den typischen Selbstbezichtigungen und Selbstabwertungen.

Das Kind

- »verliert häufig Gegenstände, die es für Aufgaben oder Aktivitäten benötigt.«

Es sei denn

- ganz spezifische »Siebensachen« sind ihm wichtig, die es dann sofort findet und beisammenhat, wie z.B. Gegenstände, die es mit zur Schule nehmen will, auch gegen das Verbot der Eltern.

Für den Erwachsenen gilt exakt dasselbe. Bei seiner Reizoffenheit in unserer immer reizintensiver werdenden Zeit und seiner gleichzeitig geringen Arbeitsspeicherkapazität kämpft er mit dem Problem, ganz schnell wieder vergessen zu haben, was er beispielsweise ursprünglich gewollt hatte (als er/sie sich vielleicht in der Küche auf dem Weg machte, um im Keller eine Dose oder zwei Flaschen Sprudel zu holen …).

Auch hier spielt die Symptomatik der Impulskontrollstörung beim Kind und beim Erwachsenen gleichermaßen in die Aufmerksamkeitsproblematik mit hinein. Ist die Aufmerksamkeit von einem anderen Reiz angezogen, wird impulsiv (und stimmungsabhängig) dieser Reiz »Fokus«. Ebenso impulsiv wird zum Beispiel irgendetwas irgendwo »abgelegt«.

Das Kind

- »lässt sich durch äußere Reize leicht ablenken.«

Es sei denn,

- etwas zieht es völlig in seinen Bann!

Der Erwachsene kennt in einem weit stärker ausgeprägten Maß als ein nicht von ADHS Betroffener die quälende Unfähigkeit, mit willentlicher Anstrengung an einem wenig spannenden Thema bleiben zu können. Dabei *muss* er aber, wie das Kind, alles hören und sehen, was neu, interessant ist, und *kann* (!) auch nur alles sehen und hören, was neu, interessant und spannend ist.

Das Kind

- »ist bei Alltagstätigkeiten häufig vergesslich.« (Leider auch für Vokabeln, Grammatikregeln etc., nicht nur für Ordnungsregeln.)

Zu relativieren ist:

- Es sei denn, man hat eine Routine oder eine Regel konsequent und ausdauernd mit ihm eingeübt, wie zum Beispiel bezüglich des Verhaltens im Straßenverkehr – neben allem anderem, was für das Kind eben subjektiv neu, spannend und interessant ist.

Der Erwachsene kennt das genauso, leidet in zunehmendem Maß an dem Gefühl, ein Gehirn wie ein »Sieb« zu haben oder eventuell an »Alzheimer im Frühstadium« zu leiden. Ständig verlegt oder verliert er Gegenstände, die er vielleicht täglich braucht. Er kann wie das Kind nicht nur schlecht Informationen aufnehmen, sondern hat, ebenfalls wie das Kind, auch große Schwierigkeiten mit ihrem stabilen und gleichmäßigen Spontanabruf, besonders wenn etwas nicht »sonnenklar« oder felsenfest verautomatisiert ist.

Wie das Kind kann er nach einer Ablenkung nur mühsam zur begonnenen Tätigkeit zurückkehren, verliert sich beim Arbeiten leicht in Details, statt das Wichtige Schritt für Schritt zu erledigen. Er sammelt aus Angst vor dem Vergessen alles Mögliche, kann sich schlecht davon trennen in der Meinung, diese Gegenstände irgendwann doch noch einmal zu benötigen oder sich mit ihrer Hilfe an vergangene, damit verknüpfte Erlebnisse erinnern zu können, wenn er sie wieder betrachtet. Nach mühsamer Erledigung einer Arbeit überprüft er dieselbe oft ebenso wenig wie das Kind (er unterschätzt benötigte Zeiträume zulasten der Genauigkeit) oder handelt aus Angst vor eventuellen Fehlern extrem gegenteilig langsam und überaus sorgfältig im »Syndrom der Extreme«...

In den Kriterienkatalogen sind die Symptome für die »Impulsivität« recht dürftig geraten:

Das Kind

- »platzt häufig mit den Antworten heraus, bevor die Frage zu Ende gestellt ist.«

Der Erwachsene hat auch sehr oft eine Neigung zu »vorschnellem« Reagieren, fällt dem Gegenüber ins Wort, rechtfertigt sich oft, bevor das Gegenüber seine Meinung oder eine Kritik zu Ende geäußert hat, beginnt spontane Widersprüche mit »Ja, aber« (bei hoher Empfindlichkeit bezüglich subjektiv erlebter Ungerechtigkeit – wie das Kind). Plötzlich entstehende Ideen und Einfälle »müssen« sofort geäußert werden (da sie sonst vergessen würden!).

Es gibt aber auch Erwachsene, die damit keine Schwierigkeiten haben (zu haben scheinen!), denen spontan eher selten etwas einfällt, was sie jetzt, in der entscheidenden Situation, dazu sagen könnten – sehr wohl aber hinterher –, und das nicht nur ab und zu, sondern auch hier wiederum mit quälender Regelmäßigkeit (und überzufällig häufig gepaart mit früheren traumatisch erlebten Bloßstellungen, vor allem beim »Träumertyp«).

Das Kind

- »kann nur schwer warten, bis es schließlich an der Reihe ist.«

Zu relativieren ist:

- Es sei denn, jemand »Beeindruckendes« signalisiert klar und deutlich: »Stopp!«

Der Erwachsene, vor allen Dingen, wenn er früher ein Kind des so genannten »ADHS-Mischtypus« war, hat lebenslang Schwierigkeiten mit der Forderung, warten zu sollen. Er oder sie wird schnell ungeduldig, wenn andere nicht so schnell »um die Ecke denken« können wie er oder sie selbst, das heißt seinen/ihren Spontanassoziationen folgen. Er oder sie wird auch ungeduldig, wenn jemand nicht so schnell auffasst, wie er oder sie es gerne hätte, »hasst« regelrecht Stop-and-Go-Fahren beim Autofahren, Staus und Warteschlangen jeder Art. In diesem Symptom äußert sich oft auch implizit die charakteristische Unruhe – ein weiteres Indiz dafür, dass die Symptome von ADHS zwar getrennt betrachtet und beschrieben werden, aber eigentlich nicht voneinander trennbar sind.

Das Kind

- »unterbricht und stört andere häufig (platzt z. B. in Gespräche oder Spiele anderer hinein).«

Zu relativieren ist:

- Es sei denn, es ist durch eine Situation der entsprechenden Reizkonstellation, die sehr stark ist, beeindruckt – und kann dann wirklich »mucksmäuschenstill« sein.

Der Erwachsene mischt sich ebenfalls häufig unaufgefordert in Gespräche anderer ein, redet bei Telefonaten dazwischen und das meist mit subjektiv durchaus positiven Motiven, im Wunsch, den anderen unterstützen oder ihm helfen zu wollen. Dies allerdings, ohne auch nur annähernd zu registrieren, dass, ob und wie sehr er/sie stört. Daneben hat er/sie oft einfach den Wunsch, mit diesem »Intervenieren« unangenehme Zustände sofort beenden zu wollen.

Aber ebenso wie das Kind oder der Jugendliche gleicht er aufgrund einer Schwäche der Impulssteuerung nicht richtig mit der Realität ab, beobachtet sein Gegenüber nicht genügend, hört nicht ausreichend zu, nimmt somit höchst subjektiv und einseitig wahr, bewertet das Wahrgenommene sofort und erscheint dem Umfeld dann vorschnell, voreingenommen, unexakt oder auch polarisierend. Auch der Erwachsene folgt spontan nur zu gern dem ersten affektiven Impuls beim plötzlichen Verspüren von Hunger, Durst, Lust auf irgendetwas »Neues«, »Spannendes« oder irgendeinen »Kick«.

In den Kriterienkatalogen wird der motorischen Unruhe viel Raum gegeben.

Das Kind

- »zappelt häufig mit Händen und Füßen oder rutscht auf dem Stuhl herum.«

Zu relativieren ist:

- Es sei denn, etwas ist neu, interessant oder spannend – wodurch diese Symptomatik für eine Weile tatsächlich vollständig verschwinden kann.

Wesentlich diskreter, aber durchaus beobachtbar zeigt sich auch der »Träumerchen-Typ« – der keinesfalls »hypoaktiv« ist im Sinn von Bewegungsarmut –, indem er sich rekelt, gähnt, die Augen reibt, an etwas herumknabbert etc., wenn es schwierig oder langweilig ist ...

Der Erwachsene zeigt häufig auch diskrete Zeichen der motorischen Unruhe wie das Wippen mit den Füßen etc. Vor allen Dingen, wenn er/sie angespannt ist oder sich in einer schwierigen Situation befindet, kann es zu nervösem Nesteln oder beständigem Manipulieren eines Gegenstandes wie eines Stifts, Schlüsselbunds etc. kommen. Das betrifft vor allem Situationen, in denen er/sie »ausharren« muss. Eher wenige sind ständig in auffallender Bewegungsunruhe. Bei engagiertem Sprechen (oft extrem moduliert, bisweilen bei Erregung lauter werdend) erscheint häufig die Mimik sehr lebhaft, und viele fallen durch ausgeprägtes Gestikulieren auf (oder versuchen dies mühevoll zu unterdrücken).

Das Kind

- »steht in der Klasse oder in einer anderen Situation, in der erwartet wird, dass es am Platz sitzen bleibt, häufig auf.«

Wiederum nur:

- wenn die Situation nicht fesselnd ist.

Beim Erwachsenen erscheint diese Symptomatik häufig in eine Art »Geschäftigkeit« überzugehen, wobei sie triftige Gründe als Entschuldigung erfinden. Residuell von Hyperaktivität Betroffene kennen die wachsende innere Anspannung, wenn sie länger sitzen müssen, vor allen Dingen wenn sie sich »eingeklemmt« fühlen in engen Theater- oder Kinoreihen, im Flugzeug etc.

Das Kind

- »läuft oder klettert ständig exzessiv herum in Situationen, in denen dies nicht so passend ist‹ (vor allen Dingen das kleine Kind).

Zu relativieren ist:

- Es sei denn, es möchte jetzt unbedingt Feuer machen, irgendetwas »ganz Neues« probieren etc.

Der Erwachsene »liebt« eben einfach wechselnde Tätigkeiten an wechselnden Plätzen, hat immer etwas in der Hand, was er manipulieren kann, einen Stift, die Zigarette, das Handy, den Schlüsselbund, zupft unter Umständen am Nagelhäutchen oder an der Kleidung – kann aber in Erregungszuständen, ebenso wie das Kind, auch hin- und herlaufen, wobei er unruhig oder gar getrieben wirkt.

Das Kind

- »hat häufig Schwierigkeiten, ruhig zu spielen oder sich mit Freizeitaktivitäten ruhig zu beschäftigen.«

Es sei denn

- etwas fasziniert es völlig – dann geht das stundenlang.

Der Erwachsene ist dazu ebenfalls nur fähig, wenn ihn etwas entsprechend fasziniert, vom Malen, Basteln und Gärtnern bis zum Hochrisikosport.

Das Kind

- »ist häufig auf Achse oder handelt oftmals, als wäre er/sie getrieben.«

Der Erwachsene kann sich oft nur richtig entspannen bei angenehm empfundenen Beschäftigungen mit niederem Belastungsgrad in Form von »Herumwerkeln« oder »Herumpuzzeln«. Wenn er sich ruhig im Liegestuhl oder am Strand liegend entspannen soll, gelingt ihm das einfach nicht – das reicht bis hin zu großen Schwierigkeiten, wenn er/sie der Typ ist, der nach dem Aufwachen morgens »topfit« ist und noch gemütlich mit dem Partner/der Partnerin im Bett kuscheln soll …

Beim Kind, Jugendlichen und Erwachsenen imponieren im Zusammenhang mit der Reizoffenheit bei Reizfilterschwäche und der Impulssteuerungsschwäche sehr häufig ein ausgeprägter »Erlebnishunger« (wenn dieser nicht durch eine Comorbidität oder gravierende Folgestörung beeinflusst wurde).

Als Zeichen von »Hyperaktivität« wird beim Kind gesehen, dass es übermäßig viel redet. Zu ergänzen wäre eigentlich »immer lauter werdend«, schnell und oft nicht gut artikuliert bei emotionaler Erregung – oder aber auch glasklar, unüberhörbar, mit oft sehr zutreffenden Bemerkungen. In der Auseinandersetzung mit dem Gegenüber kommt das Kind vom einen zum anderen, hat immer das letzte Wort, wirkt regelrecht »diskussionsprofessionalisiert« und kann beim Aushandeln deutlich besser abschneiden als ein arabischer Teppichhändler …

Der Erwachsene zeigt sehr häufig genau die gleiche Symptomatik. Bei emotionaler Beteiligung wird er/sie (oft zu seiner eigenen großen Verwunderung) vom Gegenüber bisweilen als zu engagiert, bisweilen sogar als latent aggressiv erlebt, als zu forciert in Diktion und Argumentation. Hin und wieder kann er/sie den anderen kaum zu Wort kommen lassen, wenn ihm/ihr etwas »wichtig« ist. Er/sie kann offensichtlich nur ein »richtiges« Gespräch führen über etwas, was ihm/ihr subjektiv relevant erscheint. Einfach nur etwas zu sagen, um etwas zu sagen, ist für ihn/sie mühsam, wird subjektiv als langweilig, irrelevant, überflüssig abgetan. »Smalltalk« ist eine Kunst, die er/sie selten beherrscht, kennt er/sie doch schon aus Jugendtagen keine subjektiv befriedigende Antwort auf »die« zentrale Frage, woher eigentlich andere wissen, wann man den Mund aufmacht und wann nicht … (vgl. Neuhaus 2000).

Die Symptomatik des Erwachsenen wird im Folgenden in den Schilderungen der »Kommunikationsmuster« noch ausführlich ergänzt, speziell in der Paarbeziehung. Ein besonderer Aspekt hierbei ist der leider nicht vorhandene »automatische Perspektivewechsel«, dessen Fehlen weit reichende Folgen für den Betroffenen hat: Die daraus erwachsenden kleinen und großen Dramen im Umgang mit der defizitären Selbstüberwachung und Selbststeuerung werden in den Kapiteln ab S. 171 beschrieben. Dabei werden manchmal zur Verdeutlichung Erklärungen bewusst wiederholt (was der geneigte Leser bitte akzeptieren möge).

Die Diagnostik von ADHS im Erwachsenenalter

Alle erfahrenen Kliniker und Autoren stellen bis heute übereinstimmend fest, dass es nicht möglich ist, mit einer (nicht bildgebenden) medizinischen Untersuchung oder mit psychologischen Tests klar einzuschätzen, ob jemand ADHS hat oder nicht. Kritiker führen zum Teil entsprechend das Argument an, dass man deshalb ADHS nur als ein Konstrukt betrachten könne, nicht als tatsächlich existierende Störung (aller massiven Realität zum Trotz). Es erscheint inzwischen mühsam, immer wieder auf dieselben Erfahrungen hinweisen zu müssen, auf die entsprechende Literatur. »Die Geschichte eines Kindes/Jugendlichen mit ADHS ist seine Diagnose« (so mehrfach von Barkley in Vorträgen geäußert) – das gilt ganz sicher auch für den Erwachsenen.

Krause & Krause (2003), aber auch Aust-Claus und Hammer (2002) beschreiben das Diagnoseverfahren für Erwachsene sehr genau; es ist genauso sorgfältig und umfangreich durchzuführen wie bei Kindern und Jugendlichen (Neuhaus 1996, 2000).

Als Grundlage für die Diagnose wird in den Leitlinien ein ausführliches Interview mit dem Patienten gefordert, um die Symptomatik im Verlauf der Lebensgeschichte zu eruieren. Als zentrale Notwendigkeit gilt, dass in der Kindheit, in der Jugend und im Erwachsenenalter die Kriterien von ADHS dauerhaft erfüllt sind. Dabei muss bei der Diagnosestellung abgeglichen werden, ob die Symptome den für das Erwachsenenalter modifizierten ICD-10- oder DSM-IV-Kriterien genügen oder ob die Einschätzung explizit beispielsweise nach den für das Erwachsenenalter formulierten Wender-Utah-Kriterien erfolgte. Ebenso ist gemäß den Leitlinien ein psychopathologischer Befund zu erheben. Zusätzlich werden sinnvollerweise Fragebögen eingesetzt zur Persönlichkeitsdiagnostik, zur subjektiven Befindlichkeit sowie zur Einschätzung der persönlichen Belastung durch »Stressoren«. Da spontanes Erzählen auch für den Erwachsenen bisweilen schwierig ist und er sich an einem belastenden Problem, das für ihn im Augenblick einen hohen Stellenwert hat, regelrecht »hyperfokussierend« festbeißen kann, helfen diese Instrumente dem Betroffenen und dem Untersucher, ein realistischeres Gesamtbild der Person und der Belastungsmomente, aber auch der Ressourcen und Verhaltensaktiva zu bekommen.

Besondere Beachtung beim Interview soll die körperliche und intellektuelle Entwicklung erhalten (unter dem Aspekt der Lern- und Leistungsfähigkeit, aber auch der sozialen Kompetenz in welchem Umfeld auch immer, wobei es sinnvoll ist, Berichte, Zeugnisse und Beurteilungen mit einzubeziehen, soweit sie vorhanden sind). Spontan erfolgt oft eine Überschätzung oder häufiger noch eine Unterschätzung der eigenen Fähigkeiten. Bisweilen zeigt sich aber auch eine verblüffend anmutende Leidensfähigkeit, eine beeindruckende Zähigkeit trotz zahlreicher großer und kleiner Katastrophen, und häufig wurde die aktuelle berufliche Qualifikation über einige Umwege erreicht.

Um diese Schilderungen wirklich beurteilen zu können, sollte der Diagnostiker eigentlich auch profund die Vollsymptomatik von ADHS im Kindes- und Jugendalter kennen, bei der Folgendes auffällt: »Drückt« ein aktuelles Problem, kann dies sehr drastisch dargestellt werden, was subjektiv weniger gravierend oder tendenziell »beschämend« eingeschätzt wird, wird nicht so klar geschildert – wenn überhaupt. Ärzte oder Psychologen, die die Betroffenen früher behandelt haben, werden dabei übrigens gern aufgrund der persönlichen Enttäuschung schlecht gemacht, auch wenn unter Umständen während einer Behandlung das eine oder andere durchaus als hilfreich empfunden wurde – damals, als man sich noch »an jeden Strohhalm klammerte ...«

Im Erwachsenenalter ist es meist nicht möglich, Entwicklungsberichte von Bezugspersonen zu erhalten – vielleicht aber doch eine Einschätzung über den von Pierro Rossi entwickelten (im Internet herunterladbaren) Partnerfragebogen, durch den oft – auf auch für den Betroffenen selbst beeindruckende Weise – die mehr oder minder eingeschränkte Fähigkeit zur realistischen Selbsteinschätzung und -steuerung deutlich werden.

Der Erwachsene mit ADHS hat nicht nur »Defekte«; wie das Kind verfügt er über zahlreiche positive Eigenschaften:

- einen ausgeprägten Gerechtigkeitssinn, nicht nur auf sich selbst, sondern auch auf andere bezogen
- eine spontane, ausgesprochen empathische Hilfsbereitschaft
- eine ausgeprägte interessierte Offenheit für alles Mögliche
- oft eine große Liebe zu Tieren und zur Natur
- er reagiert, wenn es wirklich darauf ankommt, prompt und meist souverän
- er erkennt hypersensibel (und oft mit intuitiver Begabung) Stimmungen bei ihm bekannten Menschen (wenn er nicht selbst übererregt ist)
- er ist harmoniebedürftig, mag schöne Farben und Formen um sich herum
- er ist oft äußerst kreativ
- er hat häufig einen sehr guten Orientierungssinn
- er ist oft sehr begeisterungsfähig und schnell von etwas fasziniert
- er ist nach einem Streit nicht nachtragend, wenn sich der Streitpartner ernsthaft entschuldigt hat (auch noch nach Jahren!)

Erwachsene mit ADHS sind kontaktoffen – haben aber Schwierigkeiten mit der Beziehungsgestaltung. Erwachsene mit ADHS wissen und können alles für andere, nur nicht für sich. Viele können »parallel denken«, oft auch mehrere Dinge gleichzeitig tun, springen rasch mit den Gedanken, reagieren jedoch eher ungehalten, wenn das Gegenüber seinen Gedanken nicht so schnell folgen kann; manche können – ganz im extremen Gegenteil – immer nur eine Sache machen und sind langsam-schwerfällig.

Wie das Kind reagiert der Erwachsene massiv auf plötzliche Veränderungen, auf die er nicht eingestellt ist. Mit Zeitdruck und Hektik kann er nicht umgehen, neigt aber dazu, in viel zu kurze Zeiträume viel zu viel hineinzustecken. Von Aufgaben, die er erledigen muss, fühlt er sich oft überwältigt und blockiert sofort bei unsensibel formulierten Vorgaben oder bei Satzanfängen wie »Du musst/Sie müssen ...«, »Du sollst/Sie sollten ...«.

Mühsam für die Mitmenschen ist die Neigung des Erwachsenen, wie das Kind überall alles stehen und liegen zu lassen. Wenn er darauf angesprochen wird, reagiert er verwundert. Er kann durchaus »punktuell« oder eben ab und zu gut Ordnung schaffen, aber diese schlecht erhalten.

Auch der Erwachsene hat, wie das Kind und der Jugendliche, die typischen Probleme mit der reifen, überlegten Entscheidung. Er entscheidet sich spontan oder gar nicht, schiebt Unangenehmes gern bis zum letzten Moment auf, um es dann unter »Hochdruck« zu erledigen.

Die typischen Problemfelder des Erwachsenen sind:
- Selbstorganisation
- Zeit-Management
- Finanz-Management
- Beziehungsgestaltung
- Erziehung der eigenen Kinder
- Teamfähigkeit
- Verhalten im Umgang mit Mitmenschen/Verwandten/ Kunden
- Straßenverkehr

Daneben ist es wichtig, abzufragen, was andere Menschen im Umfeld des Patienten als seine Stärken ansehen bzw. ansahen und wie der Patient selbst seine Stärken beurteilt; ebenso sollte abgefragt werden, was andere bemängelten und was er selbst bemängelt.

Ergänzend gehört zur Diagnostik m. E. verpflichtend die Frage, ob Versuche zur Selbstmedikation stattgefunden haben, mit welchen Substanzen und was wie wirkte. Manche registrierten beispielsweise, dass ihnen nach dem Genuss von THC – Haschisch oder Marihuana – schnell schlecht wurde oder aber, dass es die einzige Substanz sei, mit der sie sich beruhigen konnten. Manche kennen von sich seit Jahren eine enorme Alkoholtoleranz, andere wissen, dass sie auch nach zwei Tassen doppeltem Espresso am Abend ohne Probleme einschlafen können (vgl. dazu das Kapitel »ADHS und Gesundheit«).

Unaufgeregt sollten entsprechend die wichtigsten Substanzen abgefragt werden, wie Nikotin, Alkohol, Cannabis, Kokain, LSD, Ecstasy, Speed, Schokolade, Chips, Psychopharmaka – und was sonst noch ein gutes Gefühl verschaffen kann. Auch sollte ohne jede Vorwurfshaltung alles andere angesprochen werden, was einen »Kick« gibt oder als »Belohnung« gilt, wie zum Beispiel Essen, Kaufen, Spielen (auch bezüglich des Auftretens, der Dauer und eventuell gefundener Abhilfe) ebenso wie gegebenenfalls delinquentes Verhalten in der Vorgeschichte.

Zur Ergänzung können differenzialdiagnostische Angaben der bei ADHS typischerweise gestörten Dysregulation der autonomen Selbststeuerungssysteme abgefragt werden.

Die Entwicklungspathologie bei ADHS im Erwachsenenalter ist in der Regel gekennzeichnet von

- Selbstwert- und/oder Selbstwirksamkeitsproblemen
- gestörter Selbstorganisation (bis hin zur »Selbstsabotage«) und einem damit verbundenen Grundgefühl der Machtlosigkeit im Umgang mit sich und anderen
- Nicht-zuhören-Können (Missverstehen/Fehlinterpretieren in der Kommunikation)
- zu hohem Aktivitätsniveau im Wechsel mit regelrechtem Auf-der-Stelle-Treten
- sprunghaftem Denken
- »Sensation Seeking«
- Stimmungslabilität: das Erleben eines extremen Ausmaßes an Freude (überfreut sich) oder Ärger und Frustration (mit der Tendenz, schnell zu weinen)
- einer schlechter werdenden Schrift unter Zeitdruck sowie Leichtsinnsfehlern
- unzureichender Zeit- und/oder Risikoabschätzung

- unüberlegter Entscheidung bzw. Entscheidungsschwäche (für sich selbst – in der Beratung anderer dagegen sensibel und treffsicher!)
- Dysthymia (eine Mischung von Angst, Verzweiflung und Bedrücktsein)
- expressiven Ausbrüchen mit Kontrollverlust
- atypischer agitierter, larvierter Depression
- Ängsten (bis hin zur Panik oder Phobie)

In der Runde der Experten zur Entwicklung von Leitlinien zur Diagnose und Therapie von ADHS im Erwachsenenalter wünschte man sich den »nicht vorbelasteten« und »nicht vorinformierten« Patienten, um ganz »objektiv« die diagnostische Einschätzung treffen zu können.

Tatsächlich aber sehen sich vielerorts zunehmend Ärzte und Psychotherapeuten in der Situation, es mit einem durchaus und sehr wohl »vorinformierten« Patienten zu tun zu haben, der nicht selten eine schon längere Odyssee durch Arztpraxen hinter sich hat mit allen möglichen Vorbehandlungen, die mehr oder minder effektiv, häufig aber vor allem zeitraubend und kostspielig waren. Die Gespräche zwischen Patient und Therapeut entwickelten sich häufig problematisch, wenn der Patient sich nicht verstanden fühlte, was bisweilen sogar zum gekränkten Rückzug von dem an sich bemühten und es gut mit ihm meinenden Therapeuten führte. Viele Betroffene haben über Bekannte, Verwandte, Literatur, Internet oder Vorträge mittlerweile selbst »erkannt«, was hinter ihren Problemen stecken könnte, und reagieren nun teilweise recht ungeduldig, was unter Fachleuten die Diskussion derzeit nicht gerade erleichtert.

Kommt ein Patient beispielsweise primär wegen Erschöpfung, Partnerschaftskonflikten, dem Gefühl, gemobbt zu werden, wegen irgendeiner Form von Ängstlichkeit bis hin zu Phobien und Panikattacken, wegen einer selbst gestellten Diagnose von »Depressionen«, wegen Sexualstörungen oder »psychosomatischen

Beschwerden« zu einem Arzt oder Therapeuten, scheint es ausgesprochen sinnvoll zu sein, »im Hintergrund« auch ADHS mit ins Kalkül zu ziehen, ebenso und dies geradezu dringlich bei Essstörungen, Problemen mit notorischem Spielen, Kaufen oder Suchtverhalten jeder Art. Tatsächlich hört man (entsprechend eigener Spezialisierung) hin und wieder am Telefon vom überweisenden Arzt Sätze wie: »Ich schicke Ihnen jetzt den Herrn X, aber der hat ganz sicher kein ADHS, sondern ist ein Angstpatient. Das können Sie doch als klinische Psychologin auch, oder?«

Entdeckt man dann doch eine ADHS-Struktur oder sogar eine krankheitswertige Ausprägung von ADHS im Hintergrund, ist es bisweilen nicht ganz einfach, dies sowohl dem Patienten wie auch seinem Arzt darzulegen.

Neben einer aus Sorgfaltsgründen notwendigen psychiatrischen, neurologischen und internistischen Abklärung (um zum Beispiel auszuschließen, dass ähnliche Symptome durch Medikamente oder psychotrope Substanzen bedingt sind oder ihre Ursache in einem Schädel-Hirn-Trauma, einer Schlafapnoe, Narkolepsie, einem Anfallsleiden oder in der viel genannten Schilddrüsenerkrankung haben) erscheint vor allem die ganz konkrete Beobachtung eines Betroffenen in einer Leistungssituation sinnvoll.

Hierzu eignet sich ein Intelligenztest, nicht um vordergründig einzuschätzen, ob der Patient schlau oder dumm ist, sondern um zu sehen, welchen Arbeitsstil er hat, was er sich zutraut oder nicht. Verblüffend ist, dass die Vorgehensweise beim Problemlösen, der Abgleichstil bei der Aufgabenerfassung und sogar die Spontankommentare von Erwachsenen denen der Kinder extrem ähneln. Bei einer leicht erscheinenden Aufgabe kommt oft blitzschnell ein entsprechend »lockerer« Kommentar, um ebenso rasch bei einer komplizierten Aufgabe zu äußern: »Oh Gott, ist das schwer!« Oder: »Das schaffe ich nie!« Oder: »Kopfrechnen ist aber nicht mein Ding!« Wie die Kinder schauen viele oft nicht richtig hin, raten, geben vorschnell auf, sind dankbar für jede Ermutigung.

Dabei fiel mir in den 15 Jahren eigener Erfahrung bei der Diagnostik von Erwachsenen mit ADHS auf, dass viele von ihnen hinsichtlich ihrer Schul- und Ausbildungsabschlüsse sowie bei dem, was sie beruflich erreicht haben, weit hinter ihren Fähigkeiten zurückbleiben (stimmig mit den Schilderungen in der Literatur).

Angesichts der dargestellten Problematik von ADHS als »Aufmerksamkeitsinkonsistenz-Störung« oder »Dysregulation der autonomen Selbststeuerung« muss die Notwendigkeit der von vielen Kollegen geforderten Aufmerksamkeitstestung (mit Papier- und Bleistiftverfahren oder computergestützt) relativiert werden.

Die Erfahrung zeigt, dass das konsequente Üben einer bestimmten Tätigkeit die Diagnostik hier sehr »aus dem Konzept« bringen kann. Ist beispielsweise ein ADHS-Betroffener, der sich für Zahlen und Zeichen begeistert und der deren Bearbeitung in seinen beruflichen Routinen ausreichend geübt hat, im kaufmännischen Sektor tätig, wird er hier wenig auffällig sein. Derselbe hat aber möglicherweise größte Schwierigkeiten, aufmerksam zuhören zu können, wenn ihn etwas nicht interessiert. Die Vergesslichkeit für unwesentlich Erscheinendes, die Affektlabilität und die Impulskontrollstörung sind bei Erwachsenen oft die wesentlicheren Probleme – obwohl es durchaus viele Erwachsene gibt, die speziell mit der Daueraufmerksamkeit bei jeglicher geistig anstrengenden Arbeit größte Schwierigkeiten haben.

Viel aufschlussreicher erscheint es, in der konkreten und aktuell erlebten Testsituation ergänzend abzufragen, bei welchen Tätigkeiten Einschränkungen erlebt werden (und natürlich auch, bei welchen nicht), ergänzt eventuell durch eine Auflistung in hierarchischer Abfolge, was den Betreffenden am meisten »stresst« – privat wie auch beruflich.

Sinnvollerweise sollte ergänzend auch hier in der aktuellen Situation beim Arbeiten ausgelotet werden, welche Strategien der Betreffende schon eingesetzt hat, um sich selbst zu helfen oder sich helfen zu lassen, und dies unter besonderer Berücksichtigung seiner Stärken, seiner Vorlieben, Neigungen, Fähigkeiten und Fertigkeiten.

Für die Arbeit mit dem Erwachsenen gilt wie für die Arbeit mit dem Kind, dass nicht nur die Verhaltensdefizite, sondern auch seine Verhaltensaktiva erkannt werden sollten, denn auch ihm hilft nur ein »multimodaler und (vor allen Dingen) ressourcenorientierter Behandlungsansatz«.

Differenzialdiagnostik und Comorbiditäten

Die Abgrenzung von anderen Störungen ist genauso wichtig wie die Einschätzung comorbider Störungen, aber nicht wichtiger! Gerade der Erwachsene kann oft über eine sehr lange Zeit seine Schwächen kompensieren – mit überdurchschnittlicher Intelligenz, einem ausgesprochen kompetent-konsequenten Elternhaus, gegebenenfalls auch mit gut führenden Lehrern oder anderen »Steuerungspersonen«. Wichtig ist, dass die ADHS-Problematik in der Kindheit begonnen haben muss. Eine typische Aussage über einen Menschen mit ADHS lautet: »Er war eigentlich intelligent, aber in der Schule klappte es irgendwie nicht.«

Nicht eindeutig unterscheidbar und häufig parallel vorkommend sind phasenweise auftretende depressive Störungen oder die Dysthymia (früher »neurotische Depression«) mit Unaufmerksamkeit, Müdigkeit, psychomotorischer Unruhe, Schlafstörungen, Gefuhlen der Wertlosigkeit und anderen Symptomen. Bei ADHS jedoch fallen die Unruhe und Rastlosigkeit lebenslang auf. Charakteristisch für die häufig bei ADHS anzutreffende »atypische, larvierte, agitierte« Depression ist außerdem, dass die depressive Verstimmung schlagartig verschwinden kann, wenn sich die Person zum Beispiel an einem anderen Ort als gewohnt aufhält oder durch Interessantes abgelenkt ist.

Die Antriebslosigkeit bei ADHS entspricht dem Nicht-zu-Ende-bringen-Können einer Aufgabe oder dem Nicht-beginnen-Können bei subjektiv schwierig Erscheinendem oder Langweiligem. Sie entspricht nicht der typischen generellen Antriebslosigkeit bei einer endogenen Depression oder anderen depressiven Erkrankungen. Die Gefühle der Wertlosigkeit entstehen durch die Erfahrung jahrelangen Misserfolgs. Patienten mit ADHS neigen darüber hinaus eher zu Ein- und Durchschlafstörungen (therapieresistent) mit morgendlicher Müdigkeit, jedoch nicht zu einem nächtlichen Aufwachen um 3.00 Uhr oder zu exzessivem Schlafen.

Zu einer klassischen depressiven Erkrankung gehören in aller Regel weder Impulsivität noch Ungeduld. Es erscheint vor allen Dingen die Vorgeschichte im Kindesalter wichtig, um differenzialdiagnostisch klären zu können.

Angststörungen können bei ADHS in Form von chronischer Anspannung, von Versagens- und Existenzangst relativ regelmäßig beobachtet werden. Panikstörungen und Phobien sind gut abgrenzbar, können aber leider auch bei ADHS comorbid auftreten (ebenso wie Höhenangst oder die Angst, in tiefem, dunklem Wasser schwimmen zu sollen – die Entstehung dieser Ängste ist noch unklar).

Speziell die soziale Phobie tritt häufig als Sekundärerkrankung auf, resultierend aus der immer größer werdenden Unsicherheit, vor allen Dingen in der Pubertät und Adoleszenz, wenn zum Beispiel zunehmend deutlich wird, dass andere manchmal »genervt« sind – von der Intensität des Redens beispielsweise oder vom nicht ganz konkreten Schildern eines Sachverhalts, der eben etwas anders gesehen, gewertet und dargestellt wurde. Auch wird zunehmend erspürt, dass man für fein dosierten »Small Talk« nicht geeignet zu sein scheint, wenn man ständig krampfhaft nach irgendeinem Gesprächsstoff suchen muss, ohne sich dabei aufzudrängen oder zu blamieren. Schwierig, wenn einen vieles nicht recht interessiert oder man manches einfach nicht weiß …

Substanzmissbrauch produziert viele ähnliche Symptome wie ADHS, wobei eine differenzialdiagnostische Einschätzung 5 bis 7 Tage nach dem Entzug und ein ausführliches, nochmaliges Interview nach 3 bis 6 Monaten stattfinden sollte.

Es wird wohl spannend werden zu erfahren, inwieweit sich Persönlichkeitsstörungen auf ADHS »aufsatteln«, nicht nur die histrionische und antisoziale Persönlichkeitsstörung, sondern vor allen Dingen auch »das große Rätsel« der Borderline-Persönlichkeitsstörung. Passiert dies möglicherweise beim vorwiegend unaufmerksamen, verträumten Typus mit Traumatisierung? Die emotional-instabile Persönlichkeit *ist* ADHS.

Schizophrene Störungen und akute psychotische Episoden sind gut abgrenzbar, auch im Akut- oder Residualstadium. Personen mit ADHS sind zwar auch affektlabil, es kann auch ein inadäquater Affekt existieren, die Leistung kann beeinträchtigt sein, auch die Sprache auffällig, aber nicht so eigenwillig wie bei Menschen mit diesen Erkrankungen. Bei ADHS treten weder überwertige Ideen, Beziehungsideen noch Wahnvorstellungen auf.

Bei älteren Jugendlichen und Adoleszenten können allerdings phasenweise in der Verzweiflung auch sehr eigenwillig anmutende Exzesse auftreten, allerdings ohne irritierende Halluzinationen, sondern eher in Form von magischem Denken, mit lockeren Assoziationen und einem massiven Sich-Hineinsteigern, in der Impulsivität oft ohne Realitätsabgleich. Dies führt nicht selten zu Fehleinschätzungen von Ärzten, die Neuroleptika einsetzen, auf die gerade Patienten mit ADHS schlecht ansprechen und ganz schnell mit extrapyramidalen Symptomen reagieren.

Der Asperger-Autismus muss abgegrenzt werden mit einer inadäquaten, verbalen Kommunikation, eingeschränkter Mimik, mangelnder Bereitschaft, Blickkontakt aufzunehmen, wenig Gestik, und wenn, dann weit und tapsig eingesetzt, mangelhafter Nähe-/Distanzregulierung, abnormen Reflexionen, zu viel/zu wenig oder unnormal redend. Asperger-Patienten sind eher einsam, meiden andere, wirken etwas tollpatschig in der sozialen Interaktion, haben häufig extreme Einzelinteressen und sind kaum in der Lage, sich in andere hineinzufühlen. Es scheint aber auch comorbide Erkrankungen mit ADHS zu geben.

Es macht wenig Sinn, schwache Begabung differenzialdiagnostisch abgrenzen zu wollen, da durch die höchstwahrscheinlich genetische Verursachung von ADHS diese Art, die Welt zu sehen und auf sie zu reagieren, auf allen Begabungsniveaus auftritt. Comorbid häufig angetroffen werden auch noch im Erwachsenenalter

Teilleistungsschwächen wie Lese-/Rechtschreibschwäche, Legasthenie oder Dyskalkulie mit oft erheblicher Scham, darüber zu berichten.

Auch eine Zwangserkrankung kann sich comorbid auf ADHS aufsatteln. Sie entsteht vor allem durch den Versuch, Vergesslichkeit zu kompensieren; Betroffene haben die Tendenz, lieber vorsichtshalber ein weiteres Mal zu kontrollieren. Bei intelligenten Patienten tritt eine Zwangserkrankung häufig durch den Versuch einer kognitiven Überkompensation bei Versagensängstlichkeit auf (eine 42-jährige Patientin packt die Koffer für die Familie beispielsweise schon zehn Tage vor dem Urlaub, bereitet lange Listen vor und öffnet jeden Tag jeden Koffer noch einmal, um genau zu kontrollieren, ob sie auch wirklich nichts vergessen hat).

Gerade Frauen mit ADHS (meist ohne Hyperaktivität) sind oft »die, denen man es nicht ansieht«. Als Kinder und Jugendliche haben sie meist nicht gestört und waren oft so unauffällig, dass man sie sogar übersah. Ihr Leiden bei ihrer Hypersensibilität und oft hohem Anspruch an sich selbst, ihr Leben doch noch irgendwie in den Griff bekommen zu wollen, ist häufig gravierend – und gelingt nicht selten nur mit pathologischem Verhalten!

Erwachsene mit ADHS haben häufig mehr als eine comorbide Störung, so weist Millstein 1997 eindrücklich darauf hin, dass in seiner Untersuchung 56 % der von ihm untersuchten 149 Erwachsenen vier Sekundärerkrankungen hatten.

Die sorgfältige Diagnose eines Erwachsenen ist somit sicherlich nicht in einer Stunde möglich und sollte natürlich immer mit einem ausführlichen, sorgfältigen, wertschätzenden und die Diagnostik abschließenden Gespräch abgerundet werden. Der Betroffene sollte unter Umständen Einblick in die gewonnenen Daten nehmen können, bei denen nicht selten sowieso nochmals zum besseren Verständnis nachgefragt werden muss. Durch Aussagen während der Testung und den ergänzend eingesetzten Fragebögen ergeben sich bisweilen noch einmal neue Aspekte. Manchmal erkennt ein Betroffener erst angesichts einer Erläuterung zu einem Fragebogen (keinesfalls nur ADHS-spezifisch angelegt) Probleme wieder, die er ja »auch noch mit sich herumschleppt« …

Wesentlich erscheint bei Kindern, Jugendlichen und Erwachsenen, die Diagnose (die nicht selten eine »Mehrfachdiagnose« ist, bei zusätzlichen comorbiden Störungen oder auch Somatisierungen) wirklich freundlich-ruhig und zugewandt darzustellen und dabei auf jede Reaktion gefasst zu sein …

> »Irgendwie habe ich mir das ja schon gedacht …«
> »Also hat mein Kind es von mir?«
> »Heißt das etwa, dass ich jetzt ein Leben lang Pillen schlucken soll?«
> »Ich halte aber überhaupt nichts von Medikamenten!«
> »Und warum hat mir das eigentlich bisher noch niemand so erklärt?«

Diese Reaktionen reichen bis zu äußerst zurückhaltender Skepsis und Fragen, wie man sich denn einer solchen Aussage so sicher sein könne, da das doch jeder habe oder jeder so reagiere (Menschen mit ADHS pflegen gern Kontakt mit anderen Betroffenen), oder dass man das eigentlich nicht für möglich halte, da man ja eigentlich beruflich sehr gut funktioniere. Hin und wieder erlebt man auch einen verzweifelt-hilflos weinenden Zusammenbruch mit Äußerungen wie: »Jetzt bin ich doch schon 59 Jahre alt – mein Leben ist doch vertan …« Das macht schlicht betroffen.

Als Silberstreif am Horizont muss derzeit ein Treffen europäischer Experten anlässlich eines Kongresses für Neuropsychopharmakologie im September 2003 in Prag gewertet werden. Hier kam man zu der Erkenntnis, dass aufgrund der hohen Prävalenz und der klinischen Bedeutung von ADHS eine intensive Forschung bezüglich der Ursachen, der differenzialdiagnostischen Abgrenzung und der therapeutischen Möglichkeiten als notwendig angesehen werden muss. Denn je später ADHS als Basisstörung erkannt wird, je länger die Lebens- und Leidensgeschichte ist – desto schwieriger gestalten sich auch die Unterstützung und Behandlung.

Symptome der Dysregulation der autonomen Selbststeuerung bei Kindern, Jugendlichen und Erwachsenen zur Differenzialdiagnostik bei ADHS

Bereich	Frage	ja	nein
Schlaf-architektur	wacht früh auf		
	schläft abends spät ein		
	verringerte Schlafdauer, aber tiefer Schlaf		
	unruhig, auch im Tiefschlaf		
	spricht im Schlaf		
	Schlafwandeln		
	Pavor nocturnus (nächtliches, heftiges Aufschreien)		
Thermo-regulation	schwitzt leicht		
	inadäquat, T-Shirt im Winter, Pulli im Sommer		
	zieht Hausschuhe nie an (Kindesalter)		
	im Erwachsenenalter beim Sitzen (und bei geistiger Arbeit) kalte Füße – kalte Beine		
	»braucht« nie Mütze, Handschuhe, Schal		
	»plötzlich« aber extremes Kälteempfinden an den Ohren		
Bedürfnis nach Nahrung	isst oft nur dieselbe Lieblingsspeise, die plötzlich nicht mehr schmeckt		
	»Gier« nach Süßigkeiten (oder Milch)		
	mag nicht kauen, schlingt regelrecht		
	sehr einseitiges Essen, eigenwillige Wahl		
	viel Durst als Kleinkind, vergisst Trinken als Erwachsener		
Nähe-Distanz-Regulierung	behält »du« gegenüber Fremden/Erwachsenen auffallend lange bei		
	schmust gern, aber nur freiwillig!		

Bereich	Frage	ja	nein
	mochte als Baby nicht oder wenig »geknuddelt« werden		
	Lieblings-Liebkosung: Rückenkraulen		
	reagiert überempfindlich auf ungewünschte Berührung		
Atmung	vergisst zu atmen, wenn es spannend wird		
	schnauft/schnaubt bei Anstrengung		
	holt immer wieder mal seufzend Luft		
	produziert öfters beim Ausatmen Geräusche		
	redet, singt, schnalzt etc. bei diversen Tätigkeiten		
Schmerz-empfinden	extreme Schmerzempfindlichkeit vs. unempfindlich (wenn das Kind sich selbst verletzt)		
	»weiß« nicht, woher der blaue Fleck kommt		
	Spritzenangst (Phobie)		
	Panik vor dem Zahnarztbesuch		
mangelhafte Dosierung grober Kraft	auffällig verkrampfte Stifthaltung (Schreiben und Malen mit steifem Handgelenk)		
	schlechte Schrift, vor allem bei schnellem Schreiben		
	unharmonische Bewegung, ungeschickt bei feinen Arbeiten (Vorschule, frühes Schulalter)		
	drückt fest auf (Schreiben, Malen)		
	im Diktat langsamer werdend		
	bei hohem Interesse auffallende Mikrogeschicklichkeit		
	insgesamt etwas eckig oder kantig wirkend, an manchen Tagen gehäuft		
	bleibt öfter irgendwo »hängen«, am Stuhl, der Tür, dem Türstock, ist »schusselig«		

Irgendwann hat alles begonnen – oder: »Das Leben ist ungerecht!«

Nichts war in den vergangenen Jahren für mich so erschütternd, wie immer wieder von Müttern erzählt zu bekommen, was man ihnen bezüglich der Schwierigkeiten ihrer Kinder so alles angelastet hatte: Waren der Geburt eine oder mehrere Fehlgeburten vorausgegangen, erfolgte an vielen Beratungsstellen ein verständnisvolles Nicken – man wusste ja schon, dass diese Familie wohl besser keine Kinder hätte haben sollen. »Der Chefarzt fragte mich, wie wir auf die Idee kommen konnten, uns vier Kinder anzuschaffen!«

Berichteten Mütter dem Arzt oder Psychotherapeuten bei der Anamneseerhebung vertrauensvoll, dass sie während der Schwangerschaft Probleme in der Partnerschaft hatten oder Ärger mit den Schwiegereltern, den Nachbarn oder dem Vermieter, war »ganz rasch alles klar«: Dieser psychische Stress wirke sich natürlich auch auf das Kind aus (was er im Zweifelsfall auch tat), und damit war für viele die Verursachung der Probleme erklärt.

Besonders bitter war und ist es für viele Mütter, einfach aberkannt zu bekommen, dass sie sich ihr Kind gewünscht hatten, bis hin zur kritischen Äußerung, dass sie möglicherweise ihr Kind unbewusst vorgeburtlich schon abgelehnt hätten. (Eine kritische Erörterung vgl. unter anderem Neuhaus 2003.) Oder dass sich Eltern in Vorträgen über viele Jahre hinweg anhören mussten, dass eine der Hauptverursachungen für ADHS Alkoholkonsum während der Schwangerschaft sei. (Dabei entsinnen sich viele, dass während der Schwangerschaft auch schon kleinste Mengen von Alkohol in einer Nachspeise zum Beispiel zu einem »unangenehm beschwipsten« Zustand geführt hatten.)

Frühgeburtlichkeit wurde als Ursache »angelastet« und natürlich Rauchen (eine der häufigsten unbewussten Versuche der Selbstmedikation von Frauen mit ADHS ist Nikotin), was ja nun leider wirklich zu Gedeihstörungen intrauterin und »Flatterigkeit« des Kindes nach der Geburt führen kann (natürlich in Abhängigkeit von der täglich konsumierten Menge).

Selbstverständlich gab und gibt es bisweilen Mütter, die schwanger geworden sind, während sie Drogen konsumierten, doch viele Jahre ist nicht einmal hinterfragt worden, warum das erfolgte. Und natürlich kommt ein Kind mit ADHS häufig auch einmal ungeplant zur Welt – was nicht sofort gleichzusetzen ist mit ungewollt.

> Durch Examensstress, so die eigene Erklärung, erfolgten die Regelblutungen unregelmäßig. Und nach dem Examen ging ja sowieso alles so turbulent zu, in einem heißen Sommer, in dem auch noch ein Umzug erfolgte. Der Gesundheitszustand war irgendwie gar nicht besonders gut – aber die eigene Erklärung war stereotyp »nur Stress«, bis die Mutter der jungen Frau zu deren höchstem Erstaunen ihr bei den geschilderten »merkwürdigen Symptomen« schlicht und ergreifend auf den Kopf zusagte: »Kind, du bist sicher schwanger!«
>
> *23-jährige Mutter mit ADHS*

Die junge Frau war weder besonders naiv noch unaufgeklärt – wusste nur zu diesem Zeitpunkt überhaupt noch nichts von ADHS. Die zum Teil recht defizitäre Selbstüberwachung der eigenen Körperfunktionen war ihr nicht bewusst. Im Widerspruch dazu scheint jedoch ihre Aussage zu stehen, beim Verkehr mit ihrem Mann damals habe sie bemerkt, dass »irgendetwas« anders sei. Die Berechnung später ergab, dass das, was »anders« war, ganz offensichtlich die Empfängnis gewesen sein musste. Unmöglich? Widersprüchlich? Nein, eine öfter gehörte Schilderung von Frauen mit ADHS, die irgendwie »spüren«, wenn sie ein Kind empfangen – natürlich nicht alle.

Die Entscheidung, ob man das Kind austragen möchte oder nicht, wird bei Frauen mit ADHS häufig und nicht zufällig spontan allein »aus dem Bauch« heraus entschieden – »syndromtypisch« eben. Nicht wenige berichten, dass sie völlig überrascht gewesen seien, überhaupt schwanger geworden zu sein, da ihr Frauenarzt ihnen erklärt habe, dass sie damit wohl Schwierigkeiten bekommen würden bei ihrer eigentlich zu kleinen Gebärmutter und den unregelmäßigen Regelblutungen – ohne einen medizinischen Befund.

Über die Konsequenzen einer rein emotional geleiteten Entscheidung wird in aller Regel wenig nachgedacht, wenn nach der »momentanen Einschätzung« es »irgendwie« machbar sein müsste, das Kind zu bekommen und großzuziehen. Dies betrifft auch sehr differenzierte Frauen mit ADHS.

Manche freuen sich auch einfach nur extrem trotz anfänglicher heftiger Bedenken – vor allen Dingen, wenn sie zum ersten Mal bei der Untersuchung die Herztöne des Babys hören. Die »Langzeitkonsequenzen« der Verpflichtungen und Einschränkungen durch das Großziehen eines Kindes sind eben leider nur ungenügend einschätzbar (vgl. Neuhaus 2003).

Genauso spontan kann sich aber eine Frau mit ADHS auch für eine Abtreibung entscheiden, wenn sie es in ihrer Situation einfach »nicht schafft«, das Baby auszutragen und die Verantwortung zu übernehmen, wenn sie sich überfordert fühlt oder zum Beispiel zum Vater des Kindes kein Vertrauen hat.

Da helfen dann auch keine langen Unterredungen an Beratungsstellen, seien sie nun kirchlich oder nicht. Der Abbruch wird so »überzeugt« vollzogen, dass (oft sogar merkwürdig für die Betroffene selbst) gar kein Raum entsteht für moralische oder religiöse Fragen, Schuldgefühle oder Trauer. Auch danach wird wenig darüber nachgedacht, es sei denn, man versucht später auf psychotherapeutischem Weg Gründe für die beispielsweise depressive Grundstimmung der Frau zu finden, indem man sie benennt, hinterfragt und den Fokus einer reizoffenen, beeinflussbaren bedrückten Persönlichkeit auf etwas lenkt, was erst im Nachhinein bedeutsam erscheint, auch wenn die Verursachung für die Verstimmung eigentlich in ganz anderen Bereichen zu suchen ist, wie beispielsweise in Problemen mit der zwischenmenschlichen Kommunikation, der Selbstorganisation etc.

Ganz anders reagiert eine Betroffene mit »dem Syndrom der Extreme«, wenn der Abbruch aus anderen Gründen erfolgen muss, zum Beispiel weil der Partner darauf besteht, gar droht, die Frau sonst zu verlassen. Eine solche Forderung wird ihm ein Leben lang nicht verziehen, selbst wenn es viele gute Gründe dafür gab, rational und logisch durchaus plausibel. Früher oder später wird die Partnerschaft sicher von der betroffenen Frau grundlegend infrage gestellt.

Auch bei medizinischer Notwendigkeit oder dem Verlust des erhofften Babys durch einen Abort (auch, wenn beispielsweise eines von Zwillingskindern abgeht), entstehen zumeist abgrundtiefe, lang anhaltende Trauer und Verzweiflung. Der Schmerz kann noch Jahre später durch ein geringfügiges Ereignis, das Alterinnerungen wachruft, neu ausgelöst und als genauso schlimm empfunden werden. Die einen Fachleute sprechen dann von »hoher Sensibilität«, andere nennen es »neurotisch«, oder wirkt es doch wie eine »posttraumatische Belastungsstörung«?

Die Selbstanklage erfolgt dann meist automatisch – wie auch bei allen möglichen anderen Schwierigkeiten, die sich ein Kind durch eine Risikoschwangerschaft oder -geburt eingefangen haben könnte. Hinzukommende, oft sicher nicht »böse« gemeinte Erklärungen von Fachleuten werden oft nur als Schuldzuweisung empfunden (durch den speziellen Wahrnehmungsstil bei ADHS kann ihr Inhalt nur in der negativen Botschaft aufgenommen werden) und wirken dann zusätzlich nur noch weiter destabilisierend und traumatisierend.

Ist ein Baby nun endlich da, nach welchem Geburtsverlauf auch immer, entsteht bei vielen Frauen mit ADHS leider parallel zur großen, tief empfundenen Freude und bisweilen ebensolcher Erschöpfung schnell große Unsicherheit und Angst, irgendetwas falsch zu machen (auch wenn das Baby nicht sofort wie ein »regulationsgestörtes« Baby sehr fordernd ist, vgl. Neuhaus 2003).

Die hormonellen Schwankungen nach der Geburt können darüber hinaus so stark sein, dass regelrechte »Verzweiflungslöcher« entstehen – nicht selten diagnostiziert als Wochenbettdepression oder auch Wochenbettpsychose. Der Diagnose folgt oft eine entsprechende medikamentöse Behandlung, die von Betroffenen häufig als gar nicht lindernd empfunden wird.

Eigentlich scheint niemand so sehr auf freundliche, kompetente, ruhige Unterstützung zur emotionalen Stabilisierung angewiesen zu sein (gegebenenfalls auch mit tatkräftiger Hilfe) wie jemand mit ADHS in diesem kritischen Zustand. Beeinflussbar, wie eine solche Frau eben ist, aufnahmebereit für alles, was aus ihrer Sicht plausibel erscheint oder von jemandem kommt, der für sie wichtig ist, entsteht rasch ein »Kompetenzgerangel« unter den Helfern – denn wer weiß es nun besser, die Hebamme, der Ehemann, der Frauenarzt, der Kinderarzt, die eigene Mutter, die Schwiegermutter oder die beste Freundin?

> Die wenig selbstsichere 24-Jährige hatte nach einer komplizierten Risikoschwangerschaft, die durch Unzuverlässigkeiten des Partners mit verursacht wurde, nach einem komplizierten Geburtsverlauf (mit vorzeitigen Wehen und der Notwendigkeit des Einsatzes Wehen hemmender Medikamente) ihr Baby bekommen – und dabei selbst eine erhebliche Lockerung der Schambeinfuge erlitten, was dazu führte, dass sie wochenlang weder stehen noch laufen konnte. Noch in der Klinik stellte sich eine Brustentzündung ein. Der junge Vater bestand darauf, dass sie die Klinik verließ, unterstützt durch zwei junge Ärzte, die meinten, dass sich die »Ängstlichkeit« der jungen Mutter dann sicher legen würde. Dies geschah gegen den entschiedenen Rat des Chefarztes, der Schwester der jungen Frau und deren Eltern. Natürlich war sie nicht in der Lage, das Kind entsprechend zu versorgen. Ihre Gefühle der Hilflosigkeit verstärkten sich, was nicht zur Besserung ihres gesundheitlichen und psychischen Zustands führte – ein Teufelskreis, zumal sie entdeckte, dass ihr Mann während ihres Krankenhausaufenthaltes ein Verhältnis mit einer anderen Frau begonnen hatte und ungerührt fortsetzte.
>
> *Junge Mutter mit ADHS*

So dramatisch muss es sicher nicht verlaufen. Ist jedoch der Partner auch von ADHS betroffen, was ja häufig der Fall ist, kommt es nach der Geburt eines Kindes schon früh zu Unstimmigkeiten anlässlich aller möglichen »Kleinigkeiten«. Nimmt die frisch gebackene Mutter zum Beispiel aus der Sicht ihres Mannes irgendeine kleine Auffälligkeit beim Kind zu ernst, wird sie schnell spontan als »überbesorgt« betitelt (obwohl sie häufig mit ihrem instinktiven Erspüren – wie im Nachhinein klar wird – sehr Recht hatte!). Kontroversen entstehen oft auch einfach durch das, was der eine oder andere aus der eigenen Kinderzeit »gewohnt« war (und subjektiv als emotional stabilisierend empfindet) oder was er gerade gelesen hat und ihm einleuchtend erscheint beziehungsweise für ihn emotional positiv besetzt ist. Zündstoff scheint genugend da zu sein …

Der besondere Wahrnehmungsstil bei ADHS spielt schnell eine wichtige Rolle: Die junge Mutter gerät in ihrer Fürsorge für das Baby regelrecht in den »Hyperfokus« (in manchen Fällen kann das leider auch in das genaue Gegenteil umschlagen) – und das kann für den Partner problematisch werden. Alles scheint sich nur noch um den Zwerg zu drehen, andere Gesprächsthemen scheint es nicht zu geben, dabei hat ein erwachsener Mann doch auch Bedürfnisse! Dabei geht es nicht nur um gemeinsame Aktivitäten, den Ordnungszustand der Küche, den Wunsch nach einem eingehenden Gespräch – sondern vor allen Dingen auch um den Wunsch nach Nähe, Zärtlichkeit und natürlich Sex.

Bei der sehr eigenwilligen Nähe-/Distanzregulierung von ADHS-Betroffenen, die körperliche Nähe nur zulassen und sich darauf einlassen können, wenn sie darauf eingestellt sind, und zudem zum Teil sehr schmerzempfindlich sind, entstehen oft schon früh ernst zu nehmende Paarkonflikte. Ist sie spontan »nett« zu ihm, kann bei ihm schnell und ebenso spontan der Wunsch nach Intimität wach werden, worauf sie sich wiederum durch sein hyperfokussiert heftiges Verlangen bedrängt fühlt.

Der Rückzug der Frau nach der Geburt wird in aller Regel einige Wochen lang akzeptiert und geduldet, aber dann entwickelt sich bei ihrem Partner häufig eine erst verhaltene und dann rasch eine recht direkte, offene Vorwurfshaltung. Die Frau mit ADHS wünscht sich ihrerseits jedoch vor allem Rücksichtnahme, Zärtlichkeit, einfühlsames Verständnis, Unterstützung – und natürlich auch ein positives Feedback bei der Rückgewinnung ihrer Figur –, wozu ein von ADHS betroffener Partner bei seinen »Entzugserscheinungen« jedoch ganz sicher »keine Lust« hat, der das Bedürfnis unter Umständen weder beobachten noch beachten mag, geschweige denn nachempfinden kann. Seine Perspektive ist eine andere, sein Verlangen ist groß, seine Frustrationstoleranz gering. Er fühlt sich zurückgesetzt und im schlimmsten Fall »ungeliebt«, was auf seine emotionsgesteuerte Neigung zur generalisierenden Übertreibung zurückzuführen ist.

Jetzt beginnt unter Umständen die Rivalisierung mit dem Baby. Dabei ist es durchaus möglich, dass der Vater das Kind an sich sehr liebt – oder seinerseits den »Hyperfokus« auf das Kind richtet und die Bedürfnisse seiner Frau dadurch gar nicht mehr wahrnimmt beziehungsweise wahrnehmen kann.

Als forensische Gutachterin für familiengerichtliche Fragestellungen seit über 20 Jahren stelle ich immer wieder verblüfft fest, dass in Familien mit ADHS (und zum Teil erbitterten »Rosenkriegen«) der Keim für den heftigen und oft auch nach Trennung und Scheidung nicht beizulegenden Konflikt schon aus dieser Zeit stammt.

Die Wortgefechte zwischen den enttäuschten und enttäuschenden Partnern werden leider immer extrem emotional geführt. Vorwürfe, Ermahnungen und Gespräche führen in der Regel zu keinem Ergebnis, vor allem wenn immer wieder Vergleiche zwischen der momentanen Situation und der Zeit, bevor das Kind da war, angestellt werden. So geht der Vater zum Beispiel in den Rückzug, kümmert sich aus Sicht seiner Frau nicht mehr richtig um die Familie und hat offensichtlich kein Interesse an ihr und dem Kind – oder kümmert sich »nur noch« um das Kind.

Besonders gefährlich sind die für ADHS typischen, impulsiv geäußerten und emotional aufgeladenen Extremadverbien wie »immer«, »nie«, »ständig« im alltäglichen Sprachgebrauch. Denn sie treffen selten so hundertprozentig zu und werden daher vom (bei ADHS sehr gerechtigkeitsempfindlichen) Partner als falsch und sogar als Gemeinheit empfunden. Zudem können solche Wörter mit den entsprechenden Assoziationen leider automatisch zu einer Art Autosuggestion entgleisen – zu einer Erwartungshaltung sich selbst gegenüber oder sogar zu einer sich selbst erfüllenden Prophezeiung.

ADHS bedeutet darüber hinaus, die momentan empfundene Stimmung quasi »pur« in der Mimik und der Stimmlage zu kommunizieren. Für das Gegenüber, vor allem, wenn es selbst von

ADHS betroffen ist, bedeutet das sofort einen »Trigger«, einen Impuls, für eine entsprechende emotionale Reaktion – in Gedanken, aber oft auch in Worten und Handlungen. Situationen können auf diese Weise ausgesprochen schnell eskalieren. Versöhnung danach im Bett? Bis auf wenige Ausnahmen ist daran meist nicht zu denken.

In den Elterntrainings erscheint es dringlich notwendig, statt vorschnelle »Kochrezepte« für Krisen anzubieten, sorgfältige Mikroanalysen an ganz konkreten Situationen durchzuführen, wodurch eine problematische Entwicklung sich oft nicht nur in einem anderen Licht zeigt, sondern bisweilen auch einen positiveren Verlauf nimmt.

> Der junge Vater einer sieben Monate alten Tochter kommt nach der Arbeit nach Hause. Er fühlt sich erschöpft und hat sich kurz zuvor im Straßenverkehr richtig geärgert. Eigentlich freut er sich auf sein Kind (wie er begeistert vorhin noch im Aufzug dem Kollegen mitteilte), auf seine Frau und natürlich auf einen entspannten Feierabend. Die Spannung der letzten Tage, den heftigen Krach scheint er vergessen zu haben. Er merkt nicht – woher auch –, dass sein Gesichtsausdruck wegen der brenzligen Situation vorhin im Verkehr noch immer gereizt ist. Den Grund für diese Mimik kennt seine Frau, die ihn begrüßt, aber nicht und denkt nun sofort, dass er »sauer« ist, weil die Wohnung sich nicht im gewünschten Zustand befindet (da braucht noch nicht einmal das Baby zu brüllen). Und entsprechend ist es ihr in diesem Moment nicht möglich, so strahlend, wie sie das eigentlich vorgehabt hatte, auf ihn zuzugehen – was er sofort seinerseits als Zurückweisung empfindet, wo er doch jetzt herzlich willkommen geheißen werden möchte …
> Seine Stimmung »rutscht weg«, und sein Blick wird dabei (reizoffen, wie er ist) sofort »magisch« angezogen von irgendetwas Außergewöhnlichem, das heißt vom noch nicht vollständig abgedeckten Mittagstisch, vom Wäscheständer, der im Wohnzimmer steht, weil er wegen Regen kurz vorher von der Terrasse geholt wurde, von herumliegenden Spielsachen des Kindes etc.
> Ohne auch nur im Geringsten abgeglichen zu haben, wie wohl der Nachmittag für Frau und Kind war, wird er aufgrund seiner Impulssteuerungsschwäche seinem aufkeimenden Ärger freien Lauf lassen – wobei er aus seiner subjektiven Sicht zunächst noch ganz »mild« reagiert. Dies hat einen ungeahnten Effekt auf den Gemütszustand

seiner Frau, die sich sofort gemaßregelt fühlt, ungerecht behandelt und – sofort syndromtypisch übergeneralisierend – überwältigt von den aus ihrer Sicht viel zu hohen Erwartungen und Forderungen ihres Mannes, hatte sie doch ihrerseits vor wenigen Minuten noch die Hoffnung, ihm für eine Weile das Kind übergeben zu können, um noch ein bisschen aufzuräumen, das Abendessen zuzubereiten etc. …

Zwei Partner mit ADHS

Hunderte von Analysen sind an dieser Stelle möglich mit den unterschiedlichsten Facetten und Ausprägungsgraden – ebenso wie von weiteren immer wieder ähnlichen Abläufen bei dem »Wahrnehmungsstil« ADHS. Genau aus diesem Grund scheint es ausgesprochen wichtig für die Diagnose und die entsprechende Hilfestellung, möglichst viel zu wissen über »diese Art, die Welt zu sehen und darauf zu reagieren« (vgl. Thom Hartman 1995), um typische Ablaufmuster erkennen zu können und gemeinsam mit dem Partner und gegebenenfalls mit externer Unterstützung kompensieren zu lernen.

Je früher man schon als junger Erwachsener weiß, dass man ADHS hat und was das bedeutet, desto eher können von Anfang an solche Kettenreaktionen abgemildert oder gar verhindert werden: Jemand mit ADHS muss sich stets bewusst auf eine Situation einstellen. Dementsprechend kann es sinnvoll sein, nach einem hektischen Arbeitstag nicht gleich in die Wohnung zu stürmen, sondern kurz im Auto sitzen zu bleiben und sich die Situation der kleinen Familie zu Hause zu vergegenwärtigen. In dieser Zeit kann man sich darauf vorbereiten, dass ganz sicher irgendetwas nicht so sein wird, wie man sich das so schön ausgemalt hat (harmoniebedürftig, wie man eben ist), und das muss ganz sicher keine Katastrophe sein. Aber die junge Mutter eines sieben Monate alten Kindes – vor allen Dingen, wenn es kein pflegeleichtes ist – wird sicher nicht den Nachmittag damit verbracht haben, sich zu entspannen, um ein Candle-Light-Dinner vorzubereiten. Übertrieben? Leider nein.

Kommunikationsmuster bei ADHS

Nicht nur die Wahrnehmung, Bewertung und entsprechende (Fehl-)Interpretation aus der ganz subjektiven »egozentrischen« Sicht des Menschen mit ADHS ist problematisch, sondern auch der verbale Transport.

Eltern, Lehrer und Erzieher beklagen bekanntlich bei Kindern und Jugendlichen mit ADHS, dass sie:

- ohne Punkt und Komma reden, außerdem mit hoher Sprechgeschwindigkeit und bei Interesse auch laut und eindringlich, wobei sie die Hauptbezugsperson immer wieder direkt ansprechen, diese zum Teil dabei auch anfassen oder berühren; häufig wirkt die Sprechweise »polternd«, bei Angespanntheit wird die Aussprache auch verwaschen, undeutlich oder »nasal« klingend,
- plötzlich von etwas reden, was gar nicht zum Thema gehört, »mit den Gedanken hüpfen«, schlagartig das Thema wechseln und/oder sich plötzlich von etwas »angezogen« fühlen, was gerade subjektiv viel interessanter erscheint,
- bei dringendem Wunsch oder hohem Interesse immer wieder auf dasselbe Thema zurückkommen, dabei sehr fordernd wirken, manchmal regelrecht »nervig«,
- in Gespräche, Telefonate etc. einfach dazwischenplatzen mit äußerst subjektiven, mehr oder minder passenden, sinnvollen und/oder freundlichen Kommentaren,
- andere zu kommandieren scheinen und vermeintlich immer im Vordergrund stehen wollen,
- plötzlich eine Spielregel umdefinieren, wenn es danach aussieht, dass sie verlieren könnten ... und eine für sie positive Ausnahme als ab sofort verbindliche und gültige Zusatzkonzession einfordern,
- Fehler, die sie bei anderen erkennen, häufig sofort, direkt, offen, überdeutlich und spontan benennen, ebenso alles andere, was ihnen nicht gefällt,
- den anderen in seiner direkten Ansprache bereits unterbre-

chen, bevor ein Satz überhaupt zu Ende ausgesprochen wurde, vor allem wenn es sich um eine Kritik handelt,
- spontan Personen oder Dinge laut, deutlich und offen bewerten,
- immer eine »Ausrede« oder eine offensichtliche »Notlüge« parat haben und immer das letzte Wort haben müssen,
- sich bei Äußerung einer auch nur geringfügigen Kritik immer wieder und erneut rechtfertigen oder umfangreich alles und jedes ausdiskutieren wollen,
- sich schnell in der Wortwahl und im Tonfall vergreifen, bei Verärgerung unter Umständen spontan in eine Fäkalsprache verfallen,
- direkt nach einer Situation befragt, oft nicht sofort und vor allem nicht flüssig, ablaufgerecht und verständlich erzählen können,
- sich beim Erzählen und Erklären oft ins Detail verlieren; dass sie umständlich, umfangreich und bisweilen nicht besonders logisch erklären oder schwer nachvollziehbar erzählen, dabei vom Thema abkommen und den Faden verlieren,
- zum Teil erhebliche Wortfindungsschwierigkeiten haben oder – im Gegenteil – extrem elegant und schlagfertig formulieren.

Bei genauer Betrachtung hat der Erwachsene oft ganz ähnliche Schwierigkeiten.

Auch er oder sie folgt ganz schnell der ersten Eingebung, überlegt nur kurz, wobei er oder sie sehr häufig alles wirklich nur aus der subjektiven Sicht betrachten und bewerten kann (vgl. Neuhaus 2000).

»Ich liebe meinen Mann wirklich in seiner ganzen Art und mit seinem trockenen Humor. Es freut mich auch, dass er mir gerne von seinen Problemen berichtet, wenn er zum Beispiel nach einem geschäftlichen Auftrag wieder zu Hause ist. Aber er will ständig meine volle und ungeteilte Aufmerksamkeit, fragt mich auch immer wieder, ob ich ihm auch zuhöre, wenn ich ihm gerade mal nicht sofort irgendeine Rückmeldung gebe. Er scheint ohne mich nicht auszukommen, was er mir auch sagt. Das ist ja eigentlich sehr schön, aber wie bei meinem kleinen Sohn, der mich ständig anspricht, auch wenn er gerade nicht im Raum ist, ist es einfach anstrengend.«

Eine 42-jährige Ehefrau und Mutter

»Sie ist wirklich eine interessante und charmante Frau, aber wenn sie redet, hört sie nicht mehr auf. Man kann auch nicht einfach ein kurzes Telefonat mit ihr führen, weil sie einem immer noch schnell etwas ganz Wichtiges sagen muss. Und sie ist beleidigt, wenn ich dann irgendwann kurz werde oder ihr sage, dass ich gerade unter Zeitdruck stehe!«

Die Freundin einer 35-Jährigen

»Es tut mir wirklich so leid, wie ich mich oft verhalte. Aber ich merke es eigentlich immer erst hinterher! Ich unterbreche andere, weil ich es manchmal einfach nicht aushalte, meinen Kommentar zurückzuhalten, manchmal auch, weil ich fürchte, dass mir gerade dieses wichtige Argument abhanden kommen könnte. Die anderen erleben mich so aber oft belehrend und schulmeisternd – vielleicht bin ich ja auch deswegen Lehrer geworden?«

Ein 46-Jähriger

»Wenn ich das im Nachhinein betrachte, hatte ich schon ein recht geduldiges Team in meiner Ausbildung, das sich immer wieder meinen ›kritischen Fragen‹ stellen musste ... Vermutlich hat es jedoch für sie so ausgesehen, als ob ich immer meinen Senf dazugeben wollte – als ultraintellektuelle Besserwisserin!«

Eine 32-Jährige

Hat der Erwachsene dabei das Gefühl, dass das, was er gerade äußert, bei anderen nicht so richtig ankommt (beim offensichtlich ultrakurzen Abchecken und sofortigem, völlig subjektivem Bewerten der Mimik des Gegenübers), holt er dann gerne aus, begründet genau – indem er »Basiskenntnisse« zur detaillierten Erläuterung des Themas hinzuzieht.

»Ich lerne sehr ungern mit meinem Papa Mathe, weil er beim Erklären immer bei Adam und Eva anfängt. Da schläft mir das Gesicht ein – und er wird sauer, weil er mich für undankbar hält.«

Ein 13-jähriger Gymnasiast

»Es bringt mir wenig, wenn ich eine Frage zur Baufinanzierung unserer Eigentumswohnung an meinen Mann stelle. Meist versucht er dann, mir die elementaren Grundprinzipien kaufmännischen Denkens erst einmal anhand eines Brötchenkaufs beim Bäcker zu erklären.«

Eine 48-jährige Ehefrau

Im Zuge der Darlegung seiner Hypothese greift der Erwachsene darüber hinaus gern auf Äußerungen anderer Personen zurück, die ganz sicher auch seiner Meinung sind oder gewesen wären. »Aber Frau X meint auch, dass …«, »Frag mal Peter, der sieht das genau wie ich!«

Das erfolgt fast automatisch, da Menschen mit ADHS in einer Situation, in der sie sich unsicher fühlen, sich gern vielfältig beraten lassen – offen und beeinflussbar wie sie eben sind, reizoffen und reizfilterschwach. Dazu bestehen oft Wissenslücken aus Schul- und Ausbildungszeiten oder bedingt durch ihre Unfähigkeit, komplexe und komplizierte Texte bei Gebrauchsanweisungen, Verträgen etc. sofort Sinn erfassend und Bedeutung stiftend aufzunehmen. Dazu kommen die bereits angesprochenen Probleme mit dem Treffen von reifen, reflektierten und ausgewogenen Entscheidungen. Menschen mit ADHS verlassen sich deshalb gern auf die Aussagen von Personen, die für sie auf irgendeine Art und Weise überzeugend oder bestärkend wirken (emotional stützend!) oder deren Einschätzung sie akzeptieren können. Je mehr eine Aussage mit dem eigenen »Bauchgefühl« übereinstimmt, desto mehr wird sie bekanntlich geglaubt, was im Übrigen stimmig mit den Forschungsergebnissen der Neurowissenschaften ist. Und eine solche Meinung wird von Menschen mit ADHS dann bisweilen engagiert, fast »sendungsbewusst«, bisweilen auch etwas einseitig kommuniziert – was dem Gegenüber Probleme bereitet, besonders, wenn genau herauszuhören ist, welchen Ursprung die Äußerung hat (»Wissen Sie, eigentlich könnte ich zur Überzeugung kommen, dass ich nicht nur mit meiner Frau, sondern auch mit meiner Schwiegermutter verheiratet bin!«).

Die Reaktionen eines Menschen mit ADHS zu verstehen ist manchmal nicht einfach. Wird er oder sie um Hilfestellung gebeten und besteht beim Ratsuchenden völlige oder relative Unkenntnis beziehungsweise Hilflosigkeit und wird die Bitte um Rat freundlich formuliert, verursacht dies beim Menschen mit ADHS sofort positive Gestimmtheit (Gebrauchtwerden »kickt«!) und somit in der Regel auch Handlungs- oder Beratungsbereitschaft. Versteht der Ratsuchende jedoch die Hilfestellung nicht sofort oder sieht er die Situation doch etwas anders, kann es passieren, dass nach einigen weiteren ausführlichen Erklärungsversuchen der Mensch mit ADHS in seiner spontanen Frustration zum Ausdruck bringt, das man »das« aber eigentlich doch auch selber wissen, können oder entscheiden müsste – vielleicht sogar höchst verwundert darüber, dass man so etwas nicht weiß oder entscheiden kann.

Wird jemand mit ADHS seinerseits mit allzu ausführlichen Erklärungen und/oder ungewollten Hilfestellungen bedacht, auf die er weder bezüglich des Inhalts, des Volumens noch des Tonfalls eingestellt war, ist Widerstand unausweichlich. »Das verstehe ich jetzt aber überhaupt nicht!« Oder: »Wie meinst du denn das jetzt?« So kann aus einer simplen Anfrage oder dem Versuch einer Unterstützung nur zu schnell eine kontroverse Diskussion entstehen …

Vieles scheint unausweichlich sofort »gefühlsmäßig zu entgleisen« – im Wechselspiel des oberflächlich-abtastend-sprunghaften Wahrnehmungsstils (vgl. Neuhaus 2000), der geringen Aufnahmekapazität (bei geringem Interesse) und der Hypersensibilität, die einhergeht mit großer Verletzlichkeit, welche man den Betroffenen auch gleich ansieht.

Eine sehr engagierte Kursteilnehmerin mit ADHS-Struktur hat gerade etwas nicht richtig mitbekommen, hinterfragt noch einmal genau das, was gerade ausführlich erläutert worden war, wobei sie den Vortragenden in seinem Gedankenfluss unübersehbar unterbricht. Als der sichtlich beherrscht und angestrengt, freundlich, aber deutlich seine Ausführungen wiederholt, zeigt sie sich in ihrer

Mimik leicht irritiert. Bei einer später auftauchenden, nun sehr adäquaten und berechtigten inhaltlichen Frage beginnt sie ihren Satz mit den Worten: »Sie sind ja sicher sauer auf mich, aber …« Der Referent ist sich jedoch keiner Schuld bewusst – warum sollte er sauer sein? Die Teilnehmerin interpretierte seine Mimik bei der letzten Antwort auf ihre Frage spontan subjektiv. Wahrscheinlich hatte sie wieder einmal nicht richtig zugehört und den Redner »genervt«. Und man kann ja schon einmal vorbauen – sozusagen im vorauseilenden Gehorsam –, was der Referent jedoch gar nicht verstehen kann. »Was hat sie? Warum kann sie nicht richtig zuhören, warum macht sie sich klein? Komische Person …«

Trotz ihrer Hypersensibilität sind Menschen mit ADHS im »Austeilen« nicht kleinlich … Der Grund liegt wiederum in ihrer mangelnden Selbstkontrolle, Selbstüberwachung und Impulsivität.

»Ich kann das Wort ›Scheiße‹ einfach nicht mehr hören! Wann immer meinem Sohn oder meinem Mann etwas nicht sofort gelingt, wird geschimpft. Die beiden beschimpfen sogar Gegenstände, mit denen sie selbst nicht richtig umgegangen sind und die deswegen nicht funktionieren! Und sollte ich einmal nicht genügend Mitleid mit meinem Mann zeigen, wenn er sich vielleicht beim Aufbau eines Schranks böse den Finger eingeklemmt hat, weil er nicht ein einziges Mal einen Blick in die Gebrauchsanweisung geworfen hat, die er angeblich nicht braucht, meint er zu mir, bei mir sei nicht der Mörder Schuld – sondern der Ermordete!«

Eine leidgeprüfte Ehefrau und Mutter

»Wenn ich auch mal meine Meinung sage, die mein Mann sogar von mir hören will und die ihm dann aber nicht in den Kram passt, kanzelt er mich gleich ab, ich soll mal mit meinem ›Gebabbel‹ aufhören – das verletzt so!«

Schwierig ist bei Erwachsenen ebenso wie bei Kindern und Jugendlichen, dass eine Sache, die ihnen furchtbar unter den Nägeln brennt, sofort beredet und entschieden werden muss. Ist aber ein wenig Zeit verstrichen oder fühlen sie sich plötzlich von einem ganz anderen, mindestens so wichtigen neuen Thema angezogen, kann das Interesse derart abgenommen haben, dass eine Hilfestellung oder eine Entscheidung gar nicht mehr so wichtig erscheint – da spontan eine andere Einstellung dazu gewonnen oder etwas »umbewertet« wurde. Das Gegenüber kann Schwierigkeiten haben, mitzuhalten, wenn jemand so schnell gefühlsmäßig – angeblich aber »sachlogisch« – seine Meinung ändert, wobei eine entsprechende Mitteilung durchaus ruhig, überzeugt und überhaupt nicht emotional gefärbt geäußert werden kann (zumindest zunächst).

So kann zum Beispiel blitzschnell die Notwendigkeit einer dringlichen Grundsatzdiskussion entstehen, weil gerade zufällig der Blick des Partners auf den Haufen Bügelwäsche im Schlafzimmer gefallen ist, die sofort ergänzt wird mit einem prinzipiellen Vorwurf an die Partnerin, dass im Haushalt vieles nicht so läuft, wie es sollte. Es kann dabei durchaus im Interesse der Partnerin liegen, einmal grundsätzlich zu klären, ob man sich bei der Erledigung der Wäsche nicht abwechseln könne. Andere Themen wie die Regelung der Einkäufe, gemeinsamen Unternehmungen, die Kindererziehung überhaupt etc. sind beliebig in dieses Muster einzusetzen.

Kommt nun aber unerwartet der Hausmeister vorbei (als neuer starker »Reiz«) und moniert, dass die Hausreinigung nicht so erledigt ist, wie das eigentlich verabredet war, gerät die Bügelwäsche völlig in Vergessenheit und der Partner, die Partnerin oder beide gemeinsam regen sich spontan und heftig über die dummen, um nicht zu sagen unsinnigen und unlogischen Vorschriften der Hausverwaltung auf.

Genauso kann eine schlechte Note, die das Kind mit nach Hause bringt, das leider nicht gekaufte Brot zum Abendessen, ein schwieriger Anruf der Schwiegermutter oder ein Brief vom Finanzamt zu einer kompletten Veränderung des Schwerpunkts in der gemeinsamen Kommunikation führen – bis hin zum völligen Umschlagen der Stimmung in die ganz andere Richtung. Und so kommt man vielleicht plötzlich zu der gemeinsamen, stimmigen und friedlichen Feststellung, dass es einem doch eigentlich sehr gut geht …

Natürlich hat jeder Erwachsene mit ADHS seine ganz eigene, individuelle Entwicklungs- und Lebensgeschichte, doch manches teilen sie wie die Kinder und Jugendlichen mit ihren Leidensgenossen. Der Wechsel von einer Situation zur nächsten, von einer Anforderung zur nächsten ist schwierig, es sei denn, es handelt sich um eine positive oder sehr herausfordernde Angelegenheit. Genauso schwierig ist es, gleichmäßig und regelmäßig Verpflichtungen nachzukommen, da man ja jeden Tag, wie das Kind, irgendwie ein bisschen anders ist, phasenweise sogar sehr anders – dabei aber dringend Verlässlichkeit und Einschätzbarkeit der Umgebung braucht.

Vieles wird versprochen, oft auch angefangen. Es besteht jedoch immer die Frage, ob es zu Ende gebracht wird, vor allem wenn man es nur tun »sollte«, weil es erwartet wird oder weil es anderen wichtig erscheint. Die Menschen im Umfeld reagieren natürlich dementsprechend, ADHS-Betroffene sogar besonders deutlich.

> »Ich kann ja verstehen, dass man sich am Telefon manchmal verleugnen lässt – auch wenn das sicher kein gutes Vorbild für unsere Kinder ist. Aber mein Mann lügt manchmal so offenkundig bei seinen Versuchen, sich herauszureden: Er zieht sich zum Arbeiten zurück, und ich finde ihn am PC spielend wieder, wenn ich nach einer Weile nach ihm schaue, oder er schwört Stein und Bein, das Geld überwiesen zu haben, aber ich bekomme die Androhung vom Finanzamt, dass der Gerichtsvollzieher kommt. Und er schimpft dann auch noch über diese unfähige Finanzverwaltung. Bei Überprüfung der Kontoauszüge kommt jedoch heraus, dass er wirklich nicht bezahlt hat, was er nach langem Hin und Her auch zugibt. Warum nur?«

Wegen seiner chronischen Unzuverlässigkeit und mangelhaften Vorbildfunktion für die Kinder reicht diese Ehefrau nach 17 Jahren die Scheidung ein.

> »Ich kann sie noch so freundlich bitten, mir rechtzeitig Informationen zukommen zu lassen oder aus dem Büro Unterlagen mitzubringen, damit ich ihr helfen kann, wie sie es sich so sehnlichst wünscht. Sie kommt damit jedoch im letzten Moment an, die Zeit wird knapp und sie ungeduldig, wenn ich dann nicht sofort zur Stelle

bin. Konfrontiere ich sie, wehrt sie mit vielfältigen Begründungen ab. Offensichtlich geht alles nur dann, wenn sie es wirklich will, ansonsten hört sie wohl nicht zu oder nimmt das, was ich sage, nicht richtig auf. Leider für mich nur der pure Egoismus!«

Ein trauriger Ehemann

Die 28-Jährige ist endgültig enttäuscht von ihrem Vater, den ihre Mutter wegen seiner Unzuverlässigkeit bereits verlassen hatte, als sie selbst noch ein kleines Kind war. Trotz eigener schwieriger Erfahrungen mit ihm hatte sie immer wieder gehofft, dass er sich ändert, zumal sie ihn einfach lieb hat, ihm ähnlich ist, eben seine Tochter ist. Nun hatte er ihr zu ihrer Überraschung eine einmalige finanzielle Unterstützung versprochen, indem er eine anfallende Tierarztrechnung übernehmen wollte. Sechs Wochen später erhält sie die erste Zahlungserinnerung des Tierarztes…

Kleine Selbstsabotagen sind bei Menschen mit ADHS an der Tagesordnung – nicht nur aufgrund der mangelhaften Selbstüberwachung und der eingeschränkt realistischen Wahrnehmung der eigenen Bedürfnisse, sondern auch aufgrund der mangelhaften Zeiteinschätzung und -überwachung. Zu viel wird für zu kurze Zeiträume eingeplant, so dass Menschen mit ADHS rasch in Hektik geraten und auf ein ungesund hohes Erregungsniveau.

»Meine Frau hat den Ehrgeiz, morgens alle Betten machen zu wollen und die Küche aufzuräumen, bevor wir und unsere drei Kinder das Haus verlassen, und wundert sich dann, dass der Tag stets mit Schreierei und Hetzerei beginnt. Versuche ich aber das mit ihr zu besprechen, beklagt sie sich nur über die mangelnde Kooperation der Familie und dass immer alles an ihr hängen bleibe. Ich kann es fast nicht mehr hören.«

In ihrem Gefühlsabsturz scheint sich die 38-Jährige regelrecht in die negativen Gefühle fallen zu lassen, wenn ihr mal wieder alles zu viel ist (»So trottelig kann ja nur ich sein!«, »So was kann natürlich nur mir passieren!« etc.). Denn sie versucht bei vielen Negativerlebnissen doch nur, es allen besonders recht machen zu wollen!

Bei vielen Menschen mit ADHS entsteht früher oder später Abwehr gegen all die offensichtlich lieben und wohlmeinenden

Personen, deren Ratschläge man einfach nicht annehmen »kann«. Das führt unter Umständen bis zum Entstehen eines regelrecht kindlichen Trotzes – auch beim Erwachsenen – gegenüber so viel Fürsorglichkeit, die einem gerade gar nicht passt.

> »Sicherlich hat mein Mann grundsätzlich Recht. Aber er möchte einen perfekten Haushalt, erwartet völlig selbstverständlich, dass ich mich am Familienunterhalt durch meine Arbeit beteilige, und hält mir immer wieder Vorträge über noch effektiveres Nutzen von Zeit, wie er es in seinen Seminaren lernt. Ich liebe ihn wirklich, aber muss er mir bei allem Stress auch noch meine Zigaretten zählen?«

Die Ehefrau, die morgens alle Betten macht, fühlt sich unverstanden. Sie braucht jeden Tag eine neue Chance und keinen Partner, der ihr den Spiegel vorhält oder lange Vorträge hält – über Zeit- und Stressmanagement, die Nachteile und Gefahren von zu schnellem Autofahren, zu hohem Nikotinkonsum oder vielleicht auch phasenweise zu hohem Alkoholkonsum, den man doch nur zum »Abschalten« braucht oder um die vielen Eindrücke, die Kritik von außen abzumildern und sich einfach vorübergehend kurz ein ruhigeres Gefühl zu verschaffen.

Sehr harmoniebedürftig, wie Menschen mit ADHS sind, und verstärkt durch den dringlichen Wunsch, anerkannt zu werden, nett sein zu wollen, um ein entsprechend positives Feedback zu bekommen, wird oft vorschnell »ja« gesagt, häufig ohne Ausmaß und Belastung einer Anforderung einschätzen zu können. Ist das Eigenanspruchsniveau sehr hoch, entsteht schnell ein partieller Hang zum Perfektionismus mit den charakteristischen Merkmalen der Überausdauer, der Überkontrolle, der Tendenz, sich ständig mit anderen vergleichen zu müssen, und des großen Engagements für andere – in Erwartung einer hundertprozentigen Gegenleistung, die jedoch nicht einmal registriert wird und somit geleugnet würde.

Missverständnisse und Verständigungsprobleme scheinen an der Tagesordnung zu sein. ADHS bedeutet zwar Hypersensibilität, Empathiefähigkeit und bei entsprechender Motivation auch extreme Leistungsbereitschaft und -fähigkeit, doch eben auch, nicht ausreichend abwarten, abgleichen, beobachten zu können, auf andere bezogen wie auf sich selbst. Man fühlt sich getrieben, zerstreut, desorganisiert und wird von den Menschen im Umfeld als fahrig, unberechenbar oder überdreht empfunden.

»Unser Koch ist nett, aber schwierig! Kriegt der denn nicht mit, wie es uns geht, wenn er vor 11.00 Uhr nicht aus dem Bett kommt, dann schlechte Laune hat, unter Umständen sogar noch in der Küche weiterbrüllt, obwohl für alle hörbar ein Gast ins Restaurant gekommen ist? Abends hat er dann wirklich tolle Ideen und probiert bis nachts um 1.00 Uhr innovative Kochrezepte aus. Nur sagt er uns niemals genau, wie lange er unsere Assistenz braucht, und ist dann sauer, wenn wir irgendwann todmüde heimgehen wollen.«

Wenn Menschen mit ADHS in der Kindheit wenig Unterstützung durch die Erziehung erhalten haben, erzeugt das im Erwachsenenalter zusätzliche Schwierigkeiten. Rechtfertigen sie sich dann für ihr Verhalten, kann das für jemanden, der nicht über ADHS informiert ist, wenig einsehbar und gar etwas überheblich klingen.

»Jetzt habe ich im Job eine ganze Woche lang fast nichts Produktives geleistet, außer am PC ein paar Dinge neu zu gestalten. Dann bin ich am Wochenende ins Büro gegangen, hab aber wieder nur ›rumgedreckelt‹. Wahrscheinlich bin ich jemand, der nur mit Motivation arbeiten kann, zumal ich fürchte, dass ich mich perfektionistisch überkontrollierend in meiner Kreativität einschränken könnte, wenn ich mich wirklich zwingen würde, Alltagsbesorgungen regelmäßig abzuarbeiten.«

Der 35-jährige Produktdesigner hat niemals irgendeine Anleitung zur Selbstorganisation erhalten. Seine Mutter habe gar ihren Geldbeutel immer herumliegen lassen, damit die Kinder selbst herausfinden sollten, wie viel Geld sie brauchen. Er bedauert das heute, denn er habe sich »natürlich kräftig bedient«, kein Maß gefunden … bis heute. Er ist übrigens eher der »verträumte Typ«, war und ist nie explosiv oder aggressiv, aber wenn er sich äußert, dann hin und wieder »extrem«.

Der »expressive Störungsanteil« bei ADHS, der auch bei Menschen ohne Hyperaktivität ausgeprägt ist, lässt sie häufig völlig unangemessen reagieren – vor allem bei Enttäuschungen.

»Ich habe doch nur mit ihr reden wollen …« Der 30-jährige Erwachsene, der lange mit Kontaktschwierigkeiten kämpfte, nimmt nicht wahr, dass er dies, erfreut über ihr Zuhören und ihr interessiertes Nachfragen, inzwischen zwei- bis dreimal in der Woche telefonisch einforderte. Die Telefonate nahmen meist über eine Stunde in Anspruch, obwohl das Mädchen am anderen Ende der Leitung selbst intensiv eingebunden ist in ein hoch anstrengendes Studium und nicht mit ihm liiert ist. Er verliebt sich in sie, bemerkt und akzeptiert ihre sanfte Grenzziehung nicht und erlebt einen gefühlsmäßigen »Totalabsturz«, als sie ihn in einer Gruppe wiedertrifft, normal begrüßt und im Bericht über ein gemeinsames Erlebnis die rhetorisch gemeinte Frage stellt: »Du warst ja auch dabei?« Er sei wohl für sie »niemals mehr wert gewesen als ein Staubkorn im Weltall«, hält er ihr daraufhin in einer anschließenden Auseinandersetzung vorwurfsvoll vor – für sie eine dramatische, völlig überzogene und unverständliche Reaktion.

Ein erfahrener, dem Störungsbild gegenüber durchaus aufgeschlossener Arzt beschreibt den typischen Erwachsenen mit ADHS als »diagnostisches Chamäleon«, den er persönlich als anstrengend empfindet. Dessen hektische Ausdrucksweise entbehre eine gewisse »affektive Melodie«, und Menschen mit ADHS scheinen sich bei ihrer Themenwahl quasi von Baum zu Baum zu hangeln – immer auf der Suche nach dem Wald. Mit ihrem komplizierten Lebenslauf, ihrem Mangel an Ordnung, der Weitschweifigkeit ihrer Rede, ihrer Naivität und ihrer jungenhaften Ausstrahlung seien sie sich wohl selbst ein Rätsel. Sie seien durchaus sympathisch, doch von mehrdeutigen Fragen fühlen sie sich überfordert und sie missachten den Erwartungshorizont des Untersuchers.

Letzteres wird von Menschen mit ADHS durchaus hin und wieder registriert, ebenso, dass man oft missverstanden wird, weniger jedoch, dass man selbst missversteht. Dem einen oder anderen ist vage bewusst, dass manche seiner Handlungen und Aussagen wenig altersgemäß erscheinen.

Handelt es sich wirklich um Selbstsabotage, wenn ein Betroffener sich hin und wieder aus einer Situation »wegträumt«, sich vorstellt, was er tut, wenn er mal »groß« ist? Irgendwie zeigt sich im Leben mal mehr, mal weniger, dass man wohl ein bisschen ein »Kindskopf« bleibt, nicht richtig erwachsen wird (was man aber natürlich niemals zugeben würde …).

»Ich schau mir einfach so gern dein hübsches Gesicht an!«

Ein seit langem verheirateter 54-Jähriger zu einer alten Bekannten, die er selten trifft. Dabei strahlt er sie an wie ein Schuljunge, und sie weiß genau, dass er auch schon kräftig über sie geschimpft hat …

»Nur weil ich jetzt komme, schaltet diese Ampel sofort auf Rot!«

Ein 41-Jähriger

»Warum gibt es so wenige Motorradfahrer, die Tennis spielen und Konzertgitarre spielen?«

Alex, 36 Jahre, stellt diese Frage ganz ernsthaft!

Wie sich das alles auf die Vorbildfunktion für Kinder und Jugendliche und auf die erzieherische Einflussnahme auswirkt, ist der Fantasie des Lesers anheim gestellt.

In der charakteristischen Mischung aus Verzweiflungslöchern, spontaner Begeisterung, schnell entflammenden Beziehungswünschen und einem teilweise unglaublichen Lebenshunger sowie der Angst, etwas verpassen zu können, entwickelt mancher Erwachsene mit ADHS mit zunehmendem Alter bisweilen die Empfindung, dass er die Situation selbst gar nicht so richtig genießen kann, sondern nur die Nachempfindung des Erlebten. (Hängt dieses Phänomen möglicherweise damit zusammen, dass sich, bedingt durch die geschilderten Probleme, ein »höheres Erkenntnisvermögen« nicht entwickelt und alles etwas verworren erscheint? Damit, dass der Erwachsene mit ADHS aufgrund seiner lebensgeschichtlichen Entwicklung immer erst einmal Probleme »wittert« und im Altspeicher zu viele Negativassoziationen hat? Und dann wiederum nicht verstanden wird mit seiner »Unkerei«, »Schwarzmalerei« oder gar seinem »schwarzen Humor« …)

Die Identitätsentwicklung bei ADHS – oder: »Lass mich, aber hilf mir trotzdem!«

Die folgenden Ausführungen erheben keinesfalls den Anspruch, allgemein gültig zu sein, entspringen aber im Wesentlichen typischen Mustern, die in den unzähligen Anamneseerhebungen bei der Diagnostik von Kindern und Jugendlichen (sowie in der Rückschau auch von Erwachsenen) erkennbar sind und ein Leben prägen – und später dann natürlich auch in die eigene Beziehungsgestaltung einfließen sowie in die Erziehung der eigenen Kinder. Eltern von Kindern mit ADHS haben ihre eigene (Lern-) Geschichte, die natürlich auch ihr Agieren und Reagieren beeinflusst und wiederum durch die eigene Kindheit geprägt wurde. Dies ist selbstverständlich nicht gleichzusetzen mit dem Postulat, dass das Enkelkind noch an den Spätfolgen der Kriegsgefangenschaft des Großvaters zu leiden habe oder wie auch immer die Interpretationen lauten mögen, sondern soll anregen, die eigene Erziehung sowie die Erziehung der Kinder unter einem etwas anderen Blickwinkel zu betrachten.

Natürlich gibt es neben komplikationslosen Schwangerschaften und Geburten sowie »liebevoll-sturen« Eltern weitere Schutzfaktoren für Kinder mit ADHS, wie zum Beispiel das Aufwachsen in einem eher ruhig-ländlichen Gebiet, eine stabile finanzielle Basis im Elternhaus oder ein eher konservativer Erziehungsstil, bei dem zum Beispiel der Medienkonsum des Kindes kontrolliert wird, gewisse Regeln ganz selbstverständlich eingefordert werden etc.

Und selbstverständlich wirken ungünstige Umgebungsvariablen wie problematische Verhaltensweisen oder Persönlichkeiten der Eltern, schwierige Wohnverhältnisse oder die spezielle Situation von allein Erziehenden (vor allem durch das eher knappe Budget) noch verschärfend auf die Basisproblematik; sie verzögern oder verhindern die Entwicklung von Kompensationsstrategien. Häufiger Wohnortwechsel, die Erkrankung eines Elternteils, wenig aufgeschlossene Erzieher und Lehrer oder zum Beispiel unerwünscht »kräftig« miterziehende Verwandte können die Entwicklung natürlich zusätzlich destabilisieren.

Ein nicht unerheblicher Teil der Kinder fällt schon im Babyalter durch anstrengendes Verhalten und Regulationsstörungen auf, was die für die positive Bindungsentwicklung des Kindes nötige »Passung«, die Feinabstimmung der Bedürfnisse in der Beziehung zwischen Kind und Eltern in Form einer liebenden, empathischen Interaktionserfahrung, nachvollziehbar stört. Das Kind ist manchmal für die Eltern bereits ab der ersten Lebensstunde schwierig, uneinschätzbar und kräftezehrend. Da es, wie viele Mütter äußern, oft täglich irgendwie anders »wirkt« und sich überraschend verhält, ergibt sich die Notwendigkeit, sich immer wieder neu auf das kleine Kerlchen einstellen zu müssen.

Früh beobachten Eltern bisweilen, dass sich das Kind regelrecht »einschreit«, sich nicht beruhigen lässt, immer wieder aufwacht, ohnehin wenig schläft und eigentlich ständig beschäftigt sein möchte. Ein solches Baby erscheint oft fütter- und pflegeschwierig, kann offensichtlich Berührung im Gesicht nicht gut leiden und kommt mit Umstellungen und Veränderungen schlecht zurecht – so interessiert und wach es auch schon früh in die Welt schaut.

Bei genauem Hinsehen scheint es, wenn es von etwas fasziniert ist, dies bereits jetzt hyperfokussierend zu betrachten, kann sichtlich nicht so schnell die Aufmerksamkeit »switchen« (von einem Reiz zum nächsten überwechseln), wie das andere Babys ganz offensichtlich tun können.

Bei einem solchen Kind (vgl. ausführlich Neuhaus 2003) versuchen spontan zugewandt-empathische Eltern mit einer eigenen Disposition zu ADHS natürlich, das Kind auf den Arm zu nehmen und zu trösten.

Es gibt aber auch Eltern, die ihrerseits (»syndromtypisch« und lerngeschichtlich vielleicht negativ verstärkt) schnell überrascht und irritiert reagieren. Neigen sie zu einer eher ängstlich-hilflosen oder verärgert-hilflosen Reaktion, werden sie es immer wieder anders lagern, tragen oder schaukeln. Dem Kind wird dann zum Beispiel impulsiv Spielzeug gezeigt, mit ihm getanzt etc. – im oft raschen Wechsel, für das Kind selbst unerwartet neu. Beruhigung tritt in aller Regel auf diese Weise nicht ein, sondern eher das Gegenteil, was die Eltern wiederum herausfordert, verunsichert und anstrengt.

Natürlich gibt es auch Eltern, die früher oder später irgendwann »genervt« reagieren. Vor allen Dingen nachts, wenn sie wieder und wieder geweckt werden, können sie schon einmal ruppig werden und allmählich wütend-erschöpft dekompensieren.

Den zugewandt-empathischen Eltern wird – ungefragt und ungebeten vom Umfeld, von Oma, Opa, den Nachbarn, bisweilen aber auch von der Hebamme oder vom Arzt – dann schnell geraten, sie sollten so ein Baby doch nicht verwöhnen, zumal sich diese Quengeligkeit sicher gebe … Den ängstlich-hilflosen Eltern, die ihrerseits überrascht oder irritiert reagieren, wird alles Mögliche empfohlen, was helfen kann, und somit die Unsicherheit noch verstärkt. Den Ärgerlich-Hilflosen wird signalisiert, dass möglicherweise irgendein Grund für die Unzufriedenheit des Kindes existieren müsse, den sie einfach nicht erkennen … Sowohl ihnen wie auch den zunehmend Erschöpften wird zum Beispiel entweder die Frage gestellt, ob sie es denn nicht schaffen würden, das Kind zu beruhigen, oder angedeutet, dass man als Erwachsener ja erst einmal selbst ruhig werden müsse, damit man sein Kind beruhigen könne, wodurch der ohnehin schon labile Gemütszustand durch den Ärger über solche Kommentare noch mehr aus dem Gleichgewicht gebracht wird.

Die konkret erfahrenen Handlungsreaktionen der Eltern werden für solche Babys oft schon früh zu »schmerzlichen Reizen« und sind emotional entsprechend negativ besetzt. Eltern eines solchen Kindes fällt schon früh auf, dass es in unerwarteten und neuen Situationen mit spontanem Abwehrverhalten reagiert, zum Beispiel beim Anbieten einer anderen Nahrung, dem Einsatz des Löffels statt des Saugers etc., aber zunehmend auch bei den Routinen, die für das Kind offensichtlich problematisch sind, wie beim

Anziehen, Füttern, Haarewaschen, Nägelschneiden etc. Manche Kinder scheinen sowieso überhaupt nicht gern angefasst zu werden, aber Mama oder Papa sollen trotzdem unbedingt in der Nähe sein! Dasselbe Kind erscheint aber oft schon sehr früh als ausgesprochen aufgeweckt, fit, lebhaft, charmant und strahlend – »fernsinnorientiert« (vgl. Neuhaus 2003). Alles, was »die Großen« tun und womit sie hantieren, scheint wirklich spannend zu sein. Und nur das – Babyspielzeug interessiert weit weniger.

Zugewandt-empathische Eltern versuchen nun, auf ihr Kind einzuwirken, ihm gut zuzureden, damit es sich zum Beispiel auf Neues einlässt oder Routinen akzeptiert.

Überrascht-irritierte Eltern beginnen früher oder später zu schimpfen oder Hilflosigkeit zu signalisieren, was ein solches Baby offensichtlich regelrecht »seismografisch« zu registrieren scheint …

Ein erschöpfter Elternteil reagiert zunehmend gereizt und wird dann bisweilen nicht besonders zartfühlend im »Handling« des Kindes sein. Die Eltern empfinden dabei erstmals hintergründig eine deutliche Abnahme ihrer persönlichen und erzieherischen »Selbstwirksamkeit« trotz ihrer intensiven und guten Bemühungen – und überzufällig häufig dennoch eine sehr große Zugeneigtheit einem solchen Kind gegenüber. Es ist doch auch immer wieder so wonnig!

Aus der Umgebung hören Eltern aber dann (leider nur zu oft) Bemerkungen, dass ihnen, wenn sie ihr Kind zu trösten versuchen oder ihm gut zureden, der Kleine ja nur auf dem Kopf herumtanze oder dass es ein solches Verhalten offensichtlich nur bei diesem einen Elternteil an den Tag lege … Genauso kann gegenüber überrascht-irritierten Eltern angemahnt werden (egal, ob sie eher ängstlich-hilflos oder ärgerlich-hilflos reagieren), dass das Kind sie beobachtbar völlig in der Hand habe oder sie wohl »irgendetwas« einfach nicht richtig machen würden.

Die oben beschriebene Interaktion und die zunehmend entstehende »Missbehaglichkeit« führen beim Baby, das seinerseits sehr auf Einschätzbarkeit des Umfelds angewiesen ist sowie auf freundlichempathische, souveräne Festigkeit, dann statt zu dem gewünschten »Urvertrauen« oft eher zu einer ersten hintergründigen misstrauisch-abwehrenden Grundbefindlichkeit. Bei Reaktionen des Kindes, die ebendieses signalisieren, und natürlich angesichts der eigenen, als wenig hilfreich erlebten Pflege-, Unterstützungs- und Beruhigungsversuche mit enttäuschenden Ergebnissen entstehen häufig parallel erste Schuldgefühle bei den Eltern, aber auch Scham über die eigene Ungeduld. Bisweilen ruft es auch Entrüstung hervor: »Dass solch ein kleiner Matz einen schon so fordern kann!« Unausweichlich müssen Eltern alle möglichen Kommentare hinnehmen: von der Frage »Was macht ihr bloß falsch?« bis hin zu allen möglichen Interpretationsversuchen, warum das Kind so ist, wie es ist. »Schuld« wird gesucht.

Der stark geforderten Mutter wird unter Umständen zusätzlich vom Partner (bei ADHS recht deutlich und impulsiv!) Vernachlässigung seiner Bedürfnisse oder des Haushalts vorgeworfen, was die ohnehin nicht gerade übermäßig ausgeprägte Gelassenheit einer Mutter (mit ADHS-Struktur) selbstverständlich nicht vergrößert. Beim Großziehen eines deutlich regulationsgestörten Kindes entsteht nur zu schnell das Gefühl, »es irgendwie nicht zu schaffen«. Es besteht die große Gefahr, sich selbst, ohne es zu wollen, durch die ständige Wiederholung dieser Aussage regelrecht in die Hilflosigkeit »hineinzusteigern«. Je irritierter und unsicherer ein Elternteil ist, desto irritierter ist natürlich auch das Kind, das ohnehin von Anfang an hypersensibel auf das Timbre der Stimme und sogar auf muskuläre Anspannung zu reagieren scheint und immer mehr lernt, dass vieles im Leben nicht so besonders angenehm zu sein scheint …

Schon in diesem frühen Alter zeigt sich, dass es sehr hilfreich ist, Babys (wie später auch Kindern und Jugendlichen) immer erst alles anzukündigen, bevor man etwas macht, damit sie nicht ganz früh schon feststellen müssen, dass »die Welt schlecht sei«. Aber das muss man als Eltern eben wissen. Auch beispielsweise dass ein später hyperaktives Kind sehr früh beginnt, auf Gegenstände enormer Höhe hochzuklettern – und früher oder später auch davon herunterzuspringen, aber offensichtlich immer umkreist von einer ganzen Armada von Schutzengeln …

Ein Kind mit ADHS im Kleinstkindalter hat tausendundeinen Einfall. Früh »selbstbestimmt« und erlebnishungrig, läuft es in seiner Reizoffenheit und in seiner Experimentierfreude einfach auf etwas Interessantes zu, ohne sich nennenswert darum zu kümmern, wo denn die Bezugsperson abgeblieben ist. Es geht daher durchaus auch einmal »verloren«. Und wird dann beispielsweise wiedergefunden bei einer Person, die ihrerseits überrascht ist, weil das Kind ohne Mama und Papa nicht in vollster Panik ist – denn es ist ja etwas Interessantes, Neues zu erkunden, wenigstens in diesem Moment …

Dasselbe Kind verblüfft aber dadurch, dass es seinen Bär, den Schnuller oder das Schmusetuch regelrecht »braucht« und eine Herunterregulierung zum Schlafen oder zum Stillsein »ohne« nicht zu funktionieren scheint (so alleine im Bettchen mit offensichtlich so viel im Kopf …). Aufgeschlossen für Neues und auf »Action« aus, wird dasselbe Kind aber sofort wütend oder weint, wenn es nicht in dem Moment, in dem es eine Idee hat, von der Bezugsperson verstanden wird und diese dann entsprechend handelt.

Hier erscheint es ganz früh als ausgesprochen hilfreich, einen mit ADHS selbst betroffenen Elternteil zu haben, der im Notfall einfach für das Kind da ist, sehr empathiefähig ist und das Kleine tröstet, auch wenn man vorher Streit hatte. Da auch der Erwachsene sein Zeitfenster im »Hier und Jetzt« hat, syndromtypisch nicht nachtragend ist (wenn nach Herunterregulierung einer Emotion alles wieder gut und vergessen ist) und auf emotionale Balance und Wohlbefinden regelrecht angewiesen ist, das heißt geleitet wird von einem ausgeprägten Harmoniebedürfnis, ist er erfreulicherweise immer wieder bereit, mit dem Kind neu zu beginnen und es aufzufangen – nicht zuletzt deshalb, weil viele Kleine mit ADHS einen so unglaublich fröhlich und freundlich anlachen können, wenn sie »gut drauf« sind, dass einem regelrecht das Herz aufgeht. Außerdem wirkt ja vieles, im Nachhinein betrachtet, auch ganz harmlos und lustig …

Schaffen es die Eltern aber beispielsweise nicht, wahrzunehmen, dass das Kind, wenn es aus dem Mittagschlaf erwacht ist und vorher nichts gegessen oder getrunken hat, unterzuckert ist und erst einmal eine Weile braucht, bis es »sortiert« ist, und erst dann vielleicht etwas, das es angeboten bekommt, auch annehmen kann – dann kann es schon passieren, dass dieses Kind irgendwann einmal beschließt, dass es am liebsten sofort »weg« möchte und das eventuell auch lautstark äußert!

Wenn das Kind älter wird, ist die Gefahr der Traumatisierung durch Unfall, Weglaufen oder auch Übergriffigkeit der Umgebung (leider auch sexueller Natur) groß. Kontaktfreudig und reizoffen, wie das Kind mit ADHS des »Mischtypus« einfach ist, geht es früher oder später leider auf alle möglichen Leute zu – auch auf solche, die ihm möglicherweise gar nicht gut tun. Die Sache mit dem »inneren Komperator« (siehe S. 47f.) scheint trotz der Hypersensibilität nicht so richtig zu funktionieren, wenn der Erkundungsdrang groß und die Signalsetzung eines Erwachsenen positiv ist. Ein innerer »Ordner« (was ist Freund, was Feind?) als »eingebautes Regulativ« scheint nicht vorhanden zu sein. Eine Lenkung von außen scheint hier unabdingbar nötig. In einer Situation, die vom Kind subjektiv als Notfall registriert wird, steht allerdings als »Ordner« offensichtlich der kindliche Affekt zur Verfügung, mit dessen Hilfe ihm eine sofortige Aktivierung und Orientierung sowie ein blitzartiger Zugriff auf bereits bestehendes Wissen und schließlich eine bewundernswert rasche Reaktionsfähigkeit möglich ist. Das geschieht offensichtlich angstfrei und, obwohl das Kind auf sich selbst gestellt ist, auch ohne Wehgeschrei und fast »emotionslos« anmutend – wenn sich beispielsweise ein solches Kleinkind selbstständig aus seinem Autositz befreit, aus dem fahrenden Auto fällt, überkugelt und dann instinktiv in die richtige Richtung zum Straßenrand krabbelt.

Ist Schutz und Steuerung von außen oder ein reflexhaftes Vermeiden in gefährlicher Situation nicht möglich, werden Kinder mit ADHS aber erfahrungsgemäß schon ganz früh durch die Konfrontation mit »Schrecklichem« traumatisiert (wie einer Spritze, einer Drohung oder Abwendung, der Beobachtung eines leidenden Menschen oder Tieres). Dies hat dann oft eine lebenslange, nicht zu löschende Nachwirkung.

Nicht nur aufgrund der Erfahrung mit vielen kleinen »Übergriffen«, die vom Erwachsenen oft als gar nicht so dramatisch eingeschätzt werden, mag sich ein Kind dann beim Kinderarzt zum Beispiel nicht ausziehen (es könnte ja wieder eine Spritze bekommen ...). Die Gefahr einer Traumatisierung durch die Konfrontation mit unerwartet schwierigen Situationen oder verärgert-impulsivem oder gar missbräuchlich übergriffigem Verhalten von Erwachsenen ist aber auch sehr groß.

Wenn Eltern bei der impulsiven und nicht ungefährlichen Welteroberung der Kinder noch zugewandt-empathisch reagieren können, werden sie es zunächst mit vielen Erklärungen und gutem Zureden versuchen. Doch wird ihre unwillkürliche Verärgerung über manche »Lumperei« schnell groß – und die eigene Biografie ist in einer solchen Situation eben nicht »präsent«! Der Erwachsene mit ADHS-Struktur sieht und weiß bekanntlich bei anderen alles (die Selbstwahrnehmung steht auf einem anderen Blatt). Und so weiß er natürlich genau, wie sich das Kind eigentlich verhalten sollte ...

Sind die Eltern selbst syndromtypisch und mit entsprechender Lerngeschichte schnell verunsichert, überrascht und irritiert, vielleicht auch zunehmend ängstlich-hilflos oder ärgerlich-hilflos, wird immer öfter impulsiv geschimpft oder auch über das kindliche Verhalten gejammert. Je erschöpfter der impulsive, schnell irritierte Elternteil mit ADHS wird, desto schneller reagiert er spontan »sauer« und syndromtypisch heftig. Sein ungeduldiges Drängeln, wenn das Kind nicht folgt, und seine zunehmende Kritik an dessen scheinbar unbeirrter Wiederholung von Verbotenem führen beim Kind zu sofortiger, emotional extremer und impulsiver Abwehr, indem es weint, schreit, sich im Wutanfall auf den Boden wirft und bockig blockiert ist. (Der selbst betroffene Erwachsene hat in aller Regel schon längst vergessen, dass er ein solches Verhalten von sich selbst kennt.) Aber süß, pfiffig, von strahlender Fröhlichkeit, wie es ebenfalls sein kann, vor allem, wenn man mit ihm allein ist, hat ein solches Wonnekind ja dann auch wieder seine entzückenden Seiten!

Nicht nur in »schwierigen Phasen« kommt es nun jedoch immer häufiger zu genervten Auseinandersetzungen, sowohl bei den oft nicht reibungslosen Alltagsabläufen in der Familie als auch im Beisein anderer: Ein erstes »Bloßstellen« des Kindes beginnt.

Ungebetene und häufig unerwünschte Kommentare aus dem Umfeld der Eltern bagatellisieren dann mit Sätzen wie: »Jungs sind eben wild!« Oder: »Ganz der Opa!« Besserwisserisch heißt es aber auch: »Du musst eben besser auf das Kind aufpassen!« Ärgerlich und wenig hilfreich sind Vorhaltungen wie: »Aber du wolltest doch ein Kind!« Vollends entmutigend und abkanzelnd wirken Kommentare wie: »So schwierig kann es doch nicht sein, solch einen kleinen Spatz zu erziehen.« Oder auch einschüchternde Warnungen wie: »Denk doch mal an die Nachbarn!« (Manche Familien mit von ADHS betroffenen Kindern erhielten schon wegen des »ständigen Gebrülls« eine Kündigung der Wohnung ...)

Das Kind entwickelt in diesem frühen Alter häufig schon statt einem Basisgefühl von »Autonomie« (frei nach Erickson 1993) hintergründig leider erste Schuldgefühle und Selbstzweifel. Verstärkt wird dies noch durch die Reaktionen der ihrerseits verunsicherten Erwachsenen, die beispielsweise eine »negative Kontaktaufnahme« mit Gleichaltrigen nicht verstehen, wie das Schubsen eines anderen Kindes oder der Versuch, diesem vielleicht nur ruckartig etwas wegzunehmen (bei dem typischen mangelhaften Dosierenkönnen grober Kraft bei ADHS). Das Gehirn scheint, wie die Forschung erkennt, emotional besetzte Reize sofort zu registrieren. Bei ADHS entstehen bei der Reizoffenheit durch die Dysregulation der Neurotransmitter beziehungsweise der Neuromodulatoren offensichtlich besonders früh und schnell sehr viele negative »Hintergrundassoziationen« in der Lerngeschichte. Bestimmte Satzanfänge lösen oft schon früh im Leben eine »allergische Reaktion« aus, vor allem wenn der Tonfall der Bezugsperson scharf oder jammernd wird. Bei unausweichlich häufiger Wiederholung von Ermahnungen, die damit gut »verautomatisiert« sind, lösen diese zwar nicht die erwünschte Handlung oder Einsicht aus – aber sofort ein unschönes Gefühl. Kinder mit ADHS und mit guter bis sehr guter Begabung, die einfach noch sensibler und verletzlicher sind, können auch durch spezielle »Verhaltensverschreibungen« (die nicht einmal so oft wiederholt werden müssen) traumatisiert und immer wieder »retraumatisiert« werden – mit augenscheinlich lebenslanger und leider nicht zu löschender Nachwirkung. Auch hier gilt möglicherweise: »Driven by emotion« (nicht nur »Driven to distraction«, wie es Hallowell und Ratey 1994 formulierten).

> Der entrüstet-vorwurfsvolle Satz der Mutter, »Nimm dich doch nicht immer so furchtbar wichtig!«, tat schon im Alter von fünf Jahren so weh, als man doch nur eben das Stück Käsekuchen haben wollte, das unten so viele Rosinen hatte, die man »sofort gesehen hatte«. Und ihre Frage »Wozu brauchst denn du ein großes Auto?« schmerzt mit 47 Jahren immer noch, da im selben Tonfall gestellt wie vor vielen Jahren. Es scheint im wahrsten Sinne des Wortes »verrückt« zu sein.

Im Vorschulalter hat sich oft bereits hintergründig eine deutlich irritierte Grundstimmung herausgebildet, misstrauisch erwarten viele Kinder mit ADHS tendenziell eher Feindseligkeit. Noch immer ist es hypersensibel, extrem »personenbezogen«, spürt sofort, ob ihm jemand gewachsen ist und ob es jemanden mag, ist nach wie vor äußerst affektlabil und immer extrem in seiner Stimmung.

Es lassen sich allgemein zwei »Kindertypen« mit ADHS unterscheiden. Der eine ist wach und offen, »guckt« gern neugierig in die Welt und fasst dabei alles an. Er kann schlecht zuhören, nicht stillsitzen, nicht abwarten, nicht bei der Sache bleiben, redet dazwischen etc. Der andere Kindertyp zeigt sich träumend, abwesend und oft verzögert in der Reaktion. Zum Teil zeigt er sich auch trennungsängstlich und weint sehr schnell. Beide Kindertypen wirken zudem häufig diskret »unkoordiniert« und »dysrhythmisch«. Bei Situationswechseln haben sie Schwierigkeiten mit Übergängen jeder Art, es sei denn, der Wechsel ist von ihnen selbst erwünscht.

Charakteristisch zeigt sich Folgendes: Das Kind versteht »miss«, das heißt, es fasst nur ungefähr ein Drittel einer spontan geäußerten Aufforderung Sinn erfassend und Bedeutung stiftend auf – es sei denn, sie ist reizvoll. Das Kind interpretiert »miss« auf der Grundlage seiner bisherigen Erfahrungen – es sei denn, die- oder derjenige, mit dem das Kind eine Erfahrung macht, ist aus seiner Sicht »lieb« und damit einschätzbar. Und das Kind handelt »miss«, das heißt es macht Dinge kaputt, verliert sie und trödelt – es sei denn, etwas ist für das Kind sehr interessant. Die Basis für viele pathologische Entgleisungen in der Interaktion und in der lerngeschichtlichen Entwicklung ist somit gelegt.

Immer deutlicher zeigt sich, dass sich bei Kindern mit ADHS die so genannte »Theory of Mind« nicht gut entwickelt. »Theory of Mind« bezeichnet die Fähigkeit, schon im Vorschulalter allmählich »wahrzunehmen«, dass andere Personen ihre eigene Wahrnehmung haben, und auf diese Weise anderen mentale Zustände zuschreiben zu können beziehungsweise die mentalen Zustände anderer modellieren zu können. Diese Fähigkeit, auch »Mind-reading« genannt (Baron-Cohen 1995), wurde experimentell bei schizophrenen Patienten beforscht, doch leider noch nicht bei ADHS, obwohl ein allgemeiner Konsens besteht, dass eine angemessene Selbst- und Fremdwahrnehmung für alle Kommunikationsprozesse wesentlich ist. Trotz aller Empathiefähigkeit reift ja leider bei Menschen mit ADHS auch der »automatische Pespektivewechsel« nicht heran (vgl. u.a. Neuhaus 2000/2003), der bis zum Beginn der Pubertät entwickelt sein sollte. Ein Kriterium für ADHS in der Wender Utah Rating Scale ist bezeichnenderweise »die Unfähigkeit, Dinge vom Standpunkt des anderen aus zu betrachten«.

Das kindliche Verhalten wird von den (jetzt oft nur noch mühsam) zugewandt-empathischen Eltern mit immer wieder neuem Erklären zu korrigieren versucht. Mit dem Kind wird diskutiert, man versucht es (erfolglos) zur Einsicht zu bewegen ... Eltern in den westlichen Ländern sind heute oft sehr darum bemüht, das Kind schon frühzeitig »selbstständig« entscheiden zu lassen, zumal sie durch die Erziehungsliteratur auch dazu angehalten werden.

Der eher überrascht-irritiert reagierende Elterntyp beobachtet und bewertet: »Wenn du willst, kannst du doch!« Das Schimpfen wird zunehmend drastischer, meist ohne jegliche Herabwürdigungsabsicht. Ein Vergleichen mit Gleichaltrigen oder Geschwisterkindern ist für das Kind nur bloßstellend. Strafen werden angedroht, wobei der ängstlich-hilflose Elterntyp dann schlussendlich eher nachgibt, der ärgerlich-hilflose tatsächlich straft, leider häufig impulsiv überzogen oder bisweilen fatalerweise auch mit Liebesentzug, der wohl die schlimmste Strafe für einen Menschen mit ADHS darstellt. Er will zwar »selbstbestimmt« sein, scheint aber auf ein Feedback und die Präsenz eines Gegenübers, das er mag, regelrecht angewiesen zu sein.

Der eher wütend-erschöpfte Elternteil übt impulsiv, heftig und sicher »invalidierend« herbe Kritik, verbietet und schlägt. Solche Reaktionen vonseiten der Eltern werden nun vom Umfeld zunehmend kritisch beobachtet und selbstverständlich kommentiert. Je nach Einschätzung des Außenstehenden heißt es dann »Na ja, das wird schon noch …« oder »Das wächst sich aus« bis hin zu »Ich verstehe nicht, dass Sie so reagieren …« oder »Lassen Sie den mal in die Schule kommen!«. Sind Elternreaktionen drastisch, wird schnell achselzuckend angemerkt: »Kein Wunder!« Oder im Gegenteil ganz entrüstet: »So geht das aber nicht!«

Das Selbstwirksamkeitsempfinden des noch sehr zugewandten Elternteils und sein Selbstwertgefühl beim erzieherischen Vorgehen nehmen ebenfalls immer mehr ab. Je nach eigener Erfahrung und Lerngeschichte erfolgt zunehmend eine Dekompensation des selbst betroffenen (und oft selbst »vorgeschädigten«) Elternteils, der sich besonders schnell durch widersprüchliche »Meinungen« verwirren lässt, vor allem wenn aus seiner Sicht jemand kompetent erscheint. Je nach Subtyp und Comorbidität beginnt sich eine mehr oder minder gravierende Interaktionsproblematik in der Familie zu entwickeln, die durch die immer problematischeren allgemeinen Umgebungsvariablen für Menschen mit ADHS zusätzlich verstärkt wird.

Trotz der oft überraschenden Kreativität, der treffsicheren Kommentare, über die man herzlich lachen muss, oder der anrührenden Hilfsbereitschaft, wenn die Mama mal richtig krank ist, entwickelt das Kind statt der Fähigkeit, auf angepasste Weise die Initiative zu ergreifen und damit »in der Gruppe bildbar« zu werden (eine Definition der Schulreife), eher die Tendenz, sich irritiert zurückzuziehen, oder ein zunehmend oppositionelles Verhalten. Verstärkt wird dies durch die typischen und häufigen »Kollisionen« sowohl im Lern- und Leistungsbereich als auch im sozialen Miteinander, da das Kind ja leider noch immer weder abwarten noch Frustrationen aushalten kann.

Bei der Betrachtung des Wahrnehmungsstils von ADHS vor dem Hintergrund aktueller Hirnforschung wird deutlich, was bei den Kindern abläuft. Je stärker emotionsunterlegt eine Wahrnehmung ist, für umso wahrer und realistischer wird sie gehalten. Das reizoffene, emotional scheinbar ungebremst-extreme Kind hält den Papa sofort für »gemein«, wenn er etwas verbietet. Spricht das Kind das noch aus und wird dabei laut, rutscht es, von außen fast hysterisch anmutend, in eine extreme Emotion hinein und gleitet dabei in den Hyperfokus. Es scheint von seiner Wahrnehmung und seinem Gefühl regelrecht »gefangen« zu sein. Ähnlich ergeht es ihm, wenn es unbedingt etwas tun will, sich etwas »in den Kopf gesetzt hat«. Es kann sich weder abbremsen noch umorientieren. Da es sich offensichtlich auf der ständigen unbewussten Suche nach »Homöostase«, der emotional nötigen Balance, befindet, braucht es dann sofort und unbedingt etwas Süßes, ein ganz bestimmtes neues Spielzeug im Laden (das zunächst reizt, später jedoch nicht mehr interessant erscheint ...) oder ein ständiges Feedback (das »ewige Gemama«, das Müttern auf die Nerven geht).

Die Fähigkeit, die Langzeitkonsequenzen seiner Ideen, seiner Aussagen und seines Handelns zu überblicken, besteht nicht. Das Kind fühlt sich in seiner subjektiven Wahrnehmung mit schneller, einseitiger Bewertung polarisierend immer »irgendwie zurückgesetzt« und ungerecht behandelt. Oft möchte es deshalb schon früh sein Leben selbst in die Hand nehmen, merkt aber immer wieder schnell, dass das doch noch nicht geht. Entsprechend kann ein kleiner Junge von 4½ Jahren abends beschließen, dass er jetzt sofort ausziehen möchte, statt ins Bett zu gehen. Nachdem er dann ein paar Minuten mit seinem Puppenkoffer, in den er sehr ernsthaft seine Utensilien gepackt hat, auf der Straße verbracht hat, kommt er sichtlich ernüchtert mit dem knappen Kommentar zurück, dass es draußen zu kalt sei.

Im Grundschulalter erscheint Kindern mit ADHS hintergründig leider schon vieles »schmerzhaft« und macht keinen Spaß (Malen, Zähneputzen und vieles mehr). Vieles empfinden sie als »langweilig«, tatsächlich bedeutet »langweilig« aber eigentlich »schwierig«. Beides ist auf jeden Fall emotional negativ besetzt und bezieht sich beispielsweise auf das Aufräumenmüssen (weil einem vielleicht niemals jemand gezeigt hat, wie ein »strategisches Aufräumen« funktioniert: mit großen Gegenständen beginnen und sich systematisch durch das Chaos zu den jeweils kleineren durcharbeiten). Langweilig oder schwierig erscheint es ihnen auch, »lieb ins Bett gehen zu sollen« (weil man eigentlich gar nicht so richtig versteht, warum es so schlimm sein soll, wenn man stundenlang mit Wasser, Zahnbürste und Zahnpasta spielt ...).

Das Kind trödelt und reagiert nach wie vor heftig auf plötzliche Veränderungen und vor allen Dingen auf Hektik – mit dem dadurch entstehenden hohen Erregungsniveau kann es überhaupt nicht umgehen. Es weiß selber nicht – und die Eltern auch nicht –, warum es nicht flüssig über eine gerade erlebte Situation berichten kann, warum es sich und die eigene Leistung nicht einschätzen kann, warum es ihm immer noch Schwierigkeiten bereitet, abzuwarten, bis es an der Reihe ist, oder warum es immer noch nicht oder nur schlecht beim Spiel verlieren kann.

Das Kind zeigt und lebt »extreme Gefühle«, kann aber auf Fragen nach dem Grund seiner Befindlichkeit nicht oder nicht nachvollziehbar darüber berichten. Durch die vielen Vorhaltungen, die es sich anhören muss, weil ADHS als andere Art, die Welt zu sehen und darauf zu reagieren, vonseiten des Umfelds nicht verstanden wird, fühlt es sich im Laufe seiner Entwicklung immer stärker missverstanden, leider auch oft ungeliebt, verzweifelt und überwältigt, was es dann (für Eltern oft sehr erschreckend) im »Gefühlsabsturz« auch äußern kann.

Und nun kommen noch die typischen Schulschwierigkeiten dazu: die meist mühsamen Prozesse des Schreiben- und Lesenlernens, vor allen Dingen, wenn es um flüssiges, lautes Lesen geht. Rechnen klappt ja oft ganz gut, wenn da nur nicht die verflixten Textaufgaben wären (für die man unaufgeregt jedes Wort nacheinander Sinn erfassend und Bedeutung stiftend aufnehmen und sich merken können sollte ...).

Das Kind registriert »vorbewusst«, dass andere, die genauso alt sind, »irgendwie« anders sind. So kann ein 9-Jähriger äußern: »Ich kann es doch nie so machen, wie ihr es von mir wollt.« Eine 10-Jährige registriert vielleicht, dass sie sich Dinge, die die Mama früher gesagt hat, besser merken kann als das, was sie jetzt sagt. Ein 10-Jähriger kann verzweifelt sagen: »Mama, ich weiß es, aber mein Kopf findet es nicht mehr!« Und nach wie vor versteht das Kind nur etwa ein Drittel einer Aufforderung – es versteht »miss«. Wird es ihm anders erklärt, versteht es auch von dieser anderen Erklärung nur ungefähr ein Drittel. Und verändert sich daraufhin der Tonfall des Erwachsenen, versteht es sogar noch weniger – zum Schluss weiß es wirklich nicht mehr, was gemeint war.

Aufgrund der zunehmenden negativen Erfahrungen, die es macht, interpretiert das Kind »miss«. Es handelt auch nach wie vor »miss«: Aus Versehen macht es etwas kaputt, verliert etwas, schusselt, trödelt, wirft das Glas um, die Spaghetti rutschen vom Teller, in der Schule zerkrümelt es so nebenbei den Radiergummi, zerbeißt den Füller etc.

Von (jetzt nur noch höchst mühsam) zugewandt-empathischen Eltern kommen immer drängender gut gemeinte, moralisierende Appelle wie »Streng dich doch an!« oder »Man braucht doch einen guten Schulabschluss, nun gib dir doch mal Mühe!« oder »Man kann schon, wenn man will!«. Der eher überrascht-irritierte Elternteil wird – ängstlich-hilflos – mahnen und dann in zunehmender Resignation alles Mögliche ausprobieren. Der eher ärgerlich-hilflos reagierende Elternteil wird vielleicht versuchen, das Kind eher »auflaufen« zu lassen, das heißt, es aus den natürlichen Konsequenzen seines Verhaltens lernen zu lassen. Aus der Strafandrohung wird jetzt mit größerer Wahrscheinlichkeit tatsächlich eine Strafe, oder möglicherweise wird schon vorwegnehmend ironisch kommentiert, dass jetzt ja wahrscheinlich sofort wieder alles schief gehen werde ... Der enttäuscht-erschöpft-wütende Elternteil wird vielleicht abwertend äußern, dass das Kind offensichtlich nur »zu blöd« sei, oder ihm prophezeien, dass aus ihm »sowieso nichts werden könne«.

Zusätzlich erhält das Kind von den Lehrern in der Schule viele Kommentare, die den Eltern aufgrund des Notendrucks oft relevanter erscheinen als die Kommentare, die vorher von den Erzieherinnen im Kindergarten kamen: »Pass doch auf!« oder »Träumst du?« oder »Kannst du immer noch nicht ...?« oder »Wie oft muss man dir noch sagen ...?« etc. Im Zeugnis steht zum Beispiel: »Er sollte sich noch mehr bemühen, zügig und planmäßig zu arbeiten sowie sich nicht ablenken zu lassen.« (Im Zeugnis des Vaters hieß es schon, dass er sorgfältiger arbeiten solle und es leider noch nicht gelernt habe, sich mit ganzer Kraft auf seine Aufgabe zu konzentrieren ...)

Noch mehr als im Kindergarten wird den meisten Kindern mit ADHS (wenn sie nicht ein sehr freundliches, prosoziales Wesen haben – das aber oft zur Ausnutzung führt!) deutlich, dass sie wohl auch in der Klassengemeinschaft nicht richtig dazugehören. Sie werden bisweilen immer noch nicht zu Kindergeburtstagen eingeladen, ihnen wird offen gesagt, dass sie nicht mitspielen dürfen, »doof« sind oder es »nicht raffen«. Andere wissen offensichtlich genau, wer schuld war, wenn etwas passiert: »Frau Maier, der Stefan hat schon wieder ...«

Hintergründig spürt das Kind jedoch immer deutlicher, dass es auf seine vertrauten Bezugspersonen trotz aller Vorwürfe regelrecht angewiesen ist, je mehr Misserfolge es im allgemeinen Lebensumfeld zu verbuchen hat. Es leidet unter dem typischen Anecken bei Gleichaltrigen und den Ausgrenzungserlebnissen, die schon jetzt bisweilen wie Mobbing erscheinen können. Es wird »nicht damit fertig«, gehänselt zu werden, und wittert schnell überall ein bisschen Feindseligkeit. Und so sucht das Kind sich beispielsweise darüber Zuwendung, dass es sich von der Mama ein bisschen »Rückenkraulen« abholt, um selbstgewählt wieder in seine Balance zurückzufinden. Vielleicht hat es noch im Alter von 10 Jahren das Bedürfnis, ab und zu bei Mama und Papa zu schlafen, oder es rutscht zur großen Schwester ins Bett, auch wenn man tagsüber erbittert gestritten hat.

Kinder mit ADHS unter 12 Jahren haben, wenn sie nicht zu Hause übernachten, schnell extremes Heimweh. Man kann sogar eine regelrechte Sehnsucht nach dem ansonsten so verhassten Geschwisterkind beobachten, wenn dieses gerade nicht da ist. Von diesen nur scheinbar widersprüchlichen und unverständlichen Verhaltensmustern berichten Eltern solcher Kinder in den verschiedensten Variationen immer wieder.

Etwa im Alter von 8 oder 9 Jahren, wenn das Kind noch in der »eidetischen Phase« der kognitiven Entwicklung verhaftet ist, das heißt, wenn Fantasie und Wirklichkeit sich noch miteinander vermischen, beginnt es angesichts der vielen Dinge, die es in seiner Umwelt beobachtet, schnell eine existenzielle Bedrohung zu empfinden. Es bekommt nun oft panische Angst, die Eltern, die es »trotz allem« heiß und innig liebt, beispielsweise durch einen Unfall oder ein anderes Unglück zu verlieren. Bisweilen hat es Angst, selbst gekidnappt zu werden, oder es hat Angst vor Einbrechern – mit oft heftiger Auswirkung auf die ohnehin mühsame Einschlafprozedur.

In der Schule entstehen zunehmend Erwartungs- und Prüfungsängste, zusätzlich verstärkt sich meist die hintergründige Besorgnis, nicht »richtig zu ticken«. Spontan wird dann geäußert: »Ich bin eben zu blöd!« Oder: »Keiner mag mich!« Oder im schlimmsten Verzweiflungsabsturz, der Eltern nachhaltig beeindruckt, gar: »Am liebsten wäre ich tot!«

Sich gegenseitig im Alltag verstehen zu können, erscheint sowohl den Eltern als auch dem Kind zunehmend schwierig. Interessiert sich ein Kind mit ADHS für etwas, versinkt die Welt regelrecht um es herum, und es will eine geliebte Beschäftigung immer wieder aufnehmen. Was es auch tut, scheint aber verkehrt: »Du bist ja lesesüchtig!«, »Es muss doch jetzt nicht alles so perfekt sein!« oder »Kannst du nicht mal eine Pause beim Klavierspielen machen?«

Nicht alle, aber viele Kinder mit ADHS entwickeln im Lern-/Leistungsbereich und im sozialen Interaktionsbereich nun statt Eifer und Fleiß, die für die nötige Akzeptanz durch die Umgebung sorgen, leider eher ein Gefühl der Niederlage und des Ausgegrenztseins (wiederum frei nach Erik Erikson). Oder sie scheinen eine Beschäftigung einfach zu übertreiben. Die Verstimmungszeichen werden deutlicher mit oft depressiv anmutenden Einbrüchen und Vermeidungsverhalten.

Das eher traumend-scheue, irritierte Kind wird noch ängstlicher und kompensiert dies im Alter von 8 bis 9 Jahren oft mit »abergläubischen Ritualen«, die bei ADHS und entsprechender Disposition leider oft ins Zwanghafte entgleisen können. Der eher oppositionelle, abwehrende Typ wird zunehmend aggressiv und »tut sich dann etwas Gutes« am PC oder am Gameboy. Schon früh scheint er regelrecht computersüchtig zu sein.

Neigt ein begabtes Kind mit ADHS zur Somatisierung, findet es unter Umständen das Bett gemütlich. Hier ist es viel leiser als in der Schule, und man kann dort gemütlich lesen … Offensichtlich auf der ständigen Suche nach gefühlsmäßiger Homöostase, scheint fast jedes Kind mit ADHS sein Taschengeld sofort ausgeben zu »müssen«, sobald es welches erhalten hat. Und obwohl ein solches Kind »verhaltensoriginell«, kreativ, interessiert und wissbegierig erscheint und zunehmend »gerechtigkeitsfanatisch«, kann es dadurch verblüffen, dass es, noch immer sehr kleinkindhaft anmutend, ab und an die Nähe der Eltern sucht, wenn es darauf eingestellt ist. So kann es geschehen, dass es sich beispielsweise noch mit 10 oder 12 Jahren auf den Schoß der Mutter setzt …

In der Pubertät hat sich das hintergründige Gefühl, »irgendwie« ein Trottelchen, ein Chaot, ein Clown, ein Loser etc. zu sein, immer deutlicher verfestigt, gleichzeitig besteht der dringende Wunsch dazuzugehören. Der Jugendliche mit ADHS ist noch immer egozentrisch, sieht und bewertet noch immer alles aus seiner sehr eigenen, subjektiven Perspektive. Nach wie vor hat er das Gefühl, eigentlich alles so machen zu können wie das Gegenüber. Wenn etwas nicht klappt, ist beispielsweise der Gegenstand schuld und nicht er selbst (so hat der blöde Toaster natürlich den Toast verbrannt ... – gemäß der typisch »artifizialistischen« Denkweise). Weiterhin ist er »hyperreagibel« und hypersensibel, zeigt eine spontane und ausgeprägte Empathiefähigkeit und Hilfsbereitschaft, wenn es darauf ankommt, und setzt sich für andere ein. Im Notfall ist er einfach »super« und erweist sich als genial-einfallsreich und innovativ (als tatsächliche Kompetenz und nicht etwa als »Scheinkompetenz«). Aber der Jugendliche mit ADHS ist nach wie vor desorganisiert und lebt im Hier und Jetzt. Er ist unfähig zu einer überlegt-abgewogenen Entscheidung und trifft eine solche entweder spontan »aus dem Bauch heraus« – oder gar nicht. Er wirkt in seiner intuitiven, überraschend einfühlsamen Beurteilung von Zusammenhängen oft auf eigenwillige Weise reif (resultierend aus der eigenen Erfahrung in Kombination mit den Intelligenzressourcen), ebenso in seiner Fähigkeit, für andere präsent zu sein. Jedoch hinsichtlich seiner Selbstkontrolle und Eigenorganisation erscheint er immer wieder wie ein »lang gezogenes Baby«. Das liegt an der syndromtypischen deutlichen »seelischen Entwicklungsverzögerung«: Die Fähigkeit, sich selbst zu überwachen und zu kontrollieren, ist bei einem Jugendlichen mit ADHS etwa so entwickelt wie bei einem etwa 30 % jüngeren Kind beziehungsweise Jugendlichen (vgl. Neuhaus 2000).

Ausgesprochen »selbstbestimmt« dagegen verschreckt der 13-Jährige seine Eltern, indem er ankündigt, mit gepacktem Rucksack das Elternhaus »für immer« zu verlassen, weil er in den Ferien eine unangenehme Arbeit für die Schule verrichten soll. Ein Jugendlicher im Alter von 16 Jahren will vielleicht lieber ins Heim gehen als in diesem »furchtbaren« Elternhaus weiter vor sich hin zu vegetieren. Viele wären am liebsten schon mit 12 oder

13 Jahren volljährig – sind aber ganz sicher nicht fähig, die entsprechende Eigenverantwortung zu übernehmen.

Natürlich sind alle Jugendlichen unausgeglichen, haben »Probemeinungen« und versuchen, sich von ihren Eltern abzugrenzen. Wohl ausnahmslos alle orientieren sich an von ihnen ausgewählten Gruppen Gleichaltriger und identifizieren sich mit deren Ansichten und Einstellungen. Und selbstverständlich haben alle Jugendlichen Stimmungsschwankungen, die sich zum Teil heftig äußern. Aber für die meisten Jugendlichen gilt, dass sie ihre Gefühle erkennen und bis zu einem gewissen Grad »vorsätzlich« kontrollieren können. Sie sind in der Lage, zu entscheiden, welche Objekte und Situationen sie für sich zulassen wollen und welche nicht. Menschen mit ADHS, in welchem Alter auch immer, haben damit große Probleme.

Beim Übergang in die Adoleszenz drängt sich ihnen immer häufiger die Frage auf: »Woher wissen die anderen, wann man den Mund aufmacht und wann zu?« Wenn sie von einer Sache oder Person begeistert sind, spüren sie überhaupt nicht, dass sie das Gegenüber häufig »zutexten«. Auf der anderen Seite scheint es ihnen große Probleme zu bereiten, neue und vielleicht nicht ganz so interessante Leute kennen zu lernen oder einen Small Talk zu halten. Mädchen fühlen sich deshalb häufig schon sehr früh »sicherer«, wenn sie eine Zigarette in der Hand halten. Viele Jugendliche stellen im Übrigen irgendwann einmal fest, dass sie durch den Zug an der Zigarette für einen Moment etwas »konzentrierter« sind und mit einem Joint intus »cool« wirken.

Noch immer versteht der Jugendliche »miss« und interpretiert gemäß seiner Erfahrung »miss«. In der Pubertätsphase führt dies zu teilweise sehr eigenwilligen Empfindungen und Einschätzungen:

> »Wieso findet ihr es eklig, dass ich Teller in meinem Zimmer habe? Der Hund schleckt doch alles fein säuberlich ab, somit sind die Teller doch fast vorgespült!«
>
> *Patriz, 16 Jahre, Gymnasiast*

Aus Sicht der Eltern orientiert sich der Jugendliche mit ADHS leider oft an recht eigenwilligen Menschen, die er »interessant« findet. In der physiologischen, bei ADHS sehr extrem verlaufenden Ablösungsphase bestätigt ihn dies ohnehin nur in dem Gefühl, dass ihm jeder sowieso nur »ans Leder will«.

Die Reaktionen der Eltern, die vormals noch meist zugewandt-empathisch waren, werden spätestens jetzt deutlich emotionaler, da sie durch das Verhalten des Jugendlichen selbst verletzt sind: »Es tut mir weh, dass du …«, »Warum siehst du nicht endlich ein, dass …«, »Es muss doch endlich auch einmal etwas von dir kommen!« bis zu »Ich will doch nur dein Bestes!«.

Die eher überrascht-irritierten und ängstlich-hilflosen Eltern resignieren zunehmend, bitten, jammern, schimpfen, nörgeln und reagieren mit Verhaltensverschreibungen: »Du müsstest …, Du solltest …« etc. Die überrascht-irritierten, ärgerlich-hilflosen Eltern versuchen, ähnlich bemüht wie die oben Genannten, jeden Tag aufs Neue, den Jugendlichen zur Einsicht zu drängen. Sie fühlen sich immer wieder negativ »überfallen« und entwickeln einen mindestens ebenso problematischen »Dauerjaulton«, den die Jugendlichen nicht leiden können und der sie definitiv an einer Einstellungsänderung hindert, die zur Kompensation führt (vgl. Neuhaus 2000).

Der vormals wütend-erschöpfte, übergriffig reagierende Elternteil wird immer entwertender in seinen Vorhaltungen: »Du bist das Hinterletzte!« oder »Mit dir muss man sich schämen!«.

Zusätzlich erhalten die Eltern aber auch Kommentare aus dem Umfeld der Erwachsenen, die völlig widersprüchlich erscheinen, wie: »So wie ihr Sohn engagiert sich niemand bei einem Gemeindefest!« oder »Auf die schauspielerische Begabung ihrer Tochter können Sie wirklich stolz sein!«, bis hin zu »Ein Jugendlicher wie ihr Sohn hat an unserer Schule definitiv nichts zu suchen!«.

Von den Gleichaltrigen kommen ebenso gegensätzliche Kommentare: »Mit dem kannste Spaß haben!« – vor allem beim Sport, bei Hochrisikoaktionen oder beim Herumprobieren mit allen möglichen Dingen im so genannten »Fun-Bereich«. Oder: »Wenn man ihn braucht, ist er da, sonst ist er halt ein bisschen chaotisch.« Aber auch: »Sie ist okay, aber leider völlig exotisch!« Alle diese Kommentare und Reaktionen führen beim Jugendlichen leider meist definitiv statt zur notwendigen positiven Ich-Identitätsentwicklung im Übergang zur Adoleszenz mehr und mehr zur Verwirrung.

Wenn der Jugendliche die Eigenanteile an Missverständnissen oder Misserfolgen überbewertet, neigt er dazu, sich selbst »klein« zu machen und negativ zu beurteilen sowie schnell »die Befürchtung der Befürchtung« zu generieren und sich in etwas hineinzusteigern. Ein solcher Jugendlicher wird sich zunehmend rechtfertigen, sich schnell gemobbt fühlen – und sich unter Umständen irgendwann mit einer abrupten Einstellungsänderung sehr disziplinieren, was dann oft perfektionistisch anmutet und zum Teil gar zwanghaft und restriktiv gegen sich selbst.

Wenn der Jugendliche die Eigenanteile an Missverständnissen oder Misserfolgen dagegen unterbewertet, wird er zunehmend dazu neigen, aggressiv abzuwehren, andere »platt zu walzen«, ihnen Schuld zuzuschieben und gegebenenfalls andere sogar zu mobben. Strafandrohungen und Vorhaltungen werden unter anderem mit Sätzen kommentiert wie: »Ist mir doch egal.« Solche Jugendlichen können fatalistisch und gar bedrohlich erscheinen, doch im Umgang mit aus ihrer Sicht »wichtigen« Personen wie Jugendsachbearbeitern der Kriminalpolizei, Jugendgerichtshelfern oder Richtern zeigen sie sich zum Teil verblüffend kooperativ und einsichtig. Im Moment der Vernehmung sind sie hochaktiviert, hochmotiviert und hyperfokussiert, um die eigene Haut zu retten, dauerhaft werden sie ihr Verhalten aber leider nicht ändern …

Je nach Umfeld und Nische wird sich der Jugendliche, der seine Eigenanteile überbewertet, unter Umständen selbstschädigend verhalten, da der empfundene Schmerz beim »Ritzen« der Haut beispielsweise kurzfristig regelrecht befreiend und teilweise sogar Lust erzeugend wirkt (wenn der physische Schmerz den psychischen übertönt).

Lernen versüßt man sich mit Essen, wobei unter Umständen das Maß verloren und plötzlich registriert wird, dass man Speck ansetzt. Aber – man kann ja essen und dann wieder alles von sich geben (Genuss ohne Reue?). Als extrem positiv wird jedoch auch das Gefühl des Sich-Beherrschen-Könnens beim Essen empfunden, der Eindruck, das Hungergefühl völlig unter Kontrolle zu haben. Endlich beherrscht man selbst auch einmal etwas »super«, zudem fühlt man sich immer leichter (vgl. unter anderem Neuhaus 2000, 2002).

Derselbe/dieselbe Jugendliche kann sich aber auch irgendwann plötzlich ausgesprochen angepasst und fürsorglich verhalten. In der Bemühung, vor allen Dingen »nett und lieb« zu sein, wird versucht, den Botschaften aus der Erziehung sowie dem eigenen Anspruchsniveau gerecht zu werden, einem großen Wunsch nach sozialer Akzeptanz entsprechend, mit oft großen Anstrengungen. Im verzweifelten Versuch, sich zu disziplinieren, ist unter bestimmten Bedingungen niemand so gefährdet, es zu übertreiben, wie zum Beispiel die Jugendliche mit ADHS. Sie betreibt dann zum Beispiel exzessiv Sport bis hin zur Entwicklung einer »Anorexia athletica«, sie gönnt anderen alles und sich selbst nichts. Das kann unter Umständen zum Entstehen einer klassischen restriktiven Anorexie führen, die mit einer völlig verzerrten Körperwahrnehmung im Hyperfokus einhergeht und nur schwer zu behandeln ist.

Solche Jugendliche erscheinen äußerst rigide, wenn für sie immer deutlicher wird, dass sie sich unendlich anstrengen müssen, um nur annähernd das zu erreichen, was ihnen vorschwebt. Die Gefahr einer Entwicklung ernsthafter und bleibender Verstimmungen in Form von Depression, Dysthymie oder Ängsten (unter Umständen erheblichen Existenzängsten) ist groß. Wenn dann plötzlich der Wunsch nach irgendetwas Positivem entsteht, kann unter Umständen ein »kurzfristiges Beutemachen« ein kleines Hochgefühl und einen »Dopaminstoß fürs Belohnungssystem« verschaffen und durchaus vorübergehend zum Stehlen oder gar zur Entwicklung von Kleptomanie sowie von Kaufsucht führen. Hält man es gar nicht mehr aus, trinkt man vielleicht etwas Alkohol oder auch mehr … Beim Wahrnehmungsstil von ADHS besteht leider die Gefahr der Entwicklung von Sucht.

Der Jugendlichentyp, der seine Eigenanteile beim Zustandekommen von kontroversen Kollisionen mit dem Umfeld unterbewertet, entgleist im schlimmsten Fall in ein tyrannisch und narzisstisch anmutendes Verhalten. Er ist gefährdet, eine antisoziale Persönlichkeitsstörung zu entwickeln und vorübergehend (vor allen Dingen in der Pubertät und Adoleszenz) in die Kriminalität abzurutschen (vgl. Huber 2002) oder später beispielsweise als »Verkehrsrambo« aufzufallen.

In der positiven Kompensation wird er versuchen, andere zu führen, zu beraten, zu organisieren und zu unterstützen, zumindest so lange, bis es dann auch bei ihm zu problematischen und dann auch tyrannisch anmutenden Aktionen kommt. Er ist gefährdet, aktionssüchtig zu werden – gefährliche Bereiche sind High-Risk-Sport, waghalsige finanzielle Spekulationen, das Herumprobieren mit harten Drogen und daneben der fast selbstverständliche Konsum von Alkohol und Nikotin –, er ist aber auch gefährdet, irgendwann einmal in eine atypische, larvierte und agitierte Depression zu rutschen.

Zu diesen Ausformungen von ADHS, die fraglos »krass« anmuten, kommt es leider überzufällig häufig, wenn im Umfeld und beim Jugendlichen selbst keine Kenntnis über das »Syndrom der Extreme« besteht.

Und selbst wenn Eltern und das Umfeld Bescheid wissen (oft erst spät, wenn schon viele negative Erfahrungen in der Interaktion gemacht wurden), ist es entscheidend, inwieweit in der Interaktion der spezifische Wahrnehmungs- und Reaktionsstil bei ADHS auch berücksichtigt wurde – oder inwieweit trotzdem ein »normales« Funktionieren erwartet wurde (was sich tatsächlich als das größte Problem in der Eltern- und Lehrerberatung erweist).

Dennis, 16 Jahre alt, ist seit drei Jahren diagnostiziert, erhält Medikation und niederfrequent Gesprächspsychotherapie. Unaufmerksam und schusselig, wie er ist, werden ihm zu Hause unendlich viele Vorhaltungen in einem zurechtweisend-scharfen, aber auch jammernd-bittenden Ton gemacht. Hinweise auf seine »Blödheit« erhält er vor allen Dingen in der Schule. Die Identitätsentwicklung in der Pubertät führt zunehmend zur Selbstabwertung, in die er sich mittels Selbstverbalisation regelrecht hineinsteigert, wenn ihm etwas misslingt: »So etwas kann nur mir passieren, ich bin der blödeste Typ auf der Welt ...« Über solche Bemerkungen erschrocken, versuchen die Eltern ihn zu beruhigen (beide vom eher ängstlich-hilflosen Typus, ab und an ins Depressiv-Verzweifelte rutschend). Es erfolgt regelmäßig ein massives Aufschaukeln der Stimmung, Dennis »will« von seinen Eltern Erklärungen für seine Unzulänglichkeit haben. Diese lassen ihn nur noch mehr verzweifeln, so dass die Eltern ihn, da er sich inzwischen selbst heftig kratzt oder auch vorsätzlich Dinge kaputtmacht, in die Psychiatrie bringen. Dort dekompensiert er völlig verzweifelt und wird von den Eltern auf eigene Verantwortung wieder mit nach Hause genommen. Diese »Aktion« hält er nun den Eltern in jeder neuen Krise vor. Sie versuchen daraufhin ihrerseits noch hilfloser und noch schuldbewusster Erklärungen zu liefern, was bei Dennis zu neuerlichen Verzweiflungseskalationen führt.

Philipp, 16 Jahre alt, intelligent, impulsiv, überaktiv und chaotisch, ist seit dem 10. Lebensjahr diagnostiziert. Seinem überbordenden Verhalten wird zu Hause mit Appellen, Moralpredigten und ab und an auch mit Strafen begegnet. Er hat äußerst zugewandt-empathische Eltern, die hin und wieder impulsiv überreagieren. Sie mögen ihren Sohn jedoch sehr, verzeihen schnell und sind oft zu gutmütig. Philipp nimmt scheinbar ungerührt immer wieder Geld von den Eltern, benutzt heimlich das Fahrzeug seines Vaters, seitdem er 14 Jahre alt ist, und hat trotz intensiver therapeutischer Bemühung im Internat noch häufig Schwierigkeiten, sich im häuslichen Umfeld an die Regeln zu halten (er kostet seine Eltern zunehmend »den letzten Nerv«). Er selbst weiß, dass er immer wieder in eine problematische Situation kommt – aber eben auch wieder herausfindet. Optimistisch und naiv anmutend, verlässt er sich darauf, dass sich alles »irgendwie« wieder einrenkt. Und er wird so deutlich fordernder und empört sich dann mächtig, wenn er zum Beispiel bei einer Behörde oder in der Schule einfach nicht mehr mit einer charmant lächelnden Entschuldigung »durchkommt« ...

So wird wohl deutlich, dass die Diagnose und gegebenenfalls eine Therapie nicht prompt und sofort Abhilfe schaffen können – weshalb der Vorhalt, Eltern wollten beispielsweise durch Medikation ihr Kind nur ruhig stellen und sich von ihrer Erziehungsverantwortung entlasten, purer Zynismus ist.

Der Start ins Leben als junger Erwachsener gestaltet sich somit oft schwierig, ist aber meist subjektiv mit der optimistischen Hoffnung verbunden, dass man, wenn man endlich irgendwann auf sich allein gestellt ist, alles besser hinkriegen wird. Diese Hoffnung ist meist in der Wahrnehmung begründet, dass man allein deshalb Probleme hat, weil man sich eigentlich »nur« von den Werten der Eltern lösen wollte, unfähige Lehrer hatte und vieles mehr. Es besteht die Tendenz, die Probleme eher externen Ursachen zuzuschreiben, da die Eigenanteile »nebulös« erscheinen.

Ob man sich nun als Lebenskünstler definiert, indem man für alles minimalistischen Aufwand betreibt, oder in der gefundenen Berufsnische Gefahr läuft, zum Workaholic zu werden, indem man von der Tätigkeit so fasziniert ist, dass man hyperfokussiert und zum Teil Hervorragendes erreicht (mit entsprechender Anerkennung von außen, was natürlich beflügelt), oder ob man als ewig Suchender ständig die beruflichen Tätigkeiten, vielleicht auch Ausbildungen und/oder die »Beziehungskisten« wechselt und damit eventuell ein »Lebensbruchpilot« wird (mit allen Schattierungen, die dazwischen möglich sind) – stets erhält man von den Eltern weiterhin wohlmeinende Ratschläge.

Oft besteht zwischen den Eltern und dem jungen Erwachsenen noch eine recht »dicke Nabelschnur«. Von elterlicher Seite wird sie gespeist und am Pulsieren gehalten, weil die Hoffnung besteht, den jungen Erwachsenen doch noch auf irgendeine Art und Weise positiv beeinflussen zu können, vonseiten des jungen Erwachsenen, weil er den dringenden Wunsch nach ihrer Anerkennung verspürt: ihre Anerkennung seiner Bemühung, Leistung und Persönlichkeit in seiner ganzen Individualität. Nach Abflauen der pubertären Ablösungsphase ist man ja eigentlich auch wieder gesprächsbereit, wenn nicht ein totaler Bruch erfolgte, nur mag man sich nicht mehr »erziehen« lassen. Ein bisschen Geborgenheit im vertrauten Umfeld erscheint vielen jungen Erwachsenen noch oder wieder sehr erstrebenswert. Aber alles muss für sie absolut selbstbestimmt ablaufen.

Jugendliche mit ADHS können etwa seit ihrem 16. Lebensjahr zunehmend über sich und ihre Empfindungen sprechen und werden für ihre Eltern erreichbarer. Für diese ist zudem die nun größere Bereitschaft, auch einmal etwas ohne große Diskussion zu erledigen, sehr verstärkend. Beim selbst von ADHS betroffenen Elternteil keimt nun hocherfreut rasch die Hoffnung auf, dass der Jugendliche oder junge Erwachsene »vernünftig« geworden ist. Und natürlich wird für eine größere Mithilfe im Haushalt dann auch einmal ausnahmsweise das Auto zur Verfügung gestellt. Noch immer ist aber für den jungen Erwachsenen eine Ausnahme schnell die Regel. Steht bei seiner nächsten Anfrage das Auto nicht wieder sofort großzügig für ihn bereit, reagiert er wie früher verständnislos und enttäuscht und gerät sofort wieder in den Disput mit dem mindestens ebenso irritierten Elternteil ...

In einer eigenen Partnerschaft hofft der junge Erwachsene, seine Vorstellungen von Vertrauen, Nähe etc. verwirklichen zu können. Den anderen wird man sicher dazu bringen, das, was man erwartet, auf irgendeine Art und Weise zu erfüllen – es muss eben nur der Richtige sein ...

In ihrer festen Überzeugung, dass sie den Partner liebevoll ein bisschen erziehen oder modulieren können, muten viele junge Erwachsene mit ADHS fast ein bisschen naiv an. Dabei verfallen sie in ähnliche Verhaltensweisen, wie sie sie von ihren Eltern her kennen und unter denen sie als Kinder selbst gelitten haben, und reproduzieren diese wohlwollend und wohlmeinend in der eigenen Kindererziehung – wenn sie nicht irgendwann erfahren, was ADHS ist, sich damit auseinander setzen und eventuell kompensierend gegensteuern können.

ADHS und die Paarbeziehung – oder: »Es beginnt immer wieder neu ...«

Der Beginn einer Beziehung – meist mit ähnlich Strukturierten – verläuft nach einem meist ähnlichen Muster: Die Kontaktaufnahme erfolgt sehr spontan, empathisch und schnell, oft begleitet von einem rasch auffallend starken Gefühl von »Vertrautheit« oder »Seelenverwandtschaft« (Ausnahmen sind Betroffene mit soziophobischen Tendenzen oder Beziehungstraumata). Es scheint »irgendwie« ein dringendes Bedürfnis zu bestehen, relativ schnell viel von sich zu erzählen und auch über den anderen in Erfahrung zu bringen (wohl meist unbewusst getragen von dem Wunsch, sicherzugehen, dass das Gegenüber einen akzeptiert – auch wenn häufig eine etwas ängstliche Erwartungshaltung bezüglich einer Ablehnung besteht, was man der Person nicht unbedingt anmerkt). Natürlich gibt es immer Ausnahmen, aber dieses freundlich-fröhlich-offene, blitzschnelle Aufeinander-zu-Gehen – sogar zwischen Menschen unterschiedlichster Herkunft oder gar Nationalitäten – ist markant.

Wenn sie nicht schon viele schlechte Erfahrungen gemacht haben, neigen Kinder, Jugendliche und junge Erwachsene ohnehin schnell dazu, jemanden, den sie sympathisch finden, als »Freund« oder »Freundin« zu bezeichnen, was im Falle einer Enttäuschung schnell umkippen kann. Nach mehrfachem Scheitern sprechen viele später oft nur noch von »Bekannten« und benutzen das Wort »Freund« kaum noch.

In der ersten, wunderschönen Hochphase einer Liebesbeziehung (die natürlich »kickt«) können viele Menschen mit ADHS überhaupt nicht genug vom anderen kriegen. Sie kommunizieren miteinander, wann immer sie können, sind oft ungeheuer kreativ im Ausdenken von Überraschungen oder in ihren Ideen, das Gegenüber zu verwöhnen, turteln auffallend intensiv, scheinen sich so unbändig aneinander zu freuen wie Kinder und versuchen sich jetzt einander »völlig« anzupassen (natürlich individuell modifiziert durch alle möglichen lebensgeschichtlichen Erfahrungen!).

ADHS ist ganz sicher nicht eine lebenslange Verurteilung zu ständigen Beziehungsabbrüchen, Einsamkeit, Erfolglosigkeit und schlechter Elternschaft. Es gibt durchaus gute und tragfähige Partnerschaften und Familien, allerdings unter ganz speziellen Voraussetzungen. Da man in aller Regel aber unter sich bleibt, ist die Beziehungsgestaltung nachvollziehbar konfliktträchtig – und die Leidensfähigkeit mancher, die bei der Idealisierung ihres Gegenübers in den Hyperfokus geraten, erscheint hin und wieder unfassbar …

Denn nach der ersten »Entflammung« gewinnen leider mehr oder minder schnell die für ADHS charakteristische Sprunghaftigkeit, das Nicht-einhalten-Können vorformulierter Absichten und Absprachen mit ständiger Umbewertung Gewicht, genauso wie zum Beispiel die Unpünktlichkeit oder das ständige Treten in Fettnäpfchen. Fehleinschätzungen als Folge einer zu spontanen Bewertung und entsprechende Reaktionen machen rasch Kummer.

»Wir haben nur ein Auto. Wenn ich pünktlich bei einem Kunden sein muss, bin ich darauf angewiesen, dass du rechtzeitig erscheinst – und jegliche Rechtfertigung, warum du deiner Mutter zuliebe noch einen Umweg machen musstest, ist mir völlig egal!«

Er: »Ich finde es problematisch, wie schnell du jemanden beurteilst!«
Sie: »Musst du dich denn immer einmischen?«

Und dann:

Er: »Aber ich gebe mir doch wirklich Mühe mit uns!«
Sie: »Aha, mich zu lieben macht dir also Mühe?«

Kontroverse Diskussionen werden schnell sehr engagiert geführt. Jemand mit ADHS diskutiert gerne »etwas aus«, auf eben seine eigene spezielle Art und aus seiner subjektiven Sicht, sehr überzeugt, irgendwann sehr erregt und dann auch vielleicht stur wirkend.

»Ich finde deine Unzuverlässigkeit unerträglich! Wir waren um 9.00 Uhr verabredet, und du kommst um 11.00 Uhr!«
»Nichts ist so gemein wie dein Vorwurf der Unzuverlässigkeit. Immer, wenn du Kummer hast, bin ich doch für dich da, rufe an oder setze mich sofort ins Auto – nur war diese Unterredung mit meiner Mutter einfach wichtiger für mich, sieh es doch bitte ein!«

Die »Schuldbälle« fliegen hin und her. Der Grund dafür ist meist die Tendenz zur Überinterpretation der Einschätzung des anderen, die als falsch beurteilt wird, und die Beobachtung des Gegenübers sowie dessen Fehler.

Der eher unsichere, vormals oft verträumt zögerliche Typ verstummt dagegen schnell – zunächst.

»Meine Freundin bemängelt bei mir, dass mein Kühlschrank so angefüllt ist mit allen möglichen Joghurts, aber sie sollte mal ihren Kleiderschrank anschauen!«

Entscheidend ist jetzt, welche Art von Kommunikation in der lebensgeschichtlichen Entwicklung »verautomatisiert« wurde – inklusive dem daraus entstandenen Selbstwertgefühl in der Identitätsfindung. Hat jemand zum Beispiel schon früh gelernt zu kämpfen, indem er Geschwisterkinder heftig in die Schranken verwiesen hat oder den Eltern und Lehrern gegenüber eine »lockere Lippe« gezeigt hat, werden im Konflikt schwierige Muster auftauchen!

Hilfskonstrukte oder Aberglaube?
Die strahlende, eigentlich immer lustige und gut gelaunte, aber auch seit Kinderzeiten rasch »ausrastende« 25-Jährige hat Angst vor dem Skiurlaub mit ihrem neuen Freund. In den beiden Wintern zuvor sind nämlich jeweils kurz danach ihre Beziehungen in die Brüche gegangen ...
Erst in der Therapie erkennt sie, dass sie begonnen hat, sich bei der in einem Urlaub notwendig entstehenden großen Nähe an allen möglichen Kleinigkeiten zu stören. Ihr fielen dann bei ihrem Freund Dinge auf, die sie vorher niemals so beachtet hatte, wie zum Beispiel ständiges Manipulieren im Gesicht. Dies kritisierte sie oft und irgendwann für den Partner zu »doll«! Und sie erwartete selbstverständlich, dass er etwas, was sie stört, sofort abstellt ...

Jemand mit ADHS entwickelt sehr schnell seine ganz persönlichen Gesetzmäßigkeiten, die er in der Beziehung vorgibt, seine eigenen moralischen Dogmen, in die das Gegenüber zu passen hat, wobei diese schnell generalisiert werden. »Aber man kann doch nicht ...« »Aber man muss doch ...« Um die Erfüllung der eigenen Bedürfnisse zu sichern, werden diese Aufforderungen oft relativ rigoros oder »rücksichtslos« geäußert. Daneben besteht auch die genau gegenteilige Tendenz, überangepasst zu funktionieren, indem man alles Mögliche akzeptiert, nur um den anderen nicht zu verlieren. Je mehr sich ein Betroffener Mühe gibt, sich willentlich »eisern« zu disziplinieren, desto empfindlicher reagiert er, wenn das Gegenüber nicht so handelt, wie er es wünscht. Der impulsiv-explosive Typ kann dann wegen absoluter Nichtigkeiten »verständnislos« völlig ausrasten, der stille Typ dagegen ist sehr verletzt, getroffen, gekränkt oder beleidigt. In einer freundschaftlichen oder eher locker gehandhabten Beziehung ist das in aller Regel auszuhalten, wenn man die Situation hinterher wieder klären oder sich eine Zeit lang aus dem Weg gehen kann. Schwierig wird es beim Zusammenleben.

Wird der eigene Anteil an den Konflikten unterbewertet, wirkt jemand schnell egoistisch, sich überschätzend oder geltungsbedürftig. Das geht bis zur völligen Ignoranz der Bedürfnisse anderer, sie regelrecht »platt walzend«. Es ist wohl eine »verflixte« Paarbeziehung (vgl. auch Neuhaus 2000, 2001, 2002, 2003), die oft so filmreif beginnt, wie sie dann auch endet.

Er spricht sie im Zug zum Ausbildungsplatz (er Fachhochschule, sie Universität) mit einem tiefen, freundlichen Blick aus großen dunkelbraunen Augen ausgesprochen charmant an. Was sie denn studiere, fragt er mit sehr freundlicher und sympathisch klingender Stimme, als sie ihren Ordner aufschlägt. Die beiden kommen rasch ins Gespräch, stellen fest, dass sie in der Nähe wohnen, verabreden sich. Es hat blitzartig gefunkt.
Als sie miteinander essen gehen, finden sie überraschend viele übereinstimmende Interessen – und Interesse aneinander! Im Laufe der Beziehung stellt sich heraus, dass seine eigentlichen Interessen vorwiegend der Freizeitgestaltung und einer intensiv und genussvoll erlebten Sexualität gelten, ihre jedoch der beruflichen Fort- und

Weiterbildung, nicht zuletzt deswegen, weil sie allein erziehende Mutter eines Kindes ist, für das sie ganz allein aufkommen muss.

Beide kennen sich schon seit Jahren aus dem Freundeskreis und sind sich sympathisch. Sie haben beide ein leichtes körperliches Handikap, das sie jedoch mehr einschränkt als andere Betroffene, weil ihre ADHS-Symptomatik das Handikap verschärft. Beide können sich gut ineinander einfühlen, obwohl sie durchaus wissen, dass jeder seine »Haken und Ösen« hat. Auf der Basis ihrer unendlichen Hilfsbereitschaft, die manchen Außenstehenden fast grenzenlos anmutet, stolpern sie in einer für beide schwierigen Lebensphase (trotz angemeldeter Skepsis vieler Umstehender und Nahestehender) in eine schnell und heftig entflammende Liebesbeziehung. Recht schnell entstehen heftige Konflikte, da beide eher zum unaufmerksam-impulsiv-hyperaktiven Typ zählen, empathisch, aber bestimmend – und die Reaktionen des Gegenübers oft einfach nicht verstehen. Im Besonderen wenn beide Alkohol getrunken haben, diskutieren sie heftig, immer wieder kracht es gewaltig, voneinander lassen können sie aber auch nicht. Junge Erwachsene? Nein, beide über 40!

Beide Paare empfanden füreinander wirklich tiefe Liebe, waren sexuell miteinander glücklich – und konnten doch auf lange Sicht nicht miteinander kommunizieren, wie das eine tragfähige Partnerschaft braucht.

Nach einer im Großen und Ganzen recht glücklichen Kinderzeit, zunehmenden Schulschwierigkeiten in der Pubertät und einer an sich recht gut verkrafteten Trennung und Scheidung der Eltern spielt die junge Frau, wie sie selbst sagt, »Theater«. Inzwischen kann sie dazu stehen, dass sie nicht zugeben konnte, verletzlich zu sein, Schwächen zu haben, immer Angst zu haben, negativ aufzufallen, in irgendeine Falle zu laufen, da sie selbst sehr empathisch ist, grenzenlos hilfsbereit, doch, wie sie selbst weiß, »kindlich naiv«. Sie sucht sich deshalb lieber eher schwache Partner und fügt sich Meinungen und Verhaltensforderungen, die sie unglücklich machen. Irgendwann bricht sie dann aus, hält aber das Alleinsein nur kurz aus. Und offensichtlich ohne daraus gelernt zu haben, landet sie in der nächsten Beziehung.

Da Menschen mit ADHS schnell und fast blind vertrauend ein naiv-optimistisch erscheinendes Zutrauen zu einem Gegenüber fassen, lässt sich das unendliche Sehnen nach positiver Nähe, im absoluten Hochgefühl, von dem sie schnell regelrecht abhängig werden, als ein nahezu durchgehendes Muster feststellen.

Es ist interessant, bei Paarkonstellationen zu analysieren, aus welcher Motivation heraus sich die Partner zusammengefunden haben. Viel zu häufig, als dass es Zufall sein könnte, hat die wahrhaft »magische« Anziehung von Betroffenen untereinander nicht primär ihren Grund im Aussehen und Erscheinungsbild, obwohl das natürlich eine nette Beigabe ist. Es faszinieren vielmehr die interessierte Wachheit, die »Präsenz« in der Einfühlsamkeit, der Charme, die Schlagfertigkeit oder der offensichtliche Beschützerinstinkt (»Er war so ruhig, etwas schüchtern, aber immer für mich da …«), vielleicht auch die – bei Interesse – auffallend gute Auffassungsgabe, die Sportlichkeit vieler Hyperaktiver oder auch nur das eine oder andere sympathische Attribut wie das jungenhafte Lächeln, die Stimme, die Hände, die das Kaninchen streichelten …

Bei den Erwachsenen in Residualform, die früher eher »Träumerchen« waren, faszinieren die liebevolle Einfühlsamkeit, der Umgang beispielsweise mit Tieren oder Kindern, die ruhige Ausstrahlung, die Gutmütigkeit in all ihren Variationen und bisweilen auch, dass sich beide Partner jeweils in den »Minusentwicklungen« des anderen wiederfinden.

Auffallend ist, dass Dinge wie ein beträchtliches Alters- oder Ausbildungsgefälle, eine hohe Zahl an Vorbeziehungen (mit Kindern oder ohne), chronische Krankheiten, leichtere Behinderungen oder ein eigenartiges Aussehen keine große Rolle zu spielen scheinen. Es wird immer wieder überdeutlich, dass es bei ADHS-Paarkonstellationen vor allen Dingen auf innere Werte ankommt! Er war vielleicht irgendwann in seiner Jugendzeit Straftäter oder er hat schon einmal den Führerschein wegen Trunkenheit am Steuer abgeben müssen, unter Umständen hat er bereits Probleme mit dem Gerichtsvollzieher gehabt – na und?

Eine sehr aparte, gewandt auftretende und überdurchschnittlich begabte 44-jährige Frau lernt einen sichtlich vom Leben gezeichneten, aber sehr differenzierten und gebildeten Mann kennen, der als Unternehmensberater tätig ist. Sie entflammt heftig für ihn. Ihr scheint nicht aufzufallen, dass er im Gespräch mit einer gemeinsamen Bekannten dieser ungeheuer eloquent sein Ideengebäude vorstellt, beide immer wieder im Gespräch unterbricht, grundsätzlich ein »Ja, aber« an jede Aussage seiner Gesprächspartnerinnen anfügt und offensichtlich nichts so stehen lassen kann, wie es gesagt wurde. Sehr rasch überlegt sie, ob sie wegen ihm eine andere, schon lange bestehende Beziehung beendet. Ihre Therapeutin, die sich mit Beziehungsaufnahmen bei »Chaosprinzessinnen« gut auskennt und mit der sie in einem guten Austausch steht, warnt sie davor. Wenige Wochen später stellt sich heraus, dass der »Mann ihres Herzens« trockener Alkoholiker ist, als manisch-depressiv diagnostiziert wurde und, als er seine Medikamente nicht mehr nahm, vollständig zusammenbrach. Er forderte ihre totale Zuwendung und Unterstützung ein, begann wieder zu trinken und verlor seinen Job. »Heiße Luft und nichts dahinter.«

Als gravierendes Problem bei ADHS-Betroffenen hat sich herausgestellt, dass sie ganz schlecht allein leben können – vor allem in jungen Jahren und im mittleren Erwachsenenalter. Die Analyse ihrer Lebensgeschichten und »Hintergrundsbefindlichkeiten« hat gezeigt, dass dies nicht nur durch die oftmals recht hohe sexuelle Appetenz bedingt ist, sondern dass sie eigentlich ständig jemanden zum Reden, zum Kuscheln oder für ein kleines positives Feedback brauchen. Viele Menschen mit ADHS sind »Verbalerotiker«, vor allen Dingen Frauen. Für ihr emotionales Gleichgewicht müssen sie immer wieder hören, dass man sie mag, anerkennt und lieb hat (für ihre »emotionale Homöostase«).

Schon zu Kinderzeiten verwundert manches Elternpaar das (natürlich selbst bestimmte!) heftige »Kraul-« oder »Berührungsbedürfnis« selbst älterer Kinder. Geschwisterkinder, die tagsüber wie Hund und Katz sind, schlafen zum Teil nachts friedlich zusammen im gleichen Bett. Oder der Jugendliche hat sich »entärgert«, entschuldigt sich unter Umständen und umarmt die Mama dabei. Sich spontan kurz immer wieder berühren bei Zuneigung gehört zur Kommunikation bei ADHS auch im Erwachsenenalter dazu – auch ohne Liebesbeziehung. Erfahrene Lehrer und Therapeuten wie auch selbst betroffene Erwachsene wissen, dass auf jemanden mit ADHS nichts so beruhigend und ermutigend wirkt (wenn die »Chemie« stimmt), wie einfach nur ganz ruhig neben oder hinter ihm zu stehen, gegebenenfalls kurz die Hand auf den

Rücken oder die Schulter zu legen. Emotional scheint das so nötig wie die Luft zum Atmen zu sein, vielleicht weil die Interaktion mit dem Umfeld ansonsten so schwierig ist?

Viele Menschen mit ADHS haben ein Haustier, weil dann eben immer jemand für sie »da« ist. Ein Haustier hat den Vorteil, dass man immer hundertprozentig das zurückbekommt, was man an Zärtlichkeit und Zuwendung gibt. Und auf die konstante positive, emotionale wie auch taktile Zuwendung sind Menschen mit ADHS angewiesen …

Aufgrund ihres speziellen Wahrnehmungsstils brauchen Menschen mit ADHS ab und an unterstützend Entscheidungshilfe und letztlich immer jemanden, der ihnen hilft, sich zu strukturieren und zu takten, auch wenn sie das vielleicht gar nicht merken und, in dieser Weise ausgedrückt, ablehnen würden.

> »Natürlich muss ich selbst wissen, wie viel ich mir zumuten kann! Aber manchmal tut es einfach gut, wenn mir meine Partnerin in ihrem trockenen Tonfall mitteilt, dass der Zaun bei Tageslicht besser fertig gestrichen werden könnte …«

> »Es erscheint kindisch, aber ich konnte mich erst zu einem neuen Auto entschließen, als mein Vater sagte, dass er mir jetzt eines kauft, wenn ich das nicht selbst schaffe!«
>
> *Eine 29-Jährige*

Viele Erwachsene mit ADHS merken, dass sie einfach besser arbeiten können, wenn noch ein anderer in der Wohnung ist, der auch was tut, »vor sich hinwurschtelt«, sich vielleicht selbst Anforderungen stellen muss, zu denen er eigentlich keine Lust hat. Die Tendenz, sich am anderen zu orientieren, seine Präsenz und sein Feedback zu »brauchen«, scheint zu bestätigen, dass Menschen mit ADHS den Eindruck haben, den Partner wohl etwas »prägen zu können« – gar prägen zu müssen?

Und man wünscht sich jemanden, mit dem man sich jederzeit richtig freuen, aber auch richtig ärgern kann, mit dem man zusammen über irgendjemanden schimpfen kann – natürlich mit dem größten Wunsch nach Übereinstimmung und Harmonie, ganz im Sinne des Syndroms der Extreme.

Genau dieses Gegenüber wird einem aber auch »schnell zu viel«, wenn es nicht sehr sorgsam die eigenwillige und häufig leider nicht gleich getaktete Nähe-/Distanzregulierung beachtet oder den anderen immer gerade dann anspricht, wenn der gerade den Raum verlässt ... Oder wenn der Partner einen immer wieder freundlich ermahnt und daran erinnert, was er eigentlich zu tun und zu lassen hat – in wohlgemeinter, liebevollster Fürsorge, den anderen aber schlicht einengend.

Entstehen aus dieser Situation wohl die Texte der Lieder, in denen es heißt: »Verdammt, ich lieb dich, ich lieb dich nicht ... Ich will dich nicht verlier'n« (Matthias Reim), »Sorry, Lady« (Peter Maffay) oder der wunderschöne »ADHS-Text« von Reinhard Mey: »Ankomme Freitag, den 13., um 14 Uhr, Christine...« (der sicher nicht so gemeint war)?

Es ist natürlich schön, für den anderen etwas tun, für ihn sorgen zu können. Viele »Chaosprinzessinnen«, ob sie nun früher hyperaktiv gewesen sind oder nicht, sind fast zu sehr bereit, für den Partner zurückzustecken, eigene Ziele aufzugeben oder sie umzubewerten – natürlich speziell dann, wenn sie in ihrer Sozialisation erfahren haben, dass man sich als Frau anpasst und Familie und Kinder Vorrang haben. Könnte es sein, dass sie das unter Umständen auch überidealisieren, in der Hoffnung, dass ihr Leben dann »garantiert« Inhalt bekommt?

Traditionell rollenkonformes Verhalten ist in unserer Gesellschaft mittlerweile eher unpopulär geworden. Für die »Chaosprinzessin« wirft dies jedoch nicht unerhebliche Probleme auf. Selbstbestimmtheit und die Möglichkeit, sich abzugrenzen und gut für sich zu sorgen, wird allgemein akzeptiert, gefordert und auch »gefördert«.

»Manchmal wüsste ich gerne, wie man sich richtig abgrenzt. Entweder scheine ich zu viel zu tolerieren, wobei ich manches nicht so furchtbar finde wie viele andere (so macht es mir nichts aus, regelmäßig die Post wegzubringen), oder aber ich finde irgendwann plötzlich etwas zu herb, und niemand versteht, warum ich mich auf einmal so anstelle, wenn ich noch einen Zusatzbotendienst übernehmen soll.«

Eine 28-Jährige

Dazu ermutigt wird die junge Frau von ihrem Partner, der ihr Verhalten in der Familie und auf der Arbeitsstelle fast für zu gutmütig hält. Bis er bei dem einen oder anderen Thema mit seiner eigenen ADHS-Struktur konfrontiert wird …

> Beide studieren. Sein Rhythmus: Tagsüber schläft er, nachts arbeitet er (rauchend). Dies wird für sie immer unangenehmer, aus Bitten entstehen Diskussionen.
> Sein entnervter Kommentar irgendwann: »So hast du mich kennen gelernt und bist mit mir zusammengezogen.«

Aber er mag sie ja, hofft selbst, mit weniger Stress nach dem Examen nicht mehr so viel zu Hause arbeiten und rauchen zu müssen …

> Das erste Kind kommt. Zusätzlich klappt nun die partnerschaftliche Rollenverteilung wegen seines Neustarts im Beruf nicht wie erwartet, was sie ja auch anfangs sehr gut versteht.
> Zunächst hört er noch zu, wenn sie ihn um Mithilfe und Rücksicht bittet, erträgt aber ihr »Lamentieren« mit der Zeit immer weniger, wird gereizter, explodiert auch – zieht sich in den Beruf zurück mit der Begründung, dass ja schließlich einer das Geld verdienen muss.
> Das kleine Kind sagt irgendwann einmal: »Mit Papi ist es wie mit dem lieben Gott.« Auf die Frage der Mutter, wieso, meint es: »Er ist immer da, aber man sieht ihn nie.«

Es läuft immer dasselbe Muster ab, weil jeder alles nur aus seiner eigenen Perspektive sieht und sich gemäß seiner eigenen Vorgeschichte schnell gemaßregelt fühlt, kritisiert, geärgert, ausgenutzt etc. Hintergründig besteht dabei überraschenderweise auch bei sehr differenzierten Erwachsenen mit ADHS die Hoffnung, dass der andere irgendwann aus »Einsicht« die eigenen Erwartungen erfüllen könnte (in der – unbewussten – Meinung, den anderen doch noch ein bisschen umerziehen zu können …).

> »Zugegebenermaßen hat mein Mann mit dem, was er sagt, oft Recht – wenn er es einem nur nicht dauernd vorhalten würde!«

> »Meine Hypiefrau ist wirklich eine besonders herzliche und jederzeit freundliche Gastgeberin. Sie denkt an fast alles, bäckt fantastische Kuchen und kocht sehr fantasievoll – aber in der Buchhaltung meiner Praxis, die sie mir zuliebe übernommen hat, macht ihre

elegante ›Laissez-faire-Haltung‹ Schwierigkeiten, wenn zum Beispiel eine wichtige Rechnung einfach unauffindbar ist und die Zweitausfertigung einem großen Automobilhersteller einfach große Probleme bereitet. Das raubt mir kostbare Zeit!«

»Wenn mein Mann im Raum ist und ich telefoniere, redet er immer irgendwie dazwischen, will etwas klarstellen, ergänzen etc. – furchtbar nervig!«

»Meine Freundin ist so empfindlich. Sie erzählt mir zum Beispiel mal wieder von einer schwierigen Situation im Job und das sehr ausführlich. Wenn ich ihr dann irgendwann entgegne, dass man ihr eben nicht alle Steine aus dem Weg räumen kann, ist sie beleidigt und meint, ich traue ihr wohl nichts zu!«

»Ich bin jetzt 46 Jahre alt und will einfach von meinem Mann nicht mehr ›erzogen‹ werden!«

Wünsche und Vorstellungen werden formuliert. Dann wird der Hyperfokus darauf gerichtet, ob man das, was man sich wünscht, erhofft oder wovon man einfach ausgeht, auch bekommt, wobei je nach Grundstimmung die Reaktion des Gegenübers sofort bewertet wird. Erfüllt sich die Hoffnung, hebt sich die Stimmung sofort, erfüllt sie sich nicht, wird dies rasch als gegen einen selbst gerichtet gewertet, statt objektiv zu überlegen, warum jetzt irgendetwas nicht geklappt hat.

Ein springender Punkt für die Hilfestellung bei ADHS (vor allen Dingen auch in der Paartherapie) scheint die Feststellung des Gegenübers zu sein, dass »die kleine Vergesslichkeit«, die Schusseligkeit, die Ungeschicklichkeit sich nicht gegen ihn oder sie selbst richtet, sondern einfach »passiert« – was natürlich kein Freifahrschein sein darf, um die persönlichen Grenzen des Gegenübers zu überschreiten.

Denn die leider syndromtypisch schnell ins Extreme entgleisenden Erziehungsversuche scheinen nicht aufzuhören:

»Schalte bitte grundsätzlich immer den Herd ab, wenn das Telefon klingelt, du fackelst uns sonst noch das ganze Haus ab.«

Ein 43-jähriger Ehemann

»Wenn ich jetzt für dich die Tüte hier wegräume, lernst du nichts, weil sie dich einfach nicht stört!«

Ein 47-jähriger Ehemann

»Ich bitte dich jetzt ein letztes Mal darum, die Fenster des Autos immer vollständig zu schließen, wenn du das Auto verlässt. Sieh dir doch mal diese zusammengeklebten Urlaubsfotos an, die du nachlässigerweise in die Seitentasche gesteckt hattest!« (Es hatte in der Nacht heftig geregnet...)

Ein 50-jähriger Ehemann

Tatsächlich erfolgt in der Paarbeziehung von zwei Menschen mit ADHS bei Nichterfüllung einer Erwartung ganz schnell eine Interpretation der grundsätzlichen Motivation für die Beziehung, die dann oft ebenso schnell grundsätzlich infrage gestellt wird.

»Wenn ich in diesem Haushalt sowieso nichts mehr zu sagen habe, ziehe ich eben aus!«

Ein Vater, der nicht um Zustimmung gebeten worden war, als die Tochter ihr Zimmer umräumen wollte

»Wenn du mich wirklich lieben würdest und dir unsere Beziehung auch nur einen Pfifferling wert wäre, dann hättest du mir wenigstens diesen einen Gefallen getan!«

Eine enttäuschte Ehefrau

»Interessiert dich deine Familie, dein Sohn eigentlich überhaupt?«

Solche Aussagen führen nicht unbedingt zur eigentlich erwarteten Anstrengungsbereitschaft, sondern zu Gereiztheit, zu einem Missverständnis, dem gleich das nächste folgt. Unerfreulicherweise haben Menschen mit ADHS für alle Enttäuschungen und Unzulänglichkeiten ihres Gegenübers ein »Elefantengedächtnis«. Sie sind für alles, wofür sich das Gegenüber nicht sofort und ehrlich von Herzen entschuldigt hat, ungeheuer nachtragend. Im Konflikt werden deshalb vonseiten des eher impulsiv-expansiven Typus »olle Kamellen« immer wieder aufgetischt. Den »Träumertyp« mit seinen Selbstzweifeln und Grübeleien wiederum ziehen diese immer mehr in den Hyperfokus seines Kummers, bis hin zur Frage, welchen Sinn das Leben überhaupt hat. Leider spielen ab einem gewissen Level der Gereiztheit auch wieder die Dinge eine Rolle, für die man sich bereits ernsthaft entschuldigt hatte. Ein echter Dialog und Realitätsabgleich erfolgt nicht – es sei denn durch kompetente Hilfe, moderiert oder gecoacht. Diese ist jedoch nur erfolgreich bei vorherigem profundem Störungsbildteaching und entsprechender Gesprächsführung.

Ansonsten wird bei Paardialogen früher oder später gestritten, gekämpft – oder entnervt geschwiegen und der Konflikt vermieden. Das Paar scheint unfähig zur reifen, erwachsenen Kommunikation, fast scheint es, als ob der eine Suaheli und der andere Japanisch spräche.

Das verstärkt sich noch, wenn zum Beispiel im Beruf ebenfalls Kommunikations- oder Leistungsprobleme bestehen oder – der gegenteilige Effekt – wenn das Feedback von »außen« sehr gut ist, so dass eine kognitive Dissonanz entsteht (»Ich versteh dich überhaupt nicht. Im Betrieb werde ich gerade wegen meiner Rücksichtnahme geschätzt!«).

Kommen dann noch Sorgen um die Kinder dazu oder unterschiedliche Auffassungen über die Lebensführung an sich, wird die Situation noch brisanter.

> »Mein Mann wollte mit mir und unseren zwei kleinen Kindern im Wohnmobil durch Amerika fahren – ich lehnte ab, da ich nur zwei kleine Kinder und Pampers und Fläschchen und tausend Unbequemlichkeiten sah. Diese Entscheidung traf bei meinem Mann auf völliges Unverständnis und wurde mir über Jahre als Unwille und geringe Flexibilität vorgeworfen.«

Genauso kann bei zwei eher hyperaktiv veranlagten Menschen mit ADHS eine solche interessante und herausfordernde Unternehmung auch ausgesprochen zusammenschweißend wirken – und dabei muss es nicht gleich eine Weltumseglung auf einem Hochseekatamaran mit zwei Vorschulkindern sein …

Es zeigt sich immer mehr, dass auch bei Erwachsenen mit ADHS ein großes Problem in der so genannten »Feinabstimmung« der Rhythmen, der Gewohnheiten, der Grundeinstellungen, selbst der subjektiv nötigen »Kicks« liegt.

»Nach dreieinhalb Jahren habe ich mich von meinem Freund getrennt, obwohl ich mich noch nie mit jemandem so gut gefühlt habe, so geborgen, geliebt und angenommen. Aber er liebt die Jagd, während ich lieber Städtetouren mache und bei meiner großen Leidenschaft für Musik in Konzerte gehe. Mit seiner Sportbegeisterung komme ich leidlich aus. Er denkt und urteilt gemäß seiner Art und seines Berufs für mich zu zögerlich, ist zu wenig spontan, feinsinnig, so dass ich mich immer häufiger plötzlich zu meinem ehemaligen Freund hingezogen fühle, der zwar chaotisch ist, aber eben so viel spritziger.«

Die 30-Jährige spürt, dass sie immer wieder einen »Kick« braucht. Sie vermisst die rasch aufflackernde Begeisterungsfähigkeit ihres ehemaligen Freundes, seine ständige Bereitschaft zur Kommunikation über alles Mögliche, wobei sie das intuitive spontane Assoziieren als »Feinsinnigkeit« interpretiert. Sie merkt nicht, dass sie sich beim Musikhören genauso ihre Auszeiten nimmt (und nicht angesprochen werden will!) wie ihr Partner bei der Jagd. Sie trennt sich von ihm als tragische Folge ihrer eigenen Wahrnehmung und stellt ein Jahr später fest, dass er doch der »Richtige« gewesen wäre …

Hat er beispielsweise die Vorliebe, am Sonntagmorgen zu kuscheln, würde sie aber genau diese Zeit gerne nutzen, um einmal richtig in der Wohnung werkeln zu können, braucht noch nicht einmal ein pflegeleichtes Kind dazwischenzukommen, damit die beiden früher oder später in einer Grundsatzdiskussion landen.

»Wenn ich morgens nicht ausreichend Zeit für mich habe, um in Ruhe duschen und meinen ersten Kaffee trinken zu können, ohne angesprochen zu werden, stört mich wirklich buchstäblich die Fliege an der Wand!«

Auch in Paarbeziehungen ohne Kinder entzünden sich im Laufe der Beziehungsgestaltung Konflikte an Themen, über die Nichtbetroffene manchmal nur verwundert den Kopf schütteln können.

»Ich ziehe eine Jacke an, wenn mir kalt ist, okay?«

»Ich will einfach am Sonntagmittag kein warmes Mittagessen!«

»Im Winter haben die Zimmertüren geschlossen zu bleiben!«

»Es ist doch einfach lächerlich, dass ich einem erwachsenen Menschen erklären muss, warum man den Autoschlüssel nicht stecken lassen kann!«

»Aus welcher Kiste kommst du eigentlich, dass du nicht weißt, was zu einem gepflegten Weihnachtsfest dazugehört?«

Allesamt Aussagen von Erwachsenen zwischen 30 und 45 Jahren, die durchaus eine gute Kinderstube genossen haben!

Gemeinsames Abstimmen und Planen gelingt – theoretisch – zu Beginn der Beziehung oder wenn man sich gerade einig ist. Genauso möchte man ja immer füreinander da sein und sich gegenseitig unterstützen, die Ziele erscheinen häufig »absolut ideal«. Wenn da bloß nicht der Alltag wäre ...

Er: »Wenn ich nach Hause komme, seid ihr immer alle beschäftigt, so sind wir doch keine richtige Familie!« Sie: »Ich habe dich schon so oft gebeten, dich telefonisch vorher anzukündigen, da du doch unregelmäßig kommst.« Er: »Wozu soll ich mich denn telefonisch bei meiner eigenen Familie anmelden? Das ist doch absolut lächerlich!«

Nach Hause gekommen, sieht er die Tochter vor dem Fernsehgerät, die Frau telefoniert. Grußlos zieht er sich in die Küche zurück, isst ein Honigbrot und liest die Zeitung – und ist gekränkt, ein 52-jähriger überaus erfolgreicher Geschäftsmann.

»Wir wollen eigentlich für unsere Familie auf ein Haus mit Garten sparen, aber mein Mann ist ein Autonarr. An jedem Wochenende schaut er bei einem Autohaus vorbei und redet auch mit Freunden nur über Autos. Sein Traum ist ein großer, schneller BMW. Offensichtlich hat er für seine Familie einfach viel zu wenig Interesse.«

Das kann er wiederum gar nicht verstehen, denn er verdient ja Geld und will seiner Familie schon grundsätzlich ermöglichen, was ihr zusteht – aber er hat nun einmal diese Leidenschaft und über irgendetwas muss er doch mit seinen Freunden reden dürfen ...

Auch die Freizeitgestaltung entpuppt sich als nicht ganz einfach. Jeder möchte möglichst frei sein, ohne Verpflichtungen. Und so kann es Probleme bereiten, am Samstagmorgen in die Gänge zu kommen, um den Haushalt zu erledigen, einzukaufen etc. Dann scheint der eine einfach »pflichtbewusster« zu sein als der andere. Und nebenher wird kaum registriert, dass man eigentlich, wenn man freie Zeit hat, mehr oder weniger nur herumhängt oder aufgrund seiner Entscheidungsschwäche nicht recht weiß, was man mit sich anfangen soll, bis dann einer von beiden die Initiative übernimmt. Sofort erhebt sich die Frage, ob man den Vorschlag »vollkommen« positiv findet und dann natürlich auch gern mitmacht oder ob es sich um eine Aktion handelt, die man vielleicht gerade noch einmal mittragen kann und deswegen eben großzügig ist. Es kann sich aber natürlich auch um etwas handeln, was nicht so prickelnd ist, und dann entsteht als erster Schritt in einer immer schwieriger werdenden Beziehung das Gefühl, dass man eigentlich »immer nur« das machen soll, was der Partner will.

In der Beziehung kriselt es schon eine ganze Weile. Das Paar macht Urlaub in Irland, ein Tagesausflug steht an. Da Reisen an sich eine positive gemeinsame Aktion ist und sie sich gerade dann am besten verstehen, lässt er sie bestimmen, welche Route gefahren werden soll. Sie fährt, da er vor kurzem wegen gewaltig überhöhter Geschwindigkeit belangt wurde und deshalb gerade keinen Führerschein hat. Sie möchte gerne noch vor Einbruch der Dunkelheit zurückkehren, da ihr das Fahren auf der linken Fahrbahn nachts unheimlich ist. Dies äußert sie unglücklicherweise genau zu dem Zeitpunkt, als er Lust bekommt, die nächste größere Stadt anzufahren. Er fordert sie auf, an der nächsten Kreuzung zu halten, steigt aus und brüllt, dass er die Reise abbreche und die Ehe beende, weil er es einfach satt habe, sich immer und ewig fremd bestimmen zu lassen …

Sind solche Menschen jetzt Erwachsene in der Entwicklung von »Solidarität und Intimität«, wie Erik Erikson das für das frühe Erwachsenenalter formulierte, oder sind sie auf dem besten Weg in die Isolierung?

Er ist bereits seit Kindertagen diagnostiziert mit ADHS des impulsiven, hyperaktiven, unaufmerksamen Typs, 27 Jahre und Vater eines kleinen Sohnes. Seine 25-jährige Frau sagt über ihn: »Wenn meinem Mann etwas nicht passt, erläutert er mir das x-mal immer wieder anders. Er kann einfach nicht aufhören – das nervt! Außerdem erzählt er mir immer wieder, dass er nicht älter als 30 wird. Er werde seine Familie absichern, und dann sei es das gewesen!«

Er wiederum sieht nicht ein, warum er seine Meinung nicht sagen darf, denn jeder Mensch muss doch formulieren dürfen, was ihm auf der Seele liegt. »Es ist doch normal, wenn ich erwarte, dass sie um 16.00 Uhr zu Hause ist, damit ich für eine halbe Stunde nur sie und das Kind, die Tasse Kaffee und die Zeitung habe!«

Wenn man immer wieder hört, dass man es dem anderen wohl nie recht machen kann, stur sei, eklig etc., kann sich die Erziehung der eigenen Kinder wohl kaum positiv gestalten, ebenso wenig wie sich später eine »reife Integrität« entwickeln kann. Stattdessen entwickelt sich das, was Erikson »Selbstabsorption« nannte, »Stillstand und Verarmung in den zwischenmenschlichen Beziehungen«.

> »Meine Freundin ist schlecht drauf, ich kann das sehen. Aber wenn ich sie frage, was sie hat, antwortet sie nur ›nix‹. Nach 3 ½ Stunden Bemühung ist es mir immer noch nicht gelungen, mit ihr ins Gespräch zu kommen. Dann geht das Telefon, und sie redet ohne Punkt und Komma eine halbe Stunde lang mit ihrer Mutter. Da kann doch bei uns in der Beziehung irgendetwas nicht stimmen, oder?«

Seine 32-jährige Partnerin dagegen meint, sie könne sich nur bei ihrer Mutter so richtig ausheulen, denn er belehre sie sofort über den Grund ihres Kummers aus seiner eigenen Sicht – das nütze ihr nichts.

> Sie willigt ein, nach einigen Ehejahren in eine andere Gegend Deutschlands zu ziehen, obwohl ihr das nicht so ganz geheuer ist. Es bietet sich für ihn jedoch eine berufliche Chance. Und sie will es ihm, der sich sehr eine harmonische Familie gewünscht hat, trotz aller Schwierigkeiten recht machen, packt die Koffer und die Kisten. Nach einigen Monaten übermannt sie das Heimweh mal wieder gewaltig. Als er nach der Arbeit nach Hause kommt, erwartet sie, dass er sie tröstend in den Arm nimmt, um zu sagen: »Schatz, ich verstehe dich.« Stattdessen wird er ärgerlich über ihr (aus seiner Sicht) unablässiges Gejammer und meint kühl, er wolle sie jetzt in die Psychiatrie bringen…

Erfreulicherweise wird es in vielen Partnerschaften und Ehen von Menschen mit ADHS nicht gleich so dramatisch und hart, aber Krisen entstehen in vielen Facetten immer wieder. So ist es kein

Wunder, dass früher oder später der eine oder andere versucht, seine Wünsche und Träume in einer »Nebenbeziehung« zu verwirklichen. Das beginnt nicht selten dann, wenn zusätzlich zum üblichen Konfliktpotenzial die Belastungen durch die Kinder an den Nerven zehren. Wenn dann noch Bemerkungen von Außenstehenden dazukommen, man habe es ja gleich gewusst, dass die Kinder so schwierig seien, weil die Ehe nicht mehr gut sei, und es zu Schuldzuweisungen kommt, fühlt sich der betroffene Elternteil noch mehr entwertet, um nicht zu sagen, geradezu misshandelt.

Es gibt bei Menschen mit ADHS mehrere große Probleme, die in der Partnerschaft sowohl gesehen als auch akzeptiert werden müssen. Diese können wie folgt formuliert werden:

- Wenn ich emotional investiere, erwarte ich die genaue Gegenleistung (was leider oft, wenn überhaupt, nur vorbewusst gespürt, jedoch nicht artikuliert werden kann).
- Natürlich meine ich das, was ich sage, in dem Moment, in dem ich für dich etwas empfinde, sehr ernst, zum Beispiel, dass ich dir treu bin, dass ich dich liebe und dass ich für dich immer tun werde, was in meiner Macht steht – aber ich kann nicht wissen, wie lange das noch meine Einstellung sein wird. Es sei denn, ich brauche dich, da du höchstwahrscheinlich der einzige Mensch bist, mit dem ich überhaupt je zurechtkommen werde (was leider auch von den meisten nur vorbewusst gespürt wird und bisweilen, wenn das doch bewusst artikuliert wird, vom Gegenüber äußerst krass und herausfordernd empfunden wird).
- Es stimmt wirklich, wenn ich sage, dass man sich immer hundertprozentig auf mich verlassen kann – wenn es mir gerade in den Kram passt und mir wichtig ist.
- Natürlich will ich jemandem wirklich helfen, wenn ich ihn mag – und es ist auch dann ernst und lieb gemeint, wenn ich es mal wieder ganz spontan von mir aus geplant und festgelegt habe.
- »Minimalabsprachen« will ich gerne einhalten. Ich kann aber einfach oft nicht richtig zuhören, vor allen Dingen,

wenn eben der Tonfall problematisch oder der Inhalt für mich nicht wichtig ist (womit der Konflikt vorprogrammiert ist).
- Natürlich will ich mich bemühen, Rücksicht zu nehmen, zuverlässiger zu werden etc. – wenn ich mich in der entsprechenden Situation noch daran erinnern kann.

Somit erscheint der Rat, Betroffene sollten sich zur richtigen Zeit einfach den »richtigen« Partner auswählen (vgl. Hallowell 1994), leider wenig hilfreich, denn auch für Menschen, die nicht von ADHS betroffen sind, sind die beschriebenen Haltungen schwer zu akzeptieren.

Der Arzt und Psychotherapeut Nossrat Peseschkian, Begründer der positiven Psychotherapie, ist fasziniert von den Missverständnissen, den nicht abgestimmten Erwartungen und fehlgeleiteten Bedürfnissen, die in Partnerschaften zu Konflikten führen. In seinem Buch ›33 und eine Form der Partnerschaft‹ charakterisiert er Beziehungsmuster, in denen zum Teil die »ADHS-Konstellation« gut wiederzuerkennen ist – und durch deren Identifikation Hilfen entwickelt werden können.

Konventionelle Therapien, beispielsweise die systemisch orientierte Paartherapie, die von reifen, eigenständigen Individuen ausgeht, können nicht greifen, müssen geradezu fehlschlagen, da zwar manchmal noch gemeinsame Wünsche, Ziele und Interessen bestehen, auch das Interesse aneinander, aber völlig unterschiedliche Ansichten darüber, wie diese umzusetzen seien und die persönlichen Bedürfnisse befriedigt werden sollen. Da helfen sicher keine gemeinsamen Unternehmungen oder die Schilderung eines Problems aus der jeweiligen Sicht der Partner. Vorraussetzung für eine erfolgreiche Therapie sind ein profundes Störungsbildverständnis, ein Störungsbildteaching und entsprechende Gesprächsführung sowie das vorsichtige Anpirschen an das Basisziel einer möglichst unaufgeregten Aussprache ohne gegenseitiges Verletzen, mit Absteckung von »Claims«, von Ansprüchen der jeweiligen Partner.

Eine solche Arbeit ist mühselig, von ständigen kleinen Rückschlägen begleitet, da ein Selbstbild sich langsam entwickelt und sich auch ebenso langsam wieder verändern lässt. Bei ADHS ist die Emotion immer extrem, und in der Paarbeziehung wird die jeweilige individuelle Lerngeschichte (durch erlittene Traumatisierungen, Allergisierungen und Verhaltensstereotypien mit zusätzlichem Gewicht versehen) von den Kommunikationsproblemen regelrecht »getoppt«.

Das Tröstliche ist: Klären sich Missverständnisse auf, entschuldigt sich das Gegenüber ehrlich und ernsthaft und wird danach auch eine andere Basis gefunden mit einer anderen Vorgehensweise, ist Versöhnung möglich – bisweilen sogar ein Neustart!

Gefahr erkannt, Gefahr gebannt?

Es folgen Erläuterungen zur Hilfestellung, die aber nur bei möglichst sachlicher und detaillierter Analyse der Konflikte gelingt. Möglichst ganz konkret sollte nicht nur angesprochen, sondern unter Umständen auch aufgeschrieben werden, was einen ärgert, an sich selbst, am anderen und an der Beziehung – aber natürlich auch alles, was einen freut und was gut klappt.

Genauso sinnvoll ist es, schriftlich festzuhalten, wie man normalerweise auf das, was einen ärgert, reagiert, vielleicht auch zu formulieren, welchen Einfluss die Konflikte auf alle Aspekte des Lebens haben, also auf den Beruf, soziale Kontakte, Kindererziehung und Gesundheit, aber auch auf die Zukunftsperspektiven. Und welche »Aktualfertigkeiten«, wie Peseschkian sie nennt, in positiver oder negativer Form eine Rolle spielen: Ordnung, Sauberkeit, Pünktlichkeit, Höflichkeit, Offenheit, Ehrlichkeit, Fleiß/Leistung, Zuverlässigkeit, Sparsamkeit, Gehorsamkeit, Gerechtigkeit, Treue, Geduld, Zeit, außerdem Vertrauen, Hoffnung, Liebe und Zärtlichkeit. Hierzu wird speziell auf die »kleinen Dramen« verwiesen (siehe S. 171), die verdeutlichen, aus welchen Anlässen es zu Eskalationen kommen kann.

Natürlich ist es wichtig, dabei auch in die Kindheit zurückzugehen. Nicht nur die Beziehungsschwierigkeiten der Eltern untereinander und mit einem selbst sind jedoch ausschlaggebend, sondern auch die Probleme, die man mit Geschwistern, Erziehern, Lehrern und anderen Bezugspersonen hatte. Wichtig ist zu untersuchen, wie Peseschkian besonders betont, was für »Leitsätze« oder »Familienmottos« man mit auf den Weg bekommen hat, wie »So lange du deine Füße unter meinen Tisch streckst, wird getan, was ich sage«, »In unserer Familie gibt es nur …« (Akademiker, Leute ohne Schulden etc.) oder »Was sollen denn die Nachbarn denken?« etc.

Es kann spannend sein, ergänzend eine »Bestandsaufnahme« der eigenen Beziehung zu machen: Aus welchem Grund hat man sich gerade diesen Partner ausgesucht? Hat man ihn als Verbündeten ausgewählt mit dem Wunsch nach Halt und Sicherheit, vielleicht auch als Schutz – und wenn ja, vor wem?

Diese Konstellation ist bei ADHS häufig zu beobachten. Viele Frauen mit ADHS wünschen sich absolute Sicherheit, träumen im Syndrom der Extreme von einer Partnerschaft, in der sie sich geborgen fühlen können, in der sie bereit sind, zu geben, was sie geben können, nicht zuletzt, da sie selbst viel (oder sogar die einzige) Bestätigung aus dem Gefühl ziehen, gebraucht zu werden.

Der Partner ist dann häufig ein »Versorger«, »Beschützer« oder aber ein »Kontrolleur« und »Entscheider«. Er gibt vor und strukturiert in seinem Vorsatz und seinem Bemühen, die Familie zu versorgen. Zunächst wird er deshalb angehimmelt und wirkt unentbehrlich, aber früher oder später wird er als zu stark vorgebend und einengend empfunden, fast negativ in seinem oftmals sturen oder rigide wirkenden Versuch, andere beschützen und lenken zu wollen – aus seiner Sicht. Später kann sich ein solcher Partner leider oft misstrauisch zurückziehen, sich egozentrisch und geizig zeigen, aus seiner persönlichen bitteren Erfahrungsbewertung heraus, dass er ja nur ausgenutzt und sein Bemühen offensichtlich zunehmend abgelehnt wurde.

Problematisch ist es auch, wenn der Partner ausgewählt wird, um eigene Defizite durch ADHS auszugleichen – nach dem Motto »Der Blinde sucht den Lahmen«: »Wenn mein Partner das kann, dann brauch ich mich ja nicht weiter groß um meine Defizite zu kümmern …«

Jeder Mensch entwickelt sich – natürlich auch Menschen mit ADHS. Die zuvor »völlig selbstverständlich« akzeptierten Extreme beim Partner können zum Hauptvorwurf werden: »Ich habe deine Unordnung einfach satt, deine Unfähigkeit, mit Geld umzugehen etc.«

Einen Balanceakt stellt sicher eine Partnerschaft dar, in der vom Gegenüber die Abdeckung *aller* Bedürfnisse der eigenen Person erwartet wird – was die Interessen angeht, die sexuellen Bedürfnisse (»Je leidenschaftlicher die Liebe, desto glücklicher die Ehe«, frei nach Lazarus 1988), die Versorgung etc. Im Syndrom der Extreme bei ADHS entsteht ein solcher Wunsch tatsächlich sehr schnell, sowohl bei Männern als auch bei Frauen. Die Probleme sind dann vorprogrammiert und werden durch den ausgeprägten Gerechtigkeitssinn bei ADHS noch verstärkt (durch die fixe Idee, alle Arbeit sei »brüderlich« zu verteilen), wenn ein Partner beispielsweise wirklich versucht hat zu geben, was er geben konnte, aber einfach ein paar Bedürfnisse nicht abdecken kann und in diesem Bereich dann entsprechende Vorhaltungen und Konflikte entstehen (»Von meinem Partner erwarte ich schlicht, dass er keine Geheimnisse vor mir hat, mich auch ohne Worte versteht, mein bester Freund ist, immer für mich da ist …«).

In der Paartherapie ist es oft ein mühseliges Unterfangen, realitätsbezogen eine Balance herzustellen, so dass beide Partner akzeptieren können, dass man das Gegenüber nicht erziehen kann, den Partner nicht komplett glücklich machen kann, dass auch grenzenloses Vertrauen Grenzen hat, einige Dinge einfach akzeptiert werden müssen, dass niemand auf der Welt alle erdenklichen Bedürfnisse eines Menschen »in Personalunion« abdecken kann und dass ein Kind ganz sicher nicht eine Ehe retten kann (vor allem kein Kind mit ADHS …).

Bisweilen wird eine Partnerschaft eingegangen als »Erlösung und Befreiung« aus dem Elternhaus – meist syndromtypisch nicht sonderlich reflektiert und damit häufig von vornherein rasch konfliktgefährdet. Die Triebfeder zur Aufnahme einer Beziehung ist dann zwar eine Ablösung von zu Hause, aber da man ja mit ADHS so schlecht allein sein kann, besteht die Gefahr, vom nicht ausreichend sorgfältig gewählten Partner im Zweifelsfall alles Mögliche zu ertragen, zu erleiden, zu erdulden (gegebenenfalls unterlegt von einer ausgeprägten »Treuephilosophie«), nach dem Motto: »Ich muss/will meinen Partner glücklich machen, koste es, was es wolle. Notfalls muss ich eben mit allen Mitteln um ihn kämpfen – und sei es in einem 8-jährigen Scheidungsprozess …«

Ebenso kann jemand mit ADHS im Zuge der eigenen Ablösung, die er gegebenenfalls recht radikal vornimmt, von seinem Partner genau das Gleiche verlangen. Wenn der Partner eine solche Loslösung von seiner Familie nicht so schnell schafft, wird er sich Abhängigkeit, Unreife etc. vorwerfen lassen müssen, was die Partnerschaft sehr häufig zum Scheitern verurteilt (zumal »Ehe« dann oft bedeutet: »Jetzt kann ich mich verwirklichen«, was heißt: »mich gehen lassen«).

Viele Menschen mit einer ADHS-Struktur bemühen sich jedoch darum, viele Fehler, die sie im Elternhaus erfahren haben, niemals zu machen; in ihrer Bemühung um Sparsamkeit, Ordnung oder Pünktlichkeit sind sie dann fast etwas überkompensierend, manchmal sogar etwas zwanghaft anmutend. Eine »Überidealisierung« beispielsweise zur totalen »Ehrlichkeit und Offenheit« kann in der Partnerschaft schwierig werden, da aufgrund des ausgeprägten Gerechtigkeitssinnes Menschen mit ADHS vom Gegenüber genau dasselbe erwarten. Wehe, wenn etwas nicht völlig nachvollziehbar oder plausibel erscheint oder wenn eine alte Beziehung sehr positiv dargestellt wurde: Bohrende, nicht enden wollende Nachfragen, Eifersucht auf den oder die »Ex« können dann unter Umständen quälend werden.

Für manche gebeutelte »Chaosprinzessin« wird Partnerschaft schnell zur Berufung, nach dem Motto: »Mein Partner braucht mich bei allen seinen Schwächen, die ich auch akzeptiere und an ihm mag.« Ebenso kann ein Partner eine Mischung aus Kumpel, liebevollem Opa und leidgeprüftem Begleiter sein. Solche Partnerschaften sind zwar anfangs faszinierend, doch entwickelt sich aus einer solchen Konstellation schnell eine Co-Abhängigkeit oder eine Beziehung, die die Überschrift tragen kann: »Wenn Frauen (oder Männer) zu sehr lieben …«

Menschen mit ADHS sind leider auch gefährdet, den Partner regelrecht vereinnahmen, ihn unbewusst »besitzen« zu wollen (bis zu Ideen wie: »Wenn wir zusammen sind, wird alles anders!«). Das kann so weit gehen, dass verlangt wird, für die Partnerschaft Hobbys, bestimmte Freunde und Bekannte, Verwandtschaftsbeziehungen, Aus- oder Weiterbildungen aufzugeben. Jemand mit ADHS muss sich aber immer ein bisschen »reiben«, braucht neuen »Input« – die Gefahr des »Ausbrechens« in irgendeine, oft extreme Aktivität oder einen Seitensprung ist natürlich schnell gegeben. Ein allzu stromlinienförmiges Gegenüber wird irgendwann langweilig oder hat selbst keine Lust mehr, »befreit« sich, und die Trennung ist vorprogrammiert. Dies gilt sicher allgemein für Partnerschaften, nur wirkt es sich bei ADHS schneller und krasser aus und hinterlässt häufig heftige, gravierende Spuren.

Es mag hilfreich sein, bei anhaltenden Paarkonflikten bei ADHS und übergroßer Erwartungshaltung an das Gegenüber zu überlegen, inwieweit die Partnerschaft definiert ist durch Flucht vor allen Anforderungen im beruflichen Umfeld, inwieweit sie quasi als »Tankstelle« oder »Ruhestätte« herhalten muss – was leider erfahrungsgemäß im Syndrom der Extreme sehr weit gehen kann, indem man in der Partnerschaft seinen Wunsch nach sexuellem Kontakt abreagiert oder einen Ausgleich für den beruflichen Stress sucht.

Dies kann unter Umständen entgleisen. Beim Betroffenen mit ADHS kann die Erwartung entstehen, dass das Gegenüber für ihn immer und dauernd präsent sein muss, jederzeit zu einem Gespräch bereit. Wenn dies nicht der Fall ist, führt dies dann häufig zu einem gekränkten, enttäuschten Rückzug und zu offenem oder stummem Vorwurf (und bietet quasi eine »Rechtfertigung« für jede Form der Suche nach geeigneten Alternativen im Beruf, Hobby, Sex etc.).

Die Angst vor dem Verlassenwerden lässt jedoch die partnerschaftliche Bindung bisweilen in einen regelrechten »Fesselversuch« ausarten, begleitet von fast detektivischem Spürsinn, Überkontrolle und Klammern, was den Konflikt nicht nur für den Partner, sondern auch für die Kinder zum absoluten Drama werden lässt. Je nach Ausprägungsgrad und Comorbidität gehen Menschen mit ADHS ja leider aus den kuriosesten Motiven Beziehungen ein – sogar aus Dankbarkeit oder Angst vor dem Alleinsein. Je schlechter das Selbstwertgefühl ist, desto größer ist die Gefahr für Menschen mit ADHS, in eine pathologische Partnerschaft zu rutschen, zum Beispiel an einen Partner mit ADHS zu geraten, der aus Erlebnishunger und Neugier »Lebensabschnittspartner« konsumiert und dabei schlicht unmenschlich erscheinende Leidensfähigkeit in der Toleranz und Akzeptanz erwartet (in eigener, nicht eingestandener Verzweiflung), die sich aus seiner Sicht als »treu sorgende« Aufopferung darstellt.

Ist jedoch nach vielen und tief greifenden Konflikten noch ein bisschen Sympathie, ein Rest Liebe da und kommt eine Bedrohung von außen, indem es zum Beispiel einem Partner schlecht geht, steht niemand dem anderen so klar, solidarisch, präsent, empathisch-unterstützend zur Seite wie jemand mit ADHS – wobei man sich wundern muss, wie »so etwas« leistbar ist.

ADHS und Sexualität – wunderschön und sehr kompliziert

Auch mit der Sexualität bei ADHS scheint es eine besondere Bewandtnis zu haben. Viele Mädchen kommen zum Beispiel sehr früh in die Pubertät, viele Jungen sehr spät – oder auch umgekehrt, nach Art des Syndroms der Extreme. Verwundert berichten viele Eltern davon, dass ihre Kinder sich selbst schon ganz früh entdeckten – manche masturbieren sogar, wenn sie aus einer Situation »aussteigen« wollen, völlig ungerührt und bei Gelegenheiten, bei denen man das sicher nicht tun sollte. Alles, was neu und spannend ist, wirkt auf solche Kinder nahezu magisch anziehend. Wenn sie die Eltern einmal beim Verkehr »erwischen« sollten, wirkt das nicht zwingend traumatisierend, sondern meist einfach nur »hoch interessant« (es sei denn, Kinder ertappen Eltern bei ausgefallenen Praktiken).

Viele Kinder und Jugendliche mit ADHS »wissen« schon sehr früh viel über Sexualität (und fragen daher nicht), da sie ständig alle Antennen auf Empfang haben und da sich ihnen dank der modernen Medien auch sämtliche Möglichkeiten bieten, sich »kundig« zu machen – ob das immer zu ihrem Besten ist, sei dahingestellt.

Das Interesse an sich selbst und am Gegenüber erwacht zum Teil erstaunlich früh, manche Eltern berichten, dass schon bald »experimentiert« wird – bei Geschwisterkindern mit ADHS bisweilen auch untereinander, ein bisher natürlich völlig tabuisiertes Thema. Früher nannte man es noch recht harmlos »Doktorspiele«, aufgrund der medialen Vorbilder werden diese Experimente jedoch immer aggressiver und invasiver.

Bei der Offenheit und Beeinflussbarkeit von Kindern mit ADHS ist sexuelle Übergriffigkeit leider keine Seltenheit, da sie es potenziellen Tätern durch ihre Neugier, ihre Tendenz, schnell Vertrauen zu fassen, und ihr distanzlos anmutendes Verhalten leicht machen. Ohne selbst in Panik zu geraten, sollte man sie ab dem

Vorschulalter über solche »Absichten« informieren, vorher so gut es geht überwachen. Einmal mehr wird deutlich, wie wichtig das Wissen über ADHS ist, ebenso eine gute Interaktion mit dem Kind, damit es sich unter Umständen vertrauensvoll an die Bezugsperson wenden kann.

Für viele ist Sexualität einfach ein schönes Spiel, das neugierig und intensiv betrieben wird. Problematisch ist für viele Jungen die oft hohe sexuelle Appetenz – während viele Frauen mit ADHS oft erst ab Ende 20 ihre Sexualität so richtig genießen können. Bei sehr Aktiven kann es zu Beginn einer Beziehung extreme Frequenzen geben, wobei sich Experimentierfreude und große Zärtlichkeit mischen und zu wunderschönen Erlebnissen führen können, die gerne wiederholt werden (aber auch einen gewissen Erwartungsdruck auslösen können).

> »Am Wochenende haben wir 15-mal miteinander geschlafen, hoffentlich schaffe ich das nächstes Wochenende wieder.«
>
> *Ein Erwachsener, 35 Jahre*

> »Wir fliegen jedes Mal, wenn wir uns sehen, regelrecht aufeinander zu. Es ist traumhaft und sollte nie aufhören!«
>
> *Eine 29-Jährige*

Aber in jeder Beziehung hat das »High-Stadium« irgendwann ein Ende – und dann geht es darum, trotzdem gemeinsamen Genuss zu erleben. Hier treten dann oft Schwierigkeiten mit der Feinabstimmung der Bedürfnisse, der Rhythmen und der Grundbefindlichkeit auf, um entsprechend »Lust« zu haben.

Zum Teil sind die Ansprüche einfach gigantisch groß. Ein junger Erwachsener wünscht sich beispielsweise auch nach anderthalbjähriger Beziehung, dass, wenn er abends nach Hause kommt, seine Partnerin ihn wie am ersten Tag »anfällt« und ihm in ihrer großen Lust »die Kleider vom Leib reißt« … Manche Männer mit ADHS und sehr großem Bedürfnis erwarten nicht selten täglich Verkehr, am liebsten mehrfach!

Wieder steckt die Tücke im Detail: Nicht alles macht immer jedem zum erwarteten Zeitpunkt Spaß. Das Verlangen eines Partners nach Reizwäsche, High-Heels und anderen Hilfsmitteln kann hin und wieder ganz spannend sein, aber irgendwann auch einfach als nervig und lästig empfunden werden, vielleicht auch als entwürdigend in dem Sinne, ob man denn »ohne« für den Partner nicht mehr reizvoll sei – vor allem wenn die Wünsche auf der Suche nach immer neuen »Kicks« ausgefallener werden.

> »Wir haben so viel Sorgen mit unseren beiden Jugendlichen in der Schule, mein Mann rastet deshalb häufig heftig aus, aus meiner Sicht wirklich unangemessen! Und dann verlangt er nach einem harten ›Kampftag‹ auch noch eine verführerische Nummer mit Stiefeln und Dessous. Ich komme mir so benutzt vor!«
>
> *Eine Erwachsene, 42 Jahre*

Hindernisse und Dämpfer bei sexueller Lust sind nicht nur das bei ADHS oft stark ausgeprägte Prämenstruelle Syndrom (mit zum Teil erheblicher depressiver Verstimmung oder Gereiztheit), die äußerst eigenwillige Nähe-/Distanzregulierung oder die häufige große Schmerzempfindlichkeit (vor allem wenn allgemeine Anspannung besteht). Gerade Frauen mit ADHS geraten hinsichtlich ihrer äußeren Erscheinung in der Pubertät sehr »ins Schleudern« und neigen dazu, die für sie stimmige Kontrollüberzeugung zu entwickeln, dass sie nur deswegen nicht so gut ankommen, weil sie eben nicht gut aussehen, zu »fett« oder zu dünn sind, eine »zu dicke Nase« haben, einen zu großen oder zu kleinen Busen etc. (vgl. Neuhaus 2000). Und vielleicht lagern sie dann auch noch zyklusabhängig immer wieder etwas Wasser ein, nehmen aus ihrer Sicht zu, was die Befindlichkeit auch nicht gerade verbessert.

Wie soll man sich in Erwartung des sexuellen Genießens entspannen, wenn man eigentlich doch vollkommen oder hintergründig mit solchen Problemen beschäftigt ist? Vielleicht wird man zudem vom Partner auch wenig zartfühlend noch auf das eine oder andere hingewiesen.

> »Ich schlafe gern mit meinem Freund, aber danach kritisiert er immer meine Hüften und meint, ich soll Sport machen ...«

Die 23-Jährige berichtet, ihr Freund würde sie regelmäßig darauf ansprechen, dass sie etwa drei Kilo zu viel wiege. Er reglementiere sie, wenn sie zum Beispiel ein Stück Kuchen essen wolle, und schwärme ihr immer vor, wie viel Sex er mit ihr haben würde, wenn sie endlich so schlank wäre, wie er sich das wünsche.

Es ist schwierig, diesen jungen Mann aus seinem Hyperfokus herauszuholen, zumal er sehr überzeugt davon ist, dass seine Freundin die Idealmaße, die er sich wünscht, erreichen kann, sie ist nämlich keinesfalls unförmig oder dick. Er selbst betreibt einen übertriebenen Körperkult, wirkt darin fast etwas narzisstisch. Er mokiert sich über jede Frau, die er nicht ideal findet. Die Maßstäbe hat er recht unkritisch von seiner in jeder Hinsicht »perfekten« Mutter übernommen, die ihrerseits über das schwierige Verhalten ihres Sohnes gegenüber seiner Freundin erschrickt und sich daran erinnert, dass sie früher selbst unter Bulimie litt …

Wenn Menschen mit ADHS sich nicht entspannt auf sexuelle Aktivitäten einlassen können, hat das sicher nicht immer nur mit ihrer Ablenkbarkeit zu tun, insofern als sie beim Sex an alles mögliche »andere« denken, beispielsweise daran, was noch einzukaufen ist oder was die Kinder gerade machen. Die klinische Erfahrung zeigt, dass sie eher aktuelle Sorgen quälen, Selbstzweifel bezüglich der körperlichen Attraktivität und der sexuellen Fähigkeiten oder die Frage, ob der Partner treu ist und bleibt.

Es klingt schön zu hören:

> »Ich möchte wissen, wann du weg bist, damit ich dich vermissen kann. Ich möchte wissen, wann du kommst, damit ich mich auf dich freuen kann.«

Aber in solchen Äußerungen verbirgt sich nicht nur Romantik, sondern ein bisweilen massiv ausgeprägtes Kontrollbedürfnis. Schwierigkeiten entstehen auch, wenn er zum Beispiel nur mit ihr in »Löffelchen-Stellung« einschlafen kann oder wenn sie ihn immer wieder berühren »muss« und diese herbeigesehnte Zärtlichkeit vom Partner wiederum sofort als Lust auf Verkehr missverstanden wird – wenn »nur Schmusen« einfach nicht zu klappen scheint, positive Gefühlsregungen offensichtlich gleich mit sexuellen Kontaktwünschen »verwechselt« werden, wenn in der Schwangerschaft, einem ohnehin massiven Umstellungsprozess, die nun veränderte subjektive Grenzziehung nicht gesehen, verstanden und akzeptiert wird. Andererseits gelingt es vielen ADHS-Betroffenen, das Gegenüber mit geradezu märchenhafter Sensibilität und Zärtlichkeit, Variabilität und Ausdauer zu verwöhnen.

Manche Betroffene haben Schwierigkeiten mit »Mehrfachhandlungen« – auch auf sexuellem Gebiet. Sie können den Partner zwar hyperfokussiert mit Hingabe verwöhnen, aber die sexuellen Aktivitäten nicht gleichzeitig selbst genießen. Dazu kommt, dass viele nach traumatischen Erlebnissen mit Abwehr und Vermeidungsverhalten reagieren, was oft nicht einmal »bewusst« geschieht.

Und schnell wird das »allerschönste Spiel für Erwachsene« zu einem Konfliktpotenzial hinsichtlich der Frequenz, Ausgestaltung und der Tageszeiten, zu denen Sex stattfinden soll. So sind Mütter abends schlicht zu müde oder morgens noch nicht wach genug. Der Nachwuchs sollte die Eltern ja eigentlich am Sonntagmorgen in Ruhe lassen, springt aber mit Anlauf ins Bett und spielt hingebungsvoll »Kuscheln« oder Toben mit den Eltern, wobei die rivalisierenden Geschwister vielleicht schon am frühen Morgen ins Streiten geraten.

Bei diesem hypersensiblen Menschentyp, der sich nichtsdestotrotz extrem »verbiegen« kann, ist Vertrautheit, der subjektiv als angenehm empfundene Geruch des Gegenübers oder sein attraktives Aussehen (wie auch immer dies sein mag) wichtig. Stimmen diese Faktoren nicht (mehr), wird es oft schwierig bis quälend, wenn er sich dennoch sexuell »fügt«.

Vielen Frauen mit ADHS sind Zärtlichkeit oder Intimität aus einer Kontroverse heraus nicht möglich. Es gibt aber viele Männer mit ADHS und hoher Appetenz, die bei Misserfolg und Ärger sexuelle Aktivitäten direkt zum »Abreagieren« brauchen, um ihren Druck loszuwerden. Oder holen sie sich einfach in ihrer unbewussten Suche nach emotionalem Gleichgewicht einen Dopaminstoß in ihr Belohnungszentrum ins Gehirn? Denn ebenso steigert sich bei vielen das sexuelle Verlangen, wenn sie zu wenig Beschäftigung und zu viel Zeit zum Grübeln haben, bei beruflicher Unterforderung und natürlich bei Arbeitslosigkeit zum Beispiel.

Kommt dieser Wunsch unerwartet oder für die Partnerin zur »Unzeit«, erfolgt oft Abwehr, die bis zur kategorischen Ablehnung des Partners führen kann, mit mehr oder minder schlechtem Gewissen, da grundsätzlich oder anfangs Verständnis vorhanden ist. In der Paarberatung von Menschen mit ADHS mutet es manchmal richtig tragisch an, wie sehr sie einerseits auf Berührungen und auf das Berühren des Partners angewiesen sind, wie sehr sie andererseits aber auch subjektiv positiv darauf eingestellt sein müssen, um dies zulassen zu können. Leider können sich die Bedingungen und die Stimmung des anderen jedoch so schlagartig ändern, das es mit der nötigen »Feinabstimmung« oft nicht klappt.

Und auch wenn eigentlich alles prima läuft, spielt die Basisunsicherheit eines von ADHS Betroffenen immer wieder eine riesengroße Rolle. Fragen wie »War ich gut?«, »Hat es dir gefallen?« oder »Woran denkst du gerade?« dienen unbewusst der eigenen Rückversicherung. Diese kann manchmal schlicht notwendig erscheinen, wenn das Gegenüber nach Befriedigung seiner eigenen Lust geradezu blitzartig »zur Tagesordnung« übergehen kann, da er sich spontan für etwas Neues interessiert. Schlecht für den Partner, der vielleicht noch im Hyperfokus der Zärtlichkeit steckt …

Trotz aller Werbung für Verhütung und sicheren Verkehr wird dies bei ADHS zum Teil etwas leichtsinnig gehandhabt. Die Gründe dafür sind jedoch weniger Mut zum Risiko oder die subjektive Unterschätzung von Gefahr. Wenn der Hyperfokus auf sexuelle Lust ausgerichtet ist, hat ein impulssteuerungsschwacher, affektbetonter Mensch schlicht keine Chance, noch Überlegungen anzustellen oder Vorsichtsmaßnahmen zu ergreifen, die zeitaufwendig, ablenkend und unter Umständen ein bisschen »abturnend« sein könnten – zumal viele Betroffene es ohne Kondom »erotischer« finden. Und da auch die Vergesslichkeit bei der Einnahme der Pille ein Handikap ist, liegt der Gedanke an Sterilisation nach erfülltem Kinderwunsch nahe.

Sterilisation ist »natürlich« eine Sache der Frau – »normalerweise«. Dass dadurch aber bei ihr Ängste entstehen können, vor allen Dingen, wenn auch noch forciert darauf bestanden wird, dieses lästige Thema der Verhütung endlich abzustellen, ist einem Partner mit eigenem ADHS kaum nachvollziehbar (auch wenn er noch so lieb ist!), obwohl er selbst massive Ängste hat, irgendjemand könnte ihm an diskreten Stellen zu nahe treten. Hier hilft nur Offenheit und möglichst sachliches Abklären ohne jeden Druck, da sonst nicht unerhebliche seelische Irritationen für die Frau unausweichlich sind. Sie fühlt sich möglicherweise ausgenutzt und fremdbestimmt, was zu Rückzug bis hin zum Verweigern von Intimität führen kann.

Selbstunsichere Menschen mit ADHS sind ausgesprochen gefährdet, sich auf Dinge einzulassen, die ihnen abträglich sind, mit Menschen, die ungewöhnliche Vorstellungen und Rituale lieben oder eigentümliche Gewohnheiten haben, wie beispielsweise sich vor und nach dem Verkehr vollständig waschen zu müssen. Das reicht bis hin zu außergewöhnlichen sexuellen Praktiken, auch sadomasochistischer Natur. Durch ihre Reizoffenheit und Beeindruckbarkeit von Kindesbeinen an entwickeln sie oft befremdliche Vorlieben und Fantasien. Fesselungs- oder Strangulationsspiele eher heftiger Natur, das Verschicken von Faxbriefen an Schulkameradinnen, den Jugendlichen doch bitte in Bekleidung aus Gummi oder gummiähnlichem Material zu treffen, oder das kontinuierliche Stehlen und halbherzige Verstecken von Damenunterwäsche seitens eines Vierzehnjährigen wird man Eltern kaum als »normale Verwirrungen eines Pubertierenden« darstellen können.

Ein absolutes Tabu-Thema scheint bisher zu sein, dass einige Menschen mit ADHS mit ihrer »normalen« Affinität zum gegengeschlechtlichen Partner ihre liebe Mühe haben. Gerade bei Jugendlichen mit ADHS entsteht die gleichgeschlechtliche Orientierung nicht unbedingt nur durch eine genuine, entsprechend frühe

Orientierung (mit dem Wunsch beispielsweise, dem anderen Geschlecht anzugehören oder an Spielen und Aktivitäten teilzunehmen, die für das andere Geschlecht typisch sind), sondern auch im Zusammenhang mit schlechten Erfahrungen und einem rein zufälligen Kontakt, bei dem es dann einfach »funkt«.

> »Ich habe eigentlich überhaupt kein Problem mit Männern und mit dem, was zwischen ihren Beinen hängt, hatte auch schon Freunde – aber ich bin lieber mit Mädchen zusammen, sie sind irgendwie weicher und feinfühliger.«
>
> *Eine 24-Jährige*

> »Irgendwann gab es da einen jungen Mann, der mich völlig in seinen Bann zog – obwohl ich schon mit meiner Frau verheiratet war.«
>
> *Ein 52-Jähriger*

In einer schwierigen Phase in der Pubertät entdeckt der Betroffene vielleicht »rein zufällig« an einem Menschen etwas, was ihm sehr vertraut und sympathisch erscheint und sofort angenehme Gefühle erweckt. Ob gleich- oder gegengeschlechtlich, er wird regelrecht »in den Bann gezogen«. *Driven by emotion?*

Forschungsarbeit auf diesem Gebiet wäre spannend und nützlich, denn das Leiden ist bisweilen auch in solchen gleichgeschlechtlichen Paarbeziehungen sehr groß, wie auch in Paarbeziehungen, in denen sich jemand »nicht richtig entscheiden« kann und sich von beiden Geschlechtern angezogen fühlt oder sich in seiner Haut nicht wohl fühlt. Und dabei muss keinesfalls eine comorbide Störung zusätzlich zu ADHS bestehen.

Wünschenswert erscheint es auf jeden Fall, das Thema Sexualität bei ADHS unaufgeregt etwas näher zu untersuchen – und dies nicht nur unter dem Aspekt, dass betroffene Familien mit ADHS den Einschätzungen zufolge in der Regel eine etwas höhere Kinderzahl als »normale« Familien haben. Bei ADHS gibt es ja alle möglichen Formen des »nicht Normalen«: eine übergroße Offenheit beispielsweise, sich auch mit einem Partner einzulassen, der aus irgendeinem Grund nicht gängigen Idealen entspricht und trotzdem subjektiv äußerst liebenswert erscheint, oder die

Bereitschaft, mit jemandem auch dann zusammenzubleiben, wenn er schon ganz früh seine sexuelle Appetenz verliert, als Mann vielleicht sogar seine Potenz.

Markige Sprüche bleiben dann nicht aus wie: »Na, schön ist er nicht, aber selten!« Oder: »Was er wohl an der findet!«

Eine Zusammenfassung simpler »Mutmaßungen«? Nein, das Ergebnis aus sorgfältigen Anamneseerhebungen und Verlaufsschilderungen in 15-jähriger Arbeit mit Erwachsenen mit ADHS.

ADHS und das leidige Thema Eifersucht

Ein altes Sprichwort lehrt: »Eifersucht ist eine Leidenschaft, die mit Eifer sucht, was Leiden schafft« – wie unglaublich wahr für ADHS und dennoch für jemanden, der nicht weiß, was ADHS ist, oft wenig verständlich. Wenn zwei Menschen sich so wenig abstimmen können, bisweilen sich sogar richtig quälen, dann müsste es doch eigentlich für sie eine Erlösung sein, sich zu trennen – eben nicht! Und das ist nicht nur ein Problem der jungen Erwachsenen.

Entflammt für jemanden, auf den man sich einlassen kann bei der Lerngeschichte der vielfältigen Verlust-, Versagens- und Existenzängste sowie dem angeschlagenen Selbstwertgefühl, möchte jemand mit ADHS sein Gegenüber ganz sicher nicht verlieren. Je größer die eventuell erlittenen Kränkungen und Enttäuschungen waren, je impulsiver jemand ist, je empfindsamer und (wie er/sie meint) genau in der Beobachtung (tatsächlich einfach schneller in der Bewertung, dass etwas nicht stimmt), desto schlimmer wird das entstehende Gefühl.

Bisweilen wird von Anfang an schon »sorgfältig« registriert, wer mit dem Partner sonst noch so Kontakt hat oder hatte; es wird ein sofortiger unbewusster bzw. vorbewusster Vergleich angestellt, was denn diese/r andere vielleicht für Vorzüge gehabt haben könnte, die sie/ihn vielleicht für das Gegenüber attraktiv machten, und ob man diese Vorzüge wohl auch aufweisen könne...

Dieses Sich-Vergleichen(-Müssen) resultiert wohl aus der eigenen, hintergründig meist stetig zunehmenden Unsicherheit aufgrund der erfahrenen Misserfolge, der mangelhaften Selbstüberwachung/-einschätzung, dem oft äußerst mangelhaft entwickelten Selbstwertgefühl. Dieser fast automatisch einsetzende Abgleichprozess wird oft schon von jungen Erwachsenen als störend oder sogar als naiv und dumm empfunden, scheint für sie aber irgendwie nicht »abstellbar«.

Und dann wird – manchmal einfach unverständlich für Außenstehende und vor allem für den Partner – nachgefragt, geforscht, im schlimmsten Fall sogar heimlich ein Brief gelesen oder das Tagebuch, nach den SMS auf dem Handy geschaut, der Anrufbeantworter abgehört und, und, und.

> Ich weiß einfach nicht mehr ein noch aus. Ich habe eine so nette Partnerin gefunden. Sie ist Turniertänzerin, und ich weiß ja auch, dass man beim Tanzen seinen Partner anschauen muss – aber muss sie ihren Tanzpartner denn so anstrahlen? Ich bin krankhaft eifersüchtig auf Personen, mit denen sie zusammen war/ist, sogar denen auf Fotos!
>
> *Ein 32-jähriger, attraktiver Mann*

Je ausgeprägter ADHS ist – vor allem wenn eine Persönlichkeitsstörung dazukommt –, desto schlimmere Auswüchse können hieraus entstehen. Das kann dazu führen, dass solche Fotos im Affekt zerstört werden oder dass Kontaktverbote verhängt werden, die mit finsteren Drohungen belegt werden – wirklich gemäß der Aussage: »Fehlt dem Gehirn die Bremse, wird der Mensch zum Opfer seiner Gefühle«, wie es im Film »Wut« des SWR 1998 hieß, der diese Emotionen vor allem im Zusammenhang mit ADHS schildert.

Die Mutmaßungen darüber, wem das Gegenüber mehr Zuwendung, Verständnis, Interesse und Sympathie schenken könnte, sind wirklich von blühender Fantasie geprägt: So kann es offensichtlich gar nicht anders sein, als dass die Ehefrau deswegen so viele Überstunden macht, weil sie in den Chef verliebt ist oder in den Mitarbeiter. Sie zieht sich nur deshalb so schick an, weil sie einem Kollegen gefallen will. Und umgekehrt ist *er* garantiert nur deshalb immer auf Geschäftsreise, weil er ein Verhältnis hat. Ein nicht nachvollziehbarer Kilometerstand oder die Quittung eines Essens abseits der geplanten Route sind »Beweise« – völlig uneingedenk des sogar im Radio angesagten 30 km langen Staus, den der Partner schlicht umfahren hatte.

Aus einer Unstimmigkeit heraus noch »restverärgert«, was Betroffenen ja leider ins Gesicht geschrieben steht und was auch an ihrem Tonfall mehr als deutlich herauszuhören ist, wird ein freundliches Lächeln einem vermeintlichen Rivalen gegenüber sofort »überbewertet«: Argwöhnisch wird beobachtet, registriert, interpretiert …

Die Anspielungen, Hinterfragungen und Vorhaltungen können sich unter Umständen irgendwann regelrecht als Verhaltensverschreibungen erweisen. Das kann sogar dazu führen, dass, wenn ein Partner/eine Partnerin immer wieder solcher Machenschaften bezichtigt wird, sich der Verdacht als eine sich selbst erfüllende Prophezeiung erweisen kann. Abartig? Leider nein.

Daneben gibt es eine Vielzahl von Betroffenen mit ADHS, die sehr früh erkannt haben, wie zerstörerisch eine solche »Komplettvereinnahmung« sein kann, beispielsweise indem sie es bei Eltern, Freunden oder bei sich selbst beobachtet, erfahren und schmerzlich erlitten haben – entweder aktiv als »Klammeräffchen« oder passiv als eingesperrt im »goldenen Käfig«.

Sie nehmen sich in der nächsten Beziehung zunächst (auch über Monate!) mit Willen und Verstand sehr zusammen, wirken dabei ausgesprochen stark, souverän und faszinierend, wie sie beispielsweise auch einen selbst verunsicherten, angeschlagenen Partner stabilisieren und ihm »das Vertrauen zuruckschenken« konnen.

Aber irgendwann wird aus der »kopfgesteuerten« Angelegenheit urplötzlich, den Betreffenden selbst völlig überraschend, ein »Liebesrausch« – und dasselbe Muster entsteht. Oder es drängen sich, noch viel quälender, mitten in den schönen Verliebtheitszustand negative Gedanken wie ein kaltes Grauen – Altassoziationen, plötzlich durch irgendeinen Reiz in der Situation »getriggert«, die sofort alle Alarmglocken schrillen lassen. »Bloß nicht wieder eine solche Nähe, aus der du bitterböse erwachen wirst!« Die typische Verhaltensreaktion (sehr spontan und später kaum mehr nachvollziehbar): ein ernüchtertes »Abstandnehmen«.

Manche wehren eine solche Nähe trotz aller Sympathie für den Partner aufgrund von leidvollen Erfahrungen von Anfang an ab, sind dem Partner gegenüber von Anfang an »nur fair« mit Sprüchen wie »Häng nicht an mich dein Boot …« (frei nach Hannes

Wader) oder »Eine kleine Affäre ist okay, aber du weißt, an meinem Leben ändere ich nichts!« Ein sehr starker Reiz für das Gegenüber: die direkte Aufforderung zum Eroberungskampf – mit bekanntem Verlauf nach einem eventuellen Sieg.

Stark von ADHS Betroffene (oft auch sehr differenzierte, begabte Persönlichkeiten!) geraten bei ihren extremen Gefühlen und den entsprechenden Wechselbädern der Gefühle regelrecht in »verhängnisvolle Affären«.

> Seine Frau ist nett, zuverlässig, ein guter Kumpel. Kinder haben sie nicht, dafür machen sie Karriere, er in mehreren erfolgreichen Anläufen, wenn er nach »Schiffbrüchen« wieder auf die Füße gekommen ist. Sie »reicht« ihm aber nicht, er »braucht« etwas Erotischeres »für nebenher«, was er auch schnell findet. Die andere, eine sehr anschmiegsame Frau, hat zwei heranwachsende Töchter und Hunde. Sie lebt so chaotisch, dass er es bei ihr zu Hause nur für Stunden aushält. Sexuell ist sie aber für ihn »die Erfüllung«, da er ihr zudem noch auf liebevolle Weise aus einem erlittenen Trauma helfen kann (ein zusätzlicher Kick für ihn). Aber sie stellt Ansprüche, will und fordert, dass er seine Frau aufgibt, zu ihr zieht, zu ihr »steht«. Ein heftiges Auf und Ab beginnt. Die Entscheidungsschwäche macht ihn arbeitsunfähig, präsuizidal, bis er sich zwar gegen seine Frau entscheidet, aber der Freundin signalisiert, dass er seine eigene Wohnung behalten wolle, was ihr (selbst zunehmend kämpferisch) zu wenig ist. Sie macht Schluss mithilfe einer »Übergangsbeziehung«, was ihn rasend macht: Er beobachtet die beiden heimlich, versucht sie zurückzuerobern – mit Erfolg, aber verstärkten Forderungen ihrerseits, was er wiederum nicht aushält. Und so beendet er das immer stärker von sexueller Affinität geprägte Techtelmechtel. Das erträgt er aber nur kurz, denn sie fehlt ihm so … Er kann weder denken noch arbeiten ohne sie, gerät wieder völlig in Not; ihm ist es egal, wie andere ihn sehen. Er »verkauft es ihr aber so, als ob sie zurückgekommen wäre« – ein »Lichtschalterverhältnis«: An, aus, an, aus … Regie führt das extreme Wechselbad der Gefühle.

Nicht zu gering einschätzen sollte man allerdings auch Eifersüchteleien zwischen Elternteilen und Kindern – nicht nur die eigenen Kinder betreffend. Die Eifersucht einer Schwiegermutter auf die Schwiegertochter kann sehr belastend sein, wenn mit »Argusaugen« betrachtet und abgewertet wird, wo immer das nur möglich ist:

»Wir sind eine Akademikerfamilie – ich hoffe, du weißt, dass du die einzige Nichtakademikerin bist.«

»Kannst du deiner Frau nicht mal beibringen, dass man so einfach nicht herumläuft!«

Leider gibt es ab und an auch Eifersucht auf Kinder aus einer Vorbeziehung oder auf den Elternteil eines solchen Kindes, selbst wenn die Trennung und Scheidung bereits Jahre her ist und kein Kontakt mehr zwischen den Erwachsenen besteht – nach dem Motto: »Über dieses Kind bist du aber doch noch mit ihr/ihm verbunden!«

Direkt oder »hintenherum« wird zum Teil gewaltig geschürt und gestichelt, und ab und an ist ein solches Agieren durchaus auch erfolgreich – leider.

Bisweilen verlaufen Eifersüchteleien äußerst verdeckt. Ein Partner fühlt sich beispielsweise sehr gefordert als souveräner Lebensbegleiter einer charmanten, hübschen, aber wenig organisierten »Chaosprinzessin«, die ihn mit ihren Schusseligkeiten natürlich früher oder später auch nervt. Er hält es aber für völlig »normal«, dass er sie immer wieder auf ihre Unfähigkeiten hinweist, und bemerkt nicht, in welchem Ton er sie wieder einmal anschnauzt, wie man nur so blöd sein kann, noch nicht einmal die Blumen gießen zu können, ohne Wasser danebenzutropfen.

Als sie sich daraufhin immer gekränkter und gedemütigter fühlt und Hilfe sucht, sich mit ihrem ADHS und dem ihres Kindes auseinander setzt, bestimmter wird, sich besser abgrenzt, eigene Ideen und auch Hobbys entwickelt, wird er nur noch deutlicher. Er stellt diese »Diagnose« immer wieder in Abrede, wertet den Behandler als inkompetent ab. Er kann das alles ganz allein mit seiner Frau regeln – und gesteht sich nicht ein, dass er das Konstrukt seiner Ehe äußerst gefährdet sieht.

Aus Angst vor dem Alleinsein und davor, allein mit ihren Zweifeln umgehen zu müssen, erfolgt dann bei Menschen wie ihr oft ein verzweifelt-hilfloser Rückzug mit zunehmender Anspannung, Verspannung und Krankheit, aus der nur die Flucht ins

»alte Gleichgewicht« oder eine neue Diagnose und natürlich Behandlung zu helfen scheint.

Zur Vertiefung des funktionellen Verstehens des Wahrnehmungs- und Reaktionsstils bei ADHS, bei dem zunehmend deutlich wird, dass er vor allem affektgesteuert ist (ergänzend zu Hallowell und Ratey 1994 nicht nur »Driven to Distraction«, sondern vor allem »Driven by Emotion«), und zur Analyse der Vorlaufbedingungen für die vielfältigen Missverständnisse, schwierigen Abstimmungsprozesse und hoch impulsiven Kontroversen werden im Folgenden auszugsweise typische »Krisengebiete« skizziert. Denn, den Kinder- und Jugendschuhen entwachsen, geht es oft in der Paarbeziehung mit den typischen Kommunikationsmustern bis tief ins Erwachsenenalter immer weiter...

Kleine Dramen entstehen aus typischen Symptomen

ADHS wird auch in einer Partnerschaft ohne auffallend pathologische Konstellation schnell zum ärgerlichen Syndrom der »kleinen Schwächen« aufgrund von Vergesslichkeit, Unordnung, dem Verlieren und Verlegen (aber auch dem Sammeln!) von Gegenständen, der Tendenz, viel zu viel auf eine Reise oder einen Ausflug mitzunehmen, zum Teil der Unfähigkeit, mit dem Geld auszukommen sowie der »Unzuverlässigkeit« und »Uneinschätzbarkeit« in vielerlei Hinsicht. Diese Schwierigkeiten sind in der Regel bereits seit der Kindheit Anlass für Ermahnung, Kritik, Rüge, Moralpredigt, Abwertung etc.

»Wann begreifst du endlich ...?«

»Wie oft muss ich dir noch erklären, dass ...?«

»Wie alt bist du eigentlich?«

»Du könntest, wenn du wolltest!«

»Du warst ja immer nur sehr verspielt und denkfaul!«

»Du bist einfach nur egoistisch! Meinst du, du bist allein auf der Welt?!«

So oder ähnlich lauten die Vorwürfe, wie sie von Autoren aus inzwischen immer mehr Ländern beschrieben werden. Dem Kind, dem Jugendlichen oder dem jungen Erwachsenen wird ganz allmählich immer mehr »bewusst«, das heißt durch die häufige Wiederholung solcher Vorhaltungen regelrecht »eingeprägt«, »überlernt«, »verautomatisiert«, dass es/er offensichtlich die in ihn gesetzten Erwartungen nur schlecht oder kaum erfüllen kann (je nach Ausprägungsgrad und Umfeldreaktion mehr oder minder deutlich).

Wird zusätzlich – vor allem von den geliebten Hauptbezugspersonen – Enttäuschung signalisiert (im schlimmsten Fall begleitet von Liebesentzug), beginnt der heimliche und schleichende Prozess der Selbstabwertung und Selbstablehnung. Dieser Prozess ist in der Regel gekoppelt mit dem Entstehen von mehr oder minder ausgeprägten Verlustängsten bei den übrigen Interaktionsschwierigkeiten, speziell, wenn der oder die Betroffene beginnt, die »Eigenanteile«, wie bereits erwähnt, sukzessive überzubewerten. Im schlimmsten Fall kommt es unter Umständen zur Feststellung, dass man sowieso nichts gut zustande bringt und somit im wahrsten Sinne des Wortes nicht »liebenswert« ist.

Meist entwickelt sich bei Menschen mit ADHS (egal ob männlich oder weiblich) mit der Variante der Überbewertung der Eigenanteile allmählich die Tendenz, bei ihnen aufgezeigten Fehlern nicht beleidigt zu reagieren wie in der Kinderzeit oder sich zu rechtfertigen, noch während die Kritik ausgesprochen wird, sondern sich quasi schon vorweg zu entschuldigen. Über die eigenen Schwächen wird unaufgefordert schon im Voraus gewitzelt, um beispielsweise bei Menschen, die man in sein Herz geschlossen hat, ein Anecken zu vermeiden.

> Aus einer Abiturzeitung:
> Rainer hat eine positive Ausstrahlung, ist spontan und witzig, hat einen trockenen Humor und immer einen guten Spruch auf Lager. Typische Sätze sind »Morgen komm ich pünktlich!«, »Hä? Echt jetzt?«, »Hey, komm, verarsch mich nicht!« oder »Ja, ich weiß, mein Fahrrad ist Scheiße!«. Er ist beziehungsweise wirkt öfter etwas verwirrt. Eigentlich hat er nur Unsinn im Kopf, kann zusammen mit P. jeden zum Lachen bringen, fühlt sich bei Würfelspielen unfair behandelt. Man kann sich mit ihm sowohl lustig wie auch ernsthaft unterhalten, er wird von den Lehrern aber immer wieder für eine Schlafmütze oder für einen Träumer gehalten. Er hat eine schüchterne, liebe Art und eine komische Frisur. Seine Mutter schmiert ihm immer noch das Pausenbrot.

Genauso kann sich aber jemand im Laufe seiner Entwicklung angewöhnt haben, weiterhin wie in der »Superpubertät« (vgl. Neuhaus 2003) auf irgendeine Weise zu mogeln, zu tricksen, sich durchzuschwindeln mit der »Ausrede der Ausrede« und der Tendenz, alle möglichen Umstände für das eigene Fehlverhalten verantwortlich zu machen.

Den Fall des »Überspielers« erkennen bisweilen andere oft schnell, vor allen Dingen wenn sie selbst betroffen sind und syndromtypisch auf alles besonders Interessante achten. Haben sie so einen charmanten, problematischen Chaoten jedoch gern oder haben sie sich gar in eine solche Person verliebt, wird speziell bei den jungen Erwachsenen gefrotzelt und geneckt.

Aus einer Hochzeitszeitung:
»Es ist in der Tat ein schwieriges Exemplar der Gattung Homo sapiens in einer Hochzeitszeitung vorzustellen. Falls es mir unmerklich zu einer Laudatio gerät, sehe ich schon die Blicke der alten und neuen Anverwandten sich verfinstern, weil sie hinter einer so glänzenden Fassade Unheil wittern. Die andere Seite hingegen bringt durch auffälliges Schmunzeln selbst das kleinste Körnchen Wahrheit in moralischen Misskredit. Schließlich wird die frisch Angetraute durch so unterschiedliche Reaktionen womöglich völlig durcheinander gebracht und traut nicht einmal mehr ihren eigenen Beobachtungen. Aber wie wäre es wohl, wenn ich stattdessen tiefstapelte? Der Bräutigam würde vor Mitleid weinen und eilige Besserung versprechen, die Braut nervös werden und alles am liebsten schon einen Tag vorher gewusst haben, die anderen würden sich schadenfroh ins Fäustchen lachen. Nach dem Motto: »Das hat er nun davon.« Gleichviel – die armen Schwiegereltern könnten nur auf die Zukunft hoffen, dass der Schwiegersohn nun so schlimm doch nicht gewesen sei, aber für heute müssten sie trüben Gedanken nachhängen.
Eine andere Lösung besteht darin, entweder Tugenden des Bräutigams als besondere Schwächen darzustellen oder seine starken Punkte als überragende Vorteile erscheinen zu lassen. Also schreiten wir zur Tat: Einige behaupten, der Bräutigam sei schreibfaul. Das ist weder ganz richtig noch ganz falsch. Es stimmt zwar, dass er gelegentlichen Anfällen von Faulheit nachgibt. Dass er jedoch nicht schreiben kann, ist eine maßlose Übertreibung, die ich aus Kenntnis seiner raren Kritzeleien nur zurückweisen kann. Leute, die diese Kunstwerke nicht mit eigenen Augen gesehen haben, werden sicherlich behaupten, der Junge sei schlicht und ergreifend schreibfaul. Sie übersehen dabei geflissentlich die großen Vorteile, die die so genannte Schreibfaulheit mit sich bringt:

- Zum einen entschuldigt sie die eigene.
- Andererseits melden sich per Brief Freunde und Verwandte an. Und jedes Mal, wenn man sich auf das eine oder andere eingerichtet hat, kommt ein neuer Brief, in dem es anders steht. Um wie viel angenehmer ist es da mit einem so genannten Schreibfaulen, der einfach nachts gegen 2.00 Uhr an der Tür klingelt und einen fröhlichen guten Morgen wünscht!
- Drittens hätte man oft Furcht, dass ein Brief verloren gehen könnte, wenn eine Antwort ausbleibt. Nicht so beim Bräutigam. Man kann geradezu sicher sein, dass es ihm glänzend

geht, wenn auf irgendeine Botschaft nichts, einfach gar nichts geschieht.

- Es ist eine unbewiesene Behauptung, der Bräutigam sei schreibfaul. Denn vielleicht existieren einige handbekritzelte Umschläge, von denen die Postbeamten irrtümlich annahmen, es handelt sich um Briefe, ohne dass sie den Absender oder den Adressaten entziffern könnten!«

Der Bräutigam kämpft schon seit Kindertagen mit seiner Schrift, versuchte damals, wo er nur konnte, um die Hausaufgaben herumzukommen, und hatte Mühe mit der Schreibgeschwindigkeit, wie auch in den Klausuren während seines Jurastudiums. Diktieren oder Schreiben am Computer waren dagegen niemals ein Problem. Die vermeintlich freundlichen Bissigkeiten seines großen Bruders in der Hochzeitszeitung ermutigten ihn nicht gerade zu weiteren handschriftlichen Äußerungen.

In der Hochzeitszeitung heißt es weiter: »Es kursiert ein Gerücht, der Bräutigam könne nicht mit Geld umgehen. Normale bürgerliche Maßstäbe angenommen, stimmt das wohl, doch, egal wo er ist, freut sich der Buchhandel, weshalb sich für die Braut die Chance und Notwendigkeit ergibt, sich schon früh richtig zu emanzipieren nach dem Motto: »Weg vom Herd, ran an die Moneten!«

Auch diese Anspielung, die er schon häufig gehört hatte, verbunden mit vielerlei Maßregelungen aus dem Elternhaus, führte nicht zur gewünschten Veränderung. Erst in zweiter Ehe, nach Scheidung von der Frau, für deren Hochzeit jene Zeitung angefertigt wurde, besserte sich seine finanzielle Situation, doch nur weil seine zweite Frau alles in die Hand nahm, was finanziell zu regeln war.

»Schließlich wird dem Bräutigam mangelnde Ordnungsliebe nachgesagt. Gewiss könnte man auf diesen Gedanken kommen, wenn sich gebrauchte und frische Socken, Hemden, Schuhe und dergleichen bunt gemischt unterm Bett finden. Andererseits ist aber dahinter noch ein gewisses Ordnungsprinzip zu finden, das den meist völlig ungenützten Raum unter dem Bett sinnvoll verwendet und auf diese Weise Schränke spart, so dass die Wohnung größer und behaglicher erscheint. Auch kann auf diese Weise kostbare Zeit eingespart werden, die meistens dazu aufgewendet wird, Tischtücher, Bettwäsche etc. zu bügeln. Zudem ist es bedeutend einfacher und schneller, noch im Liegen die Schuhe, eingewickelt ins Oberhemd, das Ganze mit der nächstbesten Krawatte verknotet, mit einem Griff unter dem Bett hervorzuholen, als all diese Utensilien mühevoll aus einem Schrank herauszuklauben.

Ansonsten ergibt sich dieser Mangel an Ordnung als vernünftige Entscheidung aus einer einfachen Rechnung:

1. Ordnung ist das halbe Leben	= 50 %.
2. Ein Drittel seines Lebens verschläft der Mensch	= 33 %.
Summa summarum	= 83 %

Somit bleiben ganze 17 % zum Leben. Allerdings unter der Voraussetzung, dass man einen verständnisvollen Arbeitgeber hat, sonst gehen von den 17 % noch einige Prozente für Arbeit weg.«

Solche »lieb gemeinten« Anspielungen in Abitur- und Hochzeitszeitungen können jemanden, der betroffen ist von ADHS (und es womöglich nicht weiß!) unter Umständen furchtbar treffen. Und das emotionale Klima verschlechtert sich im Laufe einer Beziehungsgestaltung und -entwicklung von »etwas komisch« zu »anstrengend«, wenn zu häufig gefrotzelt wird, das Frotzeln notorisch zu entarten droht oder in den Vorwurf mündet, bis der regelrecht giftig anmutet.

So muss sich eine äußerst differenzierte junge Frau vom Ehemann und vom Freundeskreis ständig anhören, dass sie, wohin man mit ihr auch fahre, sofort genau wisse, wo interessante Geschäfte vor Ort sind. Schon beim Frühstück im Urlaub wird sie damit aufgezogen, dass sie ja heute sicher noch eine Shopping-Tour vorhabe und wie der arme Ehemann denn dies zu finanzieren gedenke. Beim gemeinsamen Schlendern durch die Stadt frotzelt man: »Oh, schau mal, da ist noch ein Laden, warst du da schon drin?« etc. Als es dann irgendwann heißt: »Was, du hast heute nur eine einzige Tüte dabei?«, fängt die Situation an, für sie irgendwie etwas »nervig« zu werden.

Die zunächst in aller Regel gutwilligen und humorvollen Anspielungen auf die Schwäche, Kaufimpulsen nachzugeben, gerät speziell bei Menschen, die selbst ihrerseits von ADHS betroffen sind (durch mangelhafte Selbstüberwachung und getriggert durch die eigene Impulskontrollproblematik), zu einem eher nervig-ironisierenden »Hochnehmen« bei immer »witziger« gemachten Formulierungen und latenter Vorwurfshaltung fast ins Zynische abgleitend. Wenn die Beziehung problematisch wird, geht das »Hochnehmen« über in verärgerte und/oder verbitterte Vorhaltungen, gespickt mit Etiketten wie: »Nie kannst du dich bremsen!« Oder: »Immer musst du sofort alles kaufen, was du siehst!« Oder: »Wenn ich nicht mit dir auf Einkaufstour gehe, bist du ja sowieso nicht zufrieden …«

Wird daraus richtiger Frust (natürlich im Zusammenspiel mit anderen Beziehungsproblemen), kann die Situation derart entgleisen, dass eine junge Mutter von zwei Kindern den Vormittag über lieber unterwegs ist, um »Lebensmittel« einzukaufen, tatsächlich aber »Schnäppchen jagt«, das heißt kurzfristig befriedigende Beute macht, um möglichst nicht viel Geld auszugeben, aber doch genügend Vorräte zu haben. Eigentlich versucht sie jedoch den Vorwürfen des Mannes aus dem Weg zu gehen, der, zu Hause arbeitend, als Allererstes einen Blick auf die Taschen der jungen Frau wirft und kommentiert, dass er gerade erst wieder lauter vergammeltes Gemüse weggeworfen habe.

Gerät für einen betroffenen Partner mit ADHS eine solche »Unart« in den »Hyperfokus« und ist er selbst jemand, der eher seine Eigenanteile unterbewertet, kann ein Frotzeln regelrecht in ein »Niedermachen« oder »Plattwalzen« mit unter Umständen traumatischen Auswirkungen für das Selbstwertgefühl des Gegenübers ausarten.

Diese Streitereien entgleisen dramatisch, wenn mit psychiatrischen Etiketten argumentiert wird wie: »Das ist ja krank!« Oder: »So bescheuert kann doch gar niemand sein!« – »Bist du einfach nur größenwahnsinnig, dass du so viel Geld ausgibst?!« Oder: »Du bist ja schizophren. Einerseits sagst du, du willst sparen, andererseits haben wir viel zu viele Nahrungsmittel zu Hause, die dann auch noch verderben.«

»Nicht einmal Klopapier gibt es in diesem Scheißhaushalt!« Sie kommt nach einem anstrengenden Tag nach Hause, müde, in der Hoffnung auf einen gemütlich ausklingenden Abend. Er ist über kleine Vergesslichkeiten und Schusseligkeiten von ihr, die bereits zu immer heftigeren Streitereien geführt haben, sehr genervt und fühlt sich aufgrund solcher »Bagatellen« (aus ihrer Sicht) persönlich einfach nicht wertgeschätzt. Dies passiert seinerseits allerdings uneingedenk der Tatsache, dass sie weitgehend allein für den Lebensunterhalt der Familie aufkommt, nach seiner eigenen Aussage »gar kein Problem für sein Ego« …

Das meist ohnehin schon recht angeschlagene Selbstwertgefühl des/der so Beschuldigten wird weiterhin nachvollziehbar deformiert – und damit schnell zum Anlass (und zur aufrechterhaltenden Bedingung) für die Betroffene, sich ab und zu dann doch irgendetwas Gutes tun zu müssen, um sich wieder gefühlsmäßig »hochzuziehen« – mit erneutem »kurzfristigem Beutemachen« beim Kaufen und dem kurzen Erleben eines »Kick-Gefühls«, das allerdings schnell wieder nachlässt (im Sinne der Entwicklung einer »Aktivierungssucht«).

Leider haben in Paarbeziehungen mit ADHS (z. B. Elternteil/Kind, Mann/Frau) eben beide für alle Kleinigkeiten, die in der Vergangenheit irgendwie merkwürdig, auffallend (nicht nur positiv) oder schlicht nicht akzeptabel waren, das legendäre »Elefantengedächtnis«. Sie kommen beide gern selber vom Hundertsten ins Tausendste und graben im spontan entstehenden Ärger sämtliche vom Partner erfahrenen Missetaten aus ihrem Gedächtnis, um sie alle auf einmal über dessen Haupt auszuschütten.

»Es kann doch wirklich nicht sein, dass du jedes Mal, wenn du einkaufen gehst, eine neue Grünpflanze mitbringst, zumal du ja selbst Pflanzen, die eingehen, immer wieder gesund zu pflegen versuchst und wir allmählich schon in Pflanzen ersticken. Wichtiges vergisst du aber immer wieder, es kann einfach nicht sein, dass wir nicht nahtlos mit Tempotaschentüchern, Kaffee und Zucker versorgt sind! Überhaupt, es sind ja nur deine eigenen Belange wichtig. Du beschwerst dich darüber, dass ich nach dem Broteschmieren die Besteckschublade und den Brotkasten offen stehen lasse – aber wenn du dir abends noch etwas gekocht hast, lässt du die fettige Bratpfanne in der Spüle zurück, die ich einfach nicht sehen mag, wenn ich morgens Kaffee koche. Und miste endlich mal den Kleiderschrank aus; der quillt von deinen Sachen über, und ich muss mich mit immer weniger Platz begnügen!«

»Du machst mir Vorhaltungen, dass ich eine Umbauidee sofort in die Tat umsetzen will, koste es, was es wolle, und führst mich sogar den Bekannten vor! Dabei plane ich alles sorgfältig und achte wirklich auf die Preise, aber du hast dann nicht vor deinem geistigen Auge, wie schön das Bad werden könnte, sondern siehst nur Baudreck! Aber wenn ich morgens in die sonnenhelle Küche komme, sehe ich auf der Kühlschranktür nur Fingerabdrücke, obwohl ich so viel Wert auf eine topsaubere, appetitliche Küche lege …«

Streit entsteht, rasch heftig eskalierend – oder aber das Gegenüber sagt nichts, verstummt oder bricht in Tränen aus, was sofort wieder zu einer entsprechenden etikettierenden Bezeichnung führt, beginnend bei »Heulsuse« über Aussagen wie »Musst du schon wieder so hysterisch reagieren?« bis zu altbekannten Vorwürfen wie »Warum hältst du dich nicht an das, was du versprochen hast?« oder »Wir hatten doch abgemacht, dass …« oder, oder, oder.

Dass dies zulasten einer erfüllenden Zweierbeziehung geht, mit zum Teil recht raschem Abbau der positiven Gefühle, ist nachvollziehbar. Jetzt kommt es auf die Bilanz der Erfolge und Misserfolge in anderen Lebensbereichen an, inwieweit sich jemand dort abgrenzen kann (sofern er das nicht schon vorher getan hat), oder auf die Bereitschaft, es einfach wieder und wieder über sich ergehen zu lassen – getrieben von der großen Angst, andernfalls einen so heftigen Eklat zu riskieren, dass er zur Beendigung der Beziehung führen könnte. Denn eigentlich »braucht« man den Partner, dem man spontan wichtig Erscheinendes erzählen kann, den man »eigentlich« ja auch mag, mit dem man ab und zu im wahrsten Sinne des Wortes »spontane« Erlebnisse hat …

Bei einer solchen Entwicklung wird dann allerdings die früher oder später entstehende innere Leere hingenommen, zum Teil auch die Demontage (die vor allem im Beisein anderer aktiv betrieben wird), die Zerstörung des ohnehin meist fragilen Selbstbilds und der eigenen Gefühlswelt. Hilfskonstrukte mit Lippenbekenntnissen werden errichtet wie »Aber eigentlich verstehen wir uns doch« oder »Aber wir haben doch gerade erst ein Haus gekauft« oder »Unsere Kinder brauchen doch beide Eltern«.

Dabei kann man schon erschrecken, wenn man hört, was Erwachsene mit ADHS, egal ob sie männlich oder weiblich sind, sich hier so »bieten« lassen (und ihre Kinder, gleich welchen Alters, sehen, hören ... und lernen):

> »›Himmel noch mal, bist du denn völlig unfähig?‹, schreit mein Vater meine Mutter an, wenn gerade lediglich eine Plastikschüssel zu Boden gefallen ist. Er flippt regelmäßig aus, wenn beim Computer etwas nicht funktioniert. Er tritt dann mit dem Fuß dagegen. Gestern nahm er den Stuhl, auf dem er sitzt, wenn er am Computer arbeitet, und hob ihn in die Luft, stellte ihn aber wieder heftig auf den Boden. Er fuhr mich an, ich solle verschwinden, denn für ihn war klar, dass nur ich das gewesen sein konnte. Das hat meine Mutter zum Glück nicht miterleben müssen, denn sie war gerade nicht da. Bei solchen heftigen Launen, die sie ja auch mitbekommt, wird sie oft sehr traurig und weint heimlich. An seinen Problemen sind aus seiner Sicht immer die anderen schuld, er scheint von sich selbst zu glauben, dass er unfehlbar sei. Und nun hat meine Mutter große Angst, dass es bei einem Familienfest einen großen Knall geben könnte, weil meine kleine Cousine kommt, die manchmal recht frech sein kann. Dann flippt mein Vater völlig aus, er hasst dieses Kind, ich schäme mich fast, das zu sagen.«

Der Vater dieses 16-jährigen Jugendlichen suizidiert sich im Alter von 45 Jahren in tiefer Verzweiflung über sich selbst anderthalb Jahre nach der oben genannten Schilderung.

»Ordnungsprinzipien«

Menschen mit ADHS versuchen oft mehr oder minder verzweifelt, sich irgendwie doch (mit einer Einstellungsänderung rein kognitiv) zu organisieren, was natürlich mit einem entsprechenden Vorbild oder einer Anleitung besser geht. Ist ein Ordnungsprinzip dann einmal erstellt, scheint es für die Ewigkeit Gültigkeit zu haben und wirkt auf andere oft starr und natürlich stur.

Die geschiedene Mutter zweier halbwüchsiger Söhne hat wohl irgendwann einmal in grauer Vorzeit gelernt, dass mancher Schmutz am Geschirr sich in Spülmaschinen nicht gut löst und sie nun deswegen sinnvollerweise Töpfe und Pfannen sowie Besteck gründlich vorspült oder gar nicht in die Maschine stellt. An ihr scheint spurlos vorübergegangen zu sein, dass hochmoderne Spülmittel auch angetrockneten Schmutz mit unserer heutigen Technik in aller Regel gut bewältigen können. Sie hält an ihrem Prinzip fest und gerät deshalb immer wieder mit ihren Söhnen aneinander, zumal sie völlig selbstverständlich von ihnen einfordert, dass das Mindeste, was sie an Mithilfe im Haushalt erwarten könnte, jawohl das Abtrocknen beim täglichen Abspülen nach dem Abendessen sein sollte – was täglich zu Streitigkeiten und Grundsatzdiskussionen führt...

Ein inzwischen 86-jähriger Ehemann räumt bis heute seiner Frau bei der Zubereitung von aufwendigeren Festessen bei jedem Betreten der Küche sämtliche Gerätschaften, die sie zum Kochen, Backen und Braten braucht, wieder in die Schränke und Schubladen zurück – mit der Begründung, dass sonst zu viel Abwasch entstehe und es so unordentlich aussehe! Entsprechend muss sie immer wieder einen neuen Löffel aus der Schublade holen, um die Soße zu probieren etc. Dieser Ehemann hatte über Jahre die Angewohnheit, nach jeder Rückkehr von einer Reise, die er beruflich tätigen musste (und dies passierte sehr häufig im Jahr), erst einmal durch sämtliche Zimmer des Hauses zu gehen, um den Inhalt eines jeden Papierkorbs einzeln in die für Abfälle vorgesehene Kiste in der Garage zu entsorgen. Ein Hinterfragen solcher Prinzipien »duldete« er nicht, ist sich seiner Tyrannei in keiner Form bewusst, sondern meint, nur in aufopferungsvoller Fürsorge für seine Familie da zu sein.

Ein Ehepaar mittleren Alters, hoch differenziert, Eltern von zwei ebenso hoch differenzierten jungen erwachsenen Töchtern, wird in der Umgebung fast als untadelig angesehen. Man konnte sich schlecht erklären, warum die Frau immer mehr gesundheitliche Probleme bekam, von der Notwendigkeit einer Gallensteinoperation, der Entwicklung eines »Blinzel-Ticks« bis hin zu ihr unerklärlichen Schulterschmerzen. Sie musste zur Kur, konsultierte Ärzte und einen Heilpraktiker – mit zunächst wenig Erfolg.
In der flankierend angesetzten Psychotherapie berichtet sie unter anderem, dass sie bereits an der Art, wie sich der Schlüssel im Schloss dreht, erkennen könne, in welcher Stimmung ihr heimkehrender Ehemann sei und welchen Blick er dann durch die Wohnung werfen würde. Sie könne an der Spannung seiner Muskulatur im Hals- und Schulterbereich beim Ausziehen seiner Jacke sehen, wie

unzufrieden er mit dem Ordnungszustand der Wohnung sei, was sie täglich immer mehr anstrenge, zumal sie für jedwede Ansprache, Hilfeleistung etc. von seiner Seite immer präsent sein müsse, wenn er da sei … Und wenn etwas gut geklappt hatte, sonnte er sich in seinem Erfolg!

Mechanismen, die einmal für gut befunden worden sind, also »Erfolgsstrategien«, wirken auf das Gegenüber leicht rigide, stur, überkontrollierend, erdrückend. Und das ist nicht nur in der Eltern-Kind-Beziehung, sondern auch in der Paarbeziehung problematisch – besonders wenn wie im letztgenannten Beispiel die Partnerin schon immer als »Träumerchen« und »Trottelchen« gegolten hatte. Sie hat mit 53 Jahren noch immer Erinnerungen an ihre Kindergartenzeit, als die Erzieherin im ernsten Ton mahnend zu ihr sagte: »Gun-du-la!«

Die Scham über Vergesslichkeiten kann so groß werden, dass Verspannung und Anspannung in einer kritischen Lebensphase Krankheit auslösend sein können; im oben genannten Fall verschärfte sich die Symptomatik dramatisch während der Wechseljahre.

Unter Umständen mischen sich »Defekt und Perfektionismus« im Zusammenhang mit Ordnung auf eigenwillige Art:

»Wenn ich das Essen zubereite, schneide ich gleichzeitig Zwiebeln, suche ein Gewürz, setze eine Soße im Topf an, spüle gebrauchtes Geschirr, räume es nach kurzer Trocknungszeit auf, putze irgendwas am Tisch ab und muss zwischendurch immer wieder das Kochrezept nachlesen, weil ich mir drei 6 cm lange Zeilen kaum merken kann. Und so geht es fortwährend. Ich muss das Kochbuch offen liegen haben, damit ich das Rezept immer wieder nachlesen kann. Idiotisch? Ist aber so. Trotzdem ist am Ende das Essen fertig, die Küche komplett sauber und aufgeräumt – und jeder wundert sich, wie ich das schaffe. Für mich ist das völlig normal. Man kann eben mit ADHS vieles gleichzeitig machen, hat oft mehr Aktivitäten nebenher und gleichzeitig laufen – und kann, muss aber nicht, durcheinander kommen!«

Dieser 50-jährige Erwachsene sagt seiner zweiten Ehefrau, er brauche keine Frau, die für ihn koche, putze, bügle, für den Garten da sei. Er koche gerne, um abzuschalten. Man setze ihn unter Druck, wenn man ihm das Kochen, das er so liebe, abnehme.

Aus Sicht der Frau sieht es dann aber so aus:

Wenn ich nichts kochte, gab es nichts – nur wenn er spontan Lust dazu hatte. Wir versuchten, uns darauf zu einigen, dass er am Wochenende kocht. Er hatte jedoch dazu meistens keine Lust oder nur zu Unzeiten. Er kritisierte die seiner Meinung nach überfüllte Kühltruhe, taute aber meine gebackenen Vorräte am liebsten auf, wenn er Hunger und keine Lust zum Kochen verspürte. Wenn er denn kocht, zum Beispiel bei einem Besuch bei meinen Eltern, kocht und schuftet er wie wild. Er liest ihnen jeden Wunsch von den Augen ab, organisiert alles Mögliche nebenher, so dass es selten pünktlich Mittagessen gibt.«

Er sieht die Situation aus seiner Sicht und ist stolz auf die Leistung, die er in absoluter Superkoordination vollbracht hat, aus der Perspektive der Umgebung ist aber »syndromtypisch« das Timing äußerst eigenwillig: Die Ehefrau spricht nach kurzer Zeit schon von »schlampigen Essgewohnheiten« (selbst aus einem Haushalt kommend, in dem man zu festen Zeiten isst, da die Mutter Diabetikerin ist).

Der eine Betroffene mit ADHS strukturiert sich über feste Gewohnheiten, die er sich irgendwann einmal angeeignet hat oder ihm beigebracht worden und sozusagen »in Fleisch und Blut übergegangen sind«. Der andere erbringt nahezu bewundernswerte, schnelle Kombinationsleistungen, wie unser 50-jähriger Koch – wenn er die nötige Basismotivation hat und dann syndromtypisch zu Höchstleistungen fähig ist, auch wenn er sich die paar Zeilen im Kochbuch nicht merken kann.

Der Ehemann der stresskranken Frau ist selbst sehr bestürzt, dass er seine Frau so unter Druck setzt mit seiner Ordnungserwartung, die bei ihm aus dem Wunsch heraus entstanden ist, eine Umgebung zu Hause zu haben, in der man ständig Gäste empfangen kann – wie er es auch gelernt hat.

Ob mit Willen und Verstand »kompensiert«, ritualisiert oder auf bestimmte Abläufe fixiert – eine gewisse Ordnung herzustellen und zu halten kostet Menschen mit ADHS in aller Regel Kraft und Anstrengung. Nicht nur in Bezug auf die Kinder, sondern auch bei den Erwachsenen untereinander finden heftige Diskussionen über Ordnung statt.

Die Mutter von zwei jüngeren Kindern sollte eigentlich schon aufgrund des Berufs ihres Mannes eine gastfreundliche Wohnung haben, nicht nur für Freunde der Kinder. Selbst »Messie«, hat sie aber seit dem Umzug vor geraumer Zeit ein so überfülltes Arbeitszimmer (in dem noch Umzugskisten stehen), dass sie es nicht einmal richtig betreten kann.
Auf dringende Bitten ihres Mannes und ihrer Kinder versucht sie einen neuerlichen therapeutischen Anlauf, nachdem sie schon einige enttäuschende Therapieversuche hinter sich hat (in denen zum Beispiel nicht erkannt wurde, dass sie, seit sie denken kann, zusätzliche Probleme mit Mehrfachhandlungen hat!). Es stellt sich relativ rasch heraus, dass sie durchaus viele Ordnungssysteme besitzt, die aber eben in diesen Umzugskartons untergebracht sind und die sie deswegen nicht benutzen kann. Sie braucht diese Systeme aber, um Ordnung zu schaffen – sonst gehe das nicht.
Dazu hat sie große Angst, sich von etwas zu trennen, und hat daher jeden Gegenstand, den sie eigentlich wegwerfen wollte, fotografiert – und ist inzwischen im Besitz von etwa 200 Filmen, die nicht entwickelt sind …

Echte Probleme? Ja!

Es ist tatsächlich eine Herabsetzung des Selbstwertgefühls einer Erwachsenen mit Abitur und Hochschulstudium, wenn die fünfjährige Tochter feststellt, dass die Mama einfach chaotisch unordentlich ist, und von sich aus beginnt die Küche aufzuräumen! Es ist eine andere Facette des Verlusts der »Selbstwirksamkeit« als elterliches Modell in der Kindererziehung – die natürlich noch zusätzlich untergraben wird, wenn Schwierigkeiten mit dem Zeitmanagement dazukommen und man aufgrund der daraus entstehenden Hektik und dem daraus resultierenden Druck überreagiert.

Die 16-jährige Tochter benennt inzwischen ganz klar, was sie bei der Mutter sieht: Diese tut selbst das, was sie bei der Tochter unterbinden will. Die Mutter schreit durchs Haus, die Tochter darf dies nicht. Oder die Mutter regt sich auf, dass die Jugendliche sich nicht entscheiden kann, wenn sie etwas fragt. Die Jugendliche ruft ihrerseits die Mutter über das Handy an und fragt sie, ob sie nach einer erledigten Arbeit nach der Rückkehr der Mutter damit rechnen dürfe, dass die Mutter sie noch in eine andere Ortschaft fährt. Die

Mutter, gerade selbst in einem Möbelhaus, erläutert ihr, dass sie das jetzt so im Stehen nicht entscheiden könne, was zur Spontanäußerung der Jugendlichen führt – »Dann setz dich« – mit entsprechender sofortiger Eskalation.

Die Mutter wünscht eine bestimmte Reihenfolge beim Säubern der Wohnung, betrachtet sich als persönlich gekränkt durch die Tochter und zurückgesetzt, wenn diese die Reihenfolge nicht einhält. Sie sieht nicht das Ergebnis, sondern nur das missachtete Prinzip und zieht sich immer mehr in einen Panzer gekränkter Feindseligkeit zurück, da offensichtlich das Mädchen mit dem Vater derzeit viel besser auskommt, weil der alles »lockerer« angeht …

Zum Problem wird für Menschen mit ADHS, dass sie sich immer wieder mit viel Aufwand und der seit Kindertagen so verhassten Wendung »Ich muss«, die quasi als Taktgeber mentaler Art fungiert, sowie vielleicht mit Zeitplan an die Eigenorganisation heranrobben und irgendwann gewisse Routinen entwickeln müssen. Für sie selbst werden klare Rahmenbedingungen zu festen Orientierungshilfen (die sie ja auch in der Erziehung ihren Kindern geben sollten!), die sie dann aber eben nicht so leicht und »flexibel« aufgeben oder durchbrechen können.

Einmal mehr: Der wichtigste Ansatz für die Auflösung solcher die Beziehung oft regelrecht vergiftenden Konflikte ist viel Wissen über diesen »Wahrnehmungsstil«.

In der deutschen Ausgabe des viel beachteten Buchs von Arnold Lazarus, ›Fallstricke der Liebe. 24 Irrtümer über das Leben zu zweit‹, erläutert der Autor, dass sich Paare bei den täglichen Routinetätigkeiten aufeinander einstellen müssen, nicht zuletzt mit dem Sinn, ein »gemeinsames Kapital« von Handlungsweisen, Gewohnheiten und Erfahrungen als gemeinsame Basis anzusammeln. Außerdem fordert er als entscheidende Faktoren für eine entstehende tiefe Zuneigung Freundlichkeit, Rücksichtnahme, Kommunikation, gemeinsame Aktivitäten und Unternehmungen, Übereinstimmung bei wichtigen Wertvorstellungen und Zielen sowie Gleichberechtigung statt Macht und Unterdrückung im gegenseitigen Respekt.

Zumindest die Freundlichkeit ist am Anfang in aller Regel da, auch eine intensive Kommunikation – allerdings kommuniziert jeder nur aus seiner Sicht. Rücksichtnahme mit dem ständigen Beachten der Bedürfnisse und Wünsche des anderen sowie der Aufmerksamkeit für seine Stärken und Schwächen ist schon eine ausgesprochen schwierige Angelegenheit für Paarbeziehungen von Menschen mit ADHS. Ebenso schwierig zu erreichen ist eine klare und vor allen Dingen tragfähige Übereinstimmung bei den gemeinsamen Aktivitäten und Unternehmungen sowie den Alltagsroutinen. Weniger Probleme bereitet die Übereinstimmung in den Zielen an sich, den wichtigen Wertvorstellungen.

Viele Paare mit ADHS haben durchaus viele gemeinsame Aktivitäten und leben sie bei Unternehmungen im Freizeitbereich miteinander aus. Diese erhalten die Beziehung lange am Leben und motivieren beide Partner, wenn sie auch bisweilen ein bisschen »exotisch« anmuten, wie gemeinsame Abenteuerreisen, Tierhaltung mit bis zu 24 Katzen oder das Anschauen jedes einzelnen Formel-1-Rennens über Jahre.

Kritisch wird es allerdings mit »Gleichberechtigung« statt »Macht und Unterdrückung« sowie mit dem gegenseitigen Respekt. Dass diese jedoch durchaus entstehen und wachsen können, zeigen immer mehr Aussagen von Betroffenen bei Meetings, auf Kongressen und in der Therapie. Das Verständnis des Störungsbilds und die damit verbundene »Neudefiniton« vieler Probleme habe ihnen eine ganz neue Möglichkeit des Miteinanderlebens aufgezeigt, wenn man zum Beispiel das Verhalten eines Betroffenen nun nicht mehr vorsätzlich gegen sich selbst gerichtet empfinde und man es weniger persönlich nehme.

Insbesondere ist dies ein häufiges Echo nach der Teilnahme an einem Elterntraining unter ganz besonderer Berücksichtigung des selbst betroffenen Elternteils.

Falschparken und andere Autogeschichten

In der Hektik, wenn man einmal wieder auf den »letzten Drücker« irgendwohin kommt, lässt sich natürlich häufig kein Parkplatz finden. Ist doch einer da, wird er von der »Chaosprinzessin« vielleicht als zu klein, zu eng oder ähnlich eingeschätzt. Wird aber nun »irgendwie« oder ganz »offiziell und legal« doch noch ein Plätzchen gefunden und führt dies unter Umständen zu der nicht vermeidbaren Konfrontation mit einer Politesse oder zum »Knöllchen« an der Windschutztscheibe, löst dies in aller Regel eine recht heftige emotionale Reaktion aus. Es wird laut geflucht oder aber deutlich geäußert, dass das ja wohl nicht wahr sein kann. Sofort fühlt man sich ungerecht behandelt, da man die Zeit der Parkuhr doch wirklich nur um fünf Minuten überschritten hat oder es eben einfach in dieser dummen Stadt keine ausreichenden Parkmöglichkeiten gibt, da man einfach nicht »einsieht«, warum man bei diesen überteuerten Parkgebühren ein Parkhaus aufsuchen soll und so weiter.

Die Emotion kann so schnell und stark hochschießen, dass sich manchmal auch Passanten wundern.

> Ein eher unauffällig wirkender junger Mann stellt bei einem nötigen Behördengang nur ganz kurz sein Auto auf einen Parkplatz, an dem ein Schild angebracht ist mit der Aufschrift: »Einsatzfahrzeuge der Polizei«. Wieder zu seinem Wagen zurückgekehrt, reagiert er höchst unwirsch, als er von einem Beamten darauf angesprochen wird, dass ihm dies nun ein Strafmandat von 60 Euro einbringe. Er legt sich sofort mit dem Beamten an und legt dar, dass man ihm seine Papiere gestohlen habe, dass er jetzt einen neuen Ausweis habe beantragen müssen und dass es doch wohl einfach nicht angehe, dass man für diesen 5-minütigen Behördengang nun auch noch eine so überdimensionale Strafe bezahlen müsse!

Nicht nur Falschparken, sondern auch zu schnelles Fahren ist ein häufig anzutreffendes Problem bei Menschen mit ADHS – und entsprechend werden stehende oder mobile Blitzgeräte oder eine Zivilstreife absolut »blitzartig« zum persönlichen Intimfeind. Der Groll darüber kann so groß sein, dass er selbst noch nicht verflogen ist, wenn der Führerschein nach 4-wöchigem Entzug der Fahrerlaubnis an der entsprechenden Behördenstelle abgeholt werden muss und zu entsprechendem »Anschnauzen« der verdutzten, aber an Kummer gewöhnten Verwaltungsangestellten führt.

Die emotional heftig unterlegte und durch die sofortige einseitige Bewertung eingeschränkte Wahrnehmung der Gesamtsituation (ohne ausreichenden Realitätsabgleich, Abgleich mit Erfahrungen aus der Vergangenheit, unterlegt durch den »syndromtypisch« oberflächlich-abtastend-überhüpfenden Wahrnehmungsstil, mit oft nicht ganz profundem Wissen über Sachzusammenhänge) führt auch beim Erwachsenen schnell zu eigenwilligen Hypothesenbildungen. Diese werden dann in der steigenden Erregung im »Hyperfokus« eisern verteidigt, wobei sie manchmal regelrecht rigide anmuten.

So wird zum Beispiel eine Geschwindigkeitsbegrenzung als verkehrsgefährdend empfunden, da zu langsames Fahren die Unkonzentriertheit ja noch verstärke; ein Blitzgerät hinter dem Ortsschild aufzustellen wird als unverantwortlich beurteilt, da man ja bei der Vollbremsung riskiere, dass der Hintermann auffahre etc. Und dies wird dann in einem derartigen Brustton der Überzeugung vorgebracht, dass das Gegenüber nur den Kopf schütteln kann.

Übertrieben? Ein Ehemann berichtet: Ein Kurztrip nach Italien oder … Eigentlich bin ich nicht schreckhaft!

»Wir fahren natürlich mit meinem Auto!«, stellt meine Frau fest.
»… und natürlich offen?«, frage ich vorsichtig an.
»Natürlich!« So ihr sehr überzeugter Kommentar.
»Aber 8 Stunden … ist das nicht etwas viel für Alissa da hinten drin?«
»Das macht ihr nichts aus! Sie ist schon oft mit mir gefahren!«
»Schon, aber nicht 8 Stunden!«
»Das macht ihr nichts aus!«
Als wir um 7.30 Uhr losfahren, bleibt das Verdeck noch zu. Nach dem Frühstück um 9.30 Uhr gibt es jedoch kein Halten mehr – jetzt wird geöffnet. Alissa wickelt sich in einen Schlafsack ein und beklagt sich dennoch, dass es zieht.
»Dann setz halt deine Mütze auf!« Die Mutter hat kein Problem. Das wiederholt sich noch einige Male, mir selbst wird von der vielen Sonne von oben ziemlich übel.

Auf eine kleine Andeutung meinerseits kontert sie: »Also mit euch zwei Meckersusen fahre ich nie wieder mit dem Cabrio weg!« Trotzdem bleibt das Verdeck fast durchgehend geöffnet. Schließlich ist das Ganze ja unser Problem, nicht ihres. Und die Tatsache, dass mich meine Übelkeit in der Hitze viel dösen lässt, bedeutet ganz einfach, dass man auch mit offenem Verdeck locker 150 km/h fahren kann – dann meckert keiner. Später fahren wir auf der rechten Spur in die Innenstadt. Ca. 100 m vor uns geht eine Frau zu ihrem rechts geparkten Auto und öffnet die Fahrertür. Ohne auch nur einen Moment zu zögern, fährt meine Frau weiter mit ca. 60 km/h und passiert das geparkte Auto bzw. dessen offene Tür mit gerade mal 10 cm Abstand!
Auf der Rückfahrt will ein Kleinwagen von der mittleren auf die rechte Autobahnspur wechseln, während ein anderes gerade dorthin von der Einfahrt eingefädelt hat. Die beiden fahren fast vollständig auf der rechten Spur. Die mittlere Spur ist bis auf etwa einen halben Meter frei. Abbremsen, Zurückschalten, Beschleunigen, linke Spur vorbei, Schimpfen: »Wo soll ich denn da noch hin? Was glauben die denn!« Auf meine Frage, wie es wäre, einfach mit dem Fuß vom Gaspedal zu gehen, schüttelt sie verärgert mit dem Kopf.
Wenig später schert jemand aus einer Reihe nach rechts aus, und sie muss scharf abbremsen. Mein Atemprozessor muss wohl durch diese heftige Bewegung aus dem Tritt gekommen sein und kompensiert es durch einen nachgelagerten tiefen Atemzug. »Du weißt doch, dass du bei mir keine Angst haben musst! Es hat doch gereicht.«
Als sie notgedrungen etwas langsamer fahren muss (etwa 120 km/h), kann sie in dieser »entspannten« Situation noch so äußerst dringende Tätigkeiten erledigen wie den Ring am Mittelfinger geraderücken – und dazu muss man ja die rechte Hand zur linken bringen und kontrollieren, ob er auch schön mittig sitzt. Da in den letzten zehn Minuten erst vier- bis fünfmal der Sitz des Sicherheitsgurts auf der linken Schulter korrigiert wurde, macht sie das auch noch schnell.

Speziell Menschen mit ADHS vom Mischtypus kennen von sich, dass relativ »langsames« Fahren (wobei »langsam« ein relatives Wort ist), dazu führt, dass sie unkonzentriert werden, unter Umständen »wegträumen«, was bis hin zum plötzlichen, fast erschreckten »bewussten Aufwachen« führen kann, dergestalt, dass sie gar nicht »mitbekommen« haben, wie sie die letzten Kilometer gefahren sind (obwohl ausgesprochen viele nach den ersten Anfängerschwierigkeiten trotz ihres oft sehr rasanten Fahrstils mit hoher Geschwindigkeit auch über längere Strecken hinweg unfallfrei fahren).

Besonders schwierig sind Fahrten mit vorgeschriebener Geschwindigkeit von 70, 100 oder 120 km/h sowie zäh fließender Verkehr. Irgendwie fällt Menschen dieses Subtyps dann immer etwas ein, das sie gerade schnell machen könnten, nicht nur Spielen am Bordcomputer oder Telefonieren, sondern auch etwas aus der Hand- oder Aktentasche angeln, etwas, das zu Boden gerutscht ist, wieder aufheben – wobei sie manchmal regelrecht hinter dem Steuer »abtauchen«. Für den Beifahrer sieht das manchmal recht waghalsig aus.

Nicht nur dadurch entbrennt bisweilen Streit:

Die Passstraße wird enger, die Kehren etwas spitzer, vor uns fährt ein Schweizer Auto. Es wäre vom Kurvenradius her zwar noch nicht nötig, aber der Fahrer demonstriert, wie man Passstraßen richtig fährt: vor der Kurve – weil man hier noch sieht – ausholen, um dann nach der Kehre auf seiner eigenen Spur zu fahren. Was in diesen Kehren noch nicht nötig gewesen wäre, und so ist natürlich eine Belehrung durch ein sportlich gefahrenes Cabrio angesagt. In der nächsten Kehre prescht man also bis auf 1½ Meter auf das ausscherende Heck des Schweizer Autos heran, ganz innen, wie Coulthard, als er Häkkinen kurz nach dem Start umgedreht hat.
Die Kehren werden noch enger, und unser Wagen kommt nun schon mal halb auf die Gegenseite. »Du hast schon bemerkt, dass du die Gegenseite mitbenutzt?« – »Stimmt doch gar nicht! Außerdem habe ich doch gesehen, dass nichts kommt!« Nach einer Weile ist der Schweizer wohl den Drängler hinter sich leid und fährt rechts ran. Wenig später fahren wir hinter einem VW-Bus, gefolgt von einem Pkw mit Wohnwagen. Es erfolgt wieder die Coulthard-Methode, kombiniert mit dem Kommentar: »Der könnte die Kurven aber auch enger fahren!« – »Ein Auto mit Wohnwagen hat einen anderen Kurvenradius als dein Auto!« – »Weiß ich doch!« Ein paar Kehren weiter kommen wir um eine Linkskurve. Man kann kurzfristig die Straße etwas übersehen – also eine Überholmöglichkeit. Überholen funktioniert aber nur, wenn man zurückgeschaltet hat und sofort aufs Gas geht – eigentlich! Erst einmal zurückschalten, beschleunigen, am Wohnwagen vorbei – und nichts sehen – abbremsen, einscheren. Und dann der Kommentar: »Die müssen aber auch nicht so dicht hintereinander herfahren!«
»Die beiden sind doch nicht schuld, wenn du hier überholen willst

und es nicht fertig bringst. Hier kann man eben nur überholen, wenn man schon vor der Kurve auf dem Gas steht. Und über den Überholer von vorhin hast du geschimpft.«

»Da war ja aber auch eine durchgezogene Linie gewesen!«

Wir bringen die Passhöhe hinter uns und fahren wieder bergab durch enge, unübersichtliche Spitzkehren, die immer wieder auf der Gegenfahrbahn beendet werden. Eine neue Anfrage nach dem Erkennen der Gegenfahrbahn endet wieder mit der Antwort: »Ich seh doch, dass nichts kommt!« Weitere Kehren kommen, die zumindest ich nicht übersehen kann. Noch ein Vorstoß in Richtung Sicherheit wird mit der erschöpfenden Antwort abgetan: »Man konnte doch gar nicht enger fahren!« Bei wachsender Anspannung bemerke ich, ob sie denn schon einmal daran gedacht hat, dass der Schweizer vorhin vielleicht gar nicht so falsch gefahren ist. »Dort, wo er es zunächst tat, war es zwar nicht nötig, aber richtig?« – »Ich fahre schon seit 25 Jahren!« Fehlt nur noch, dass sie mir mal wieder sagt: »Und außerdem bin ich schon Rallye gefahren!«

Solche Ignoranz macht mich einsilbig, und ich warte eigentlich nur noch darauf, dass wir heil ankommen. Wir erreichen bekannten Boden so etwa gegen 20.45 Uhr, diesmal nicht von der gewohnten, sondern von der anderen Seite kommend, die links in die Siedlung abbiegt. An der nächsten Straße links fährt sie allerdings vorbei. »Du weißt aber schon, dass wir vor die Haustür wollten und du hättest abbiegen sollen?« – »Du weißt doch, dass ich bei Dunkelheit die Einfahrt nicht sehe!« – »Wie war das vor ein paar Minuten? Ich denke immer an Sicherheit!?«

Solche und ähnliche Kommentare belasten nicht nur die Beziehung, sondern natürlich auch die Mithörer – mal ganz abgesehen davon, welche Modellwirkung das Verhalten der Mutter für Alissa hat. Die Mutter äußert allerdings selbst in einer Paartherapie verärgert, dass ihr Mann bei ihrem Autofahren immer irgendetwas auszusetzen habe! Er ist jedoch bei gemeinsamen Fahrten definitiv lieber Fahrer als Beifahrer und sollte dies für seinen »Seelenfrieden« auch lieber durchsetzen …

Das ständige Korrigieren ihrer Fahrweise macht sie noch erregter und zum Teil aggressiver.

Leider sind stark von ADHS Betroffene oft keine guten Beifahrer, denn sie fahren »aktiv« mit, klammern sich beispielsweise bei aus ihrer Sicht riskanten Manövern auch schon einmal am Sitz oder Türgriff fest, »bremsen mit« etc. Also getrenntes Autofahren? Sicher teuer, aber manchmal besser, oder aber man »beschäftigt« sich während der Fahrt intensiv mit etwas, das einen fasziniert. Telefonieren ist auch teuer, lesen mögen nicht alle – hier hilft unter Umständen Gameboy spielen tatsächlich!

ADHS und Beruf

Schon früh misslingt viel. Umso stolzer ist ein Kind mit ADHS, wenn es Erfolg hat – und versteht natürlich nicht, warum es das Umfeld nervt, wenn es dann immer wieder vom Erfolg erzählt. Etwas anpacken müssen, was schwierig oder langweilig ist, oje …

> Schon im Kindergarten verstand ich manchmal nicht, war offensichtlich zu dumm, mich an- oder auszuziehen, malte in der Vorschule über die Linien, konnte nicht anständig ausschneiden, meine Schleifen waren zu locker. In der Schule konnte ich nie schreiben, ohne Tinte an den Fingern zu haben, begriff nicht so schnell, habe einfach nicht »gepeilt«, wann und wie die anderen bei Liedern im Rhythmus mitklatschten, hatte selbst im Sport Angst, immer alles falsch zu machen. Ich sollte mich »anstrengen«, »Gas geben« – und vor allem sollte ich meine Eltern »nicht blamieren« … (Die Eltern wussten nicht, wie sehr das Kind litt!)

Es ist manchmal wirklich (von außen betrachtet) nahezu unglaublich, wie viel Energie, Kraft, Zeit und Einsatz (dabei im wahrsten Sinne des Wortes »unwillkürlich«!) geleistet wird, um »mühsam Erscheinendes« aufzuschieben oder zu umgehen, früher oder später mit Ausreden oder gar Lügen, wobei auch häufig »in die eigene Tasche gelogen« wird.

> Trödeln nennen sie's – das lustlose »Rummachen«, um sich für eine ungeliebte Tätigkeit, die sein muss, zu aktivieren. Faulenzen mit Genuss, »ehrliches Abflackern«, um Kraft zu tanken für einen »Endspurt«, wären sinnvollere Bezeichnungen, das wollen die aber nicht hören!
>
> *Ein 17-jähriger Jugendlicher*
> *(»die« sind natürlich alle Erwachsenen …)*

Auf entsprechende Reaktionen der Bezugspersonen in Formulierung und Tonfall wird früh regelrecht »allergisch« reagiert, parallel entsteht bisweilen schon früh das Selbstbild des Schlampers, des Faulpelzes und was auch immer.

»Druck« wird mehr oder minder geschickt ausgeübt, wobei sich die Eltern häufig über das Wie streiten – und daran ist man als Kind dann »schuld« (das schlechte Gewissen entsteht auch ohne dass man dauernd gesagt bekommt, was falsch läuft!).

Zum ständigen Begleiter wird leider das allmählich immer größer werdende Gefühl der Unzulänglichkeit (»Bin ich kaputt?«) und auch der Versagensangst, vor allen Dingen, wenn trotz der Bemühungen mit willentlicher Anstrengung kein ausreichend akzeptables Ergebnis erzielt werden konnte. Macht aber etwas Spaß und klappt, hört man: »Na siehst du, du kannst ja …« oder »Prima, aber könntest du nun nicht auch …«

> Ich erinnere mich noch, wie ich mir vor dem Abi ein Buch gekauft habe. Ich blieb schon beim Vorwort hängen, wusste nach ein paar Zeilen nicht mehr, was ich kurz zuvor gelesen hatte, und diese Leseschwierigkeiten habe ich bis heute noch. Bei der Tageszeitung muss ich mich immer extrem konzentrieren, um alle Zeilen nacheinander und geordnet zu lesen.
>
> *Fabian, 34 Jahre*

Wenn dieses Sinn erfassende und Bedeutung stiftende Aufnehmen von Information defizitär ist und bleibt, fehlt entsprechend in manchen Bereichen früher oder später schlicht das nötige Wissen. Die Unsicherheit des Betroffenen verstärkt sich, hypersensibel, das heißt »an Kummer gewöhnt«, nichts anderes erwartend, wird nur das Negative herausgehört, »syndromtypisch« einseitig entweder ängstlich-vermeidend oder oppositionell-aggressiv reagiert. Irgendwelche Anspielungen in die altvertraute, gut gelernte, geprägte, gebahnte Richtung werden oft ein Leben lang sofort zum Auslöser für wirklich unwillkürlichen »Überfleiß«, für Resignation, Abwehr oder Vermeidung – je nach individueller Disposition und Lerngeschichte.

Vielen Eltern, aber auch Lehrern und Therapeuten fällt auf, dass Kinder und Jugendliche mit ADHS nicht nur sofort dagegenhalten, bevor eine Kritik überhaupt ausgesprochen ist – sondern auch ein Lob einfach nicht richtig annehmen können.

Selbst wenn jemand mit ADHS zu Schulbeginn alles mit links bewältigen konnte, seine Leistungen später jedoch einbrachen, als es um das »richtige« Lernen ging, haben sich bei ihm häufig solche Unsicherheiten und Insuffizienzgefühle entwickelt. In der Ausbildung oder im Studium mögen die Bedingungen durchaus stimmen, der Bereich fasziniert, das Fach macht Spaß, die Ausbilder, Kollegen oder Kommilitonen sind in Ordnung; und doch lässt jeder Anflug von Kritik, die entsprechende Probleme anspricht oder in auch nur annähernd bekannter oder witzelnder Wortwahl formuliert ist, offensichtlich sofort destabilisierend »alte« Gefühle wieder aufflackern. Gerade Menschen mit ADHS merken oft selbst nicht, wie heftig sie sich in ihren speziellen Bereich stürzen, in dem es ihnen Spaß macht, in dem sie regelrecht in den »Hyperfokus« geraten mit ihrer oft enorm guten Auffassungsgabe und ihrer Tendenz, Neues regelrecht aufzusaugen – um dann selbst, wenn jemand zum Beispiel etwas nicht so schnell versteht, impulsiv zu äußern: »Aber das ist doch vollkommen klar! Wie kann es sein, dass du das nicht verstehst?«, das Gegenüber verletzend, ohne es beabsichtigt zu haben (und ohne es so zu meinen!).

Seit ein paar Jahren kennt der an sich inzwischen mit Strategien gut kompensierende 52-Jährige sein ADHS, meisterte auch einige herbe unverschuldete Schicksalsschläge bravourös.
»Das kann doch nicht wahr sein! Mein Kollege hat sich mit der Recherche für ein Projekt wirklich Mühe gegeben, aber ich finde es nicht besonders brauchbar. Und so formuliere ich also hintereinander weg zehn griffige und logisch-schlüssige Argumente – und merke erst am Ende meiner an sich noch nicht einmal langen Rede, dass ich ihn offensichtlich völlig ›umgeblasen‹ habe – er wirkte richtig niedergeschmettert. Und das war wirklich nicht meine Absicht gewesen, das tut mir so leid!«
(Wenn er »aktiviert« ist, fällt ihm eben spontan so viel ein; äußerst kreativ kann er beim Erklären schnell viele illustrierende Beispiele »aus dem Ärmel zaubern« und wird für seine intelligent-plastischen Erklärungsbeiträge durchaus auch bewundert!)

Einen Artikel soll er fertig schreiben, einige Formulare ausfüllen, aber da ist ja inzwischen mit der Post das ersteigerte uralte Tonbandgerät gekommen, das er auspackt, völlig hingerissen putzt, dabei uralte Rocksongs hört – bis er plötzlich regelrecht »aufwacht« und über die verstrichene Zeit erschrickt (die ihm aber zumindest ein gutes Gefühl gemacht hat!).

In jedem Ausbildungsgang gibt es trockene Fächer, Abschnitte, die nicht so interessant sind, Diplomarbeiten, Hausarbeiten, Klausuren. Es ist mühsam, sich ausreichend tief und komplett einzuarbeiten. Trotzdem absolvieren Menschen mit ADHS oft auch akademische Ausbildungsgänge (bisweilen auf dem zweiten Bildungsweg) und auch mit recht passablen, zum Teil sehr guten Ergebnissen. Im Unterricht konnte man schon nicht richtig zuhören, gähnte, schaute auf die Uhr, malte etc., wenn das Thema nicht fesselte, der Vortragende zum Beispiel umständlich oder zu »lahm« war. Nicht wenige fragen sich später, wie sie es in manchen Fächern geschafft haben durchzukommen. Genau betrachtet haben sie beim Lernen eine kurze Weile vielleicht etwas gelesen, sind dann aufgestanden, ein bisschen herumgelaufen, haben zum Beispiel etwas gegessen, mit jemandem telefoniert, Kaffee oder Tee gekocht, geraucht etc. Richtig gearbeitet werden konnte eigentlich nur in der Arbeitsgruppe: Denn jemand anderem eventuell einen Sachzusammenhang zu erklären oder für die Gruppe schnell einmal etwas nachzuschlagen gelang wesentlich besser, als sich selbst mühevoll den Stoff im Selbststudium zu erarbeiten – es sei denn, der war so spannend wie ein guter Krimi …

Für die allermeisten Menschen mit ADHS ist es leider einfach unmöglich, sich daheim im eigenen Raum in vernünftigen Arbeitsschritten gleichmäßig auf etwas vorzubereiten. Das scheint nur unter absolutem Hochdruck zu gelingen in regelrechten »Powersessions«. Wenn man sich dann endlich an die Arbeit macht (dies eventuell auch ankündigt), sich (endlich) Zeit nimmt, beginnt oft rasend schnell der »Abstieg in die Hoffnungslosigkeit«, vor allem wenn nachgefragt wird, wie weit man denn gekommen sei, egal, ob nun im Unterton spöttelnd, ironisch oder besorgt.

Sprüche wie »Gut Ding will Weile haben« machen dann eher verzweifelt – denn das hieße ja (was man ja sowieso vermutet), dass etwas, was man nur so zustande bringt, sowieso nicht gut ist.

Äußert man selbst Zweifel an der eigenen Leistung und hat vorher schon bemerkenswert Gutes erzielt (oft zur eigenen Verblüffung), geht man der Umwelt leider schnell auf die Nerven mit diesem »Understatement«, das schnell als »fishing for compliments« missinterpretiert wird!

Wie soll man sich denn richtig vorbereiten, wenn man – reizoffen und reizfilterschwach, wie man ist – auch im Erwachsenenalter oft das Wesentliche vom Unwesentlichen nicht unterscheiden kann, sich nur »aus dem Bauch heraus« entscheiden kann, ob und mit was man anfängt – oder eben nicht und somit das Setzen von »Prioritäten« natürlich schwierig wird. Viele lernen einfach auswendig in ihrer Hilflosigkeit, was meist gar nicht klappt, weil man sich nur merken kann, was man verstanden hat, auch im Lernstil das Syndrom der Extreme. Am besten profitiert man von »unterhaltsam-kompetenter, gut strukturierter, logisch aufbauender, methodisch klarer und abwechslungsreich audiovisueller Demonstration« …

Tatsächlich entsteht schnell das Gefühl der Sinnlosigkeit hinsichtlich des Unterfangens und die generalisierende Einschätzung: »Was immer ich anpacke, klappt nicht.« Auf die letzte Minute mit ausreichendem externem Motivationsdruck (zum Beispiel durch eine sehr deutliche Aussage einer Autoritätsperson oder einen Abgabetermin), wenn es eben einfach sein *muss*, klappt es, und das Gehirn kann aktiviert arbeiten. Wie gut es einem gelungen ist, kann jemand mit ADHS meist nicht einschätzen; er beendet das Werk mit einer Mischung aus Erleichterung und dem Gefühl, eigentlich gar nicht mehr so recht zu wissen, was man da eigentlich beispielsweise niedergeschrieben hat, oft in der sicheren Erwartung von Kritik.

Und dieses »ganz schlechte Gefühl« lässt viele von ADHS Betroffene ihre eigentlich guten Ressourcen und Ergebnisse sehr skeptisch sehen, was natürlich noch stärker ausgeprägt ist, wenn einmal eine Klasse wiederholt werden musste (oder auch zwei oder drei), wenn die theoretische Prüfung beim Führerschein nicht auf Anhieb bestanden wurde oder irgendein anderes Prüfungsversagen durchlebt werden musste, wobei nach wie vor die Personenvariable des Ausbilders, Lehrers, Professors etc. einfach entscheidend bleibt (wie in Kindertagen!).

> Ein 36-Jähriger in seinem dritten Ausbildungsgang: »Ich hasse diesen Professor, der einen immer so arrogant von oben herab behandelt und in der Prüfung eine völlig uneinschätzbare Miene aufsetzt. Ich weiß, dass dieses Kolloquium einfach schief gehen wird, der lässt mich wieder auflaufen ...« Netter Kommentar seines Freundes: »Dann lern eben schon fürs nächste Mal!«

Bei allen zu erledigenden Aufgaben, auch außerhalb der geschilderten Supersituation, muss die Arbeitsumgebung »stimmen«. Manche können am besten mit Geräuschkulisse des laufenden Fernsehers oder Radios arbeiten, andere, die meist phasenweise auch sehr geräuschempfindlich sind, gerade gar nicht. »Kreatives Chaos« um sich herum ist für die einen Voraussetzung fürs Arbeiten, weil sie alles aus ihrer Sicht immer »griffbereit« haben müssen und es auch nur dann erkennen, wenn es eben nicht geordnet herumliegt. Andere brauchen ihre ganz bestimmte Ordnung, die manchmal fast penibel anmutet, um überhaupt beginnen zu können. Diese Voraussetzungen müssen sein, sonst ist der »Hirncomputer« offensichtlich nicht hochfahrbar.

Viele können nur in den frühen Morgenstunden gut aufnehmen, lernen oder arbeiten, weil es da so angenehm ruhig ist, ganz viele aber kommen erst abends »richtig in Fahrt« und arbeiten dann bis in die grauen Morgenstunden hinein.

Wenn man tatsächlich aktiviert ist und Glück hat, entsteht sogar ein leichtes »Flowgefühl«, vor allen Dingen in einer guten Phase. Dann kann man gar nicht mehr aufhören, verliert sich syndromtypisch ins Detail und merkt gar nicht, wie die Zeit davonrennt, nicht nur bei der Arbeit am PC. Und dann kann Ungeduld gegenüber anderen zum Problem werden, da diese offensichtlich nicht erkennen, dass sie doch nur genauso effektiv und logisch vorgehen sollten wie man selbst.

»Was ist denn eigentlich wirklich perfekte Arbeit, die hundertprozentig stimmt, wie arbeiten denn normalerweise Menschen zu ihrer Zufriedenheit?«

Eine 34-jährige Selbstständige

Zündstoff für Kritik und Auseinandersetzung ist ein solches »Zuviel« an Arbeit natürlich ebenso. Es wirkt sich auf den Seelenzustand bei allen notwendigen Tätigkeiten aus, die man im Laufe seines Erwachsenenlebens bewältigen muss – auch im rein privaten Bereich, vom Lohnsteuerjahresausgleich bis zum Geburtstagsbrief, der Kündigung einer überflüssigerweise bestellten Zeitschrift etc. Eine Bewerbung loszuschicken, mit der man sich auch noch in möglichst günstiger, aber nicht über- oder untertriebener Selbstdarstellung »verkaufen« soll, wird zum Kraftakt.

Ist das ausreichend stabile »Selbstwertgefühl« und/oder die nötige positive Unterstützung von außen einfach nicht da, um einen solchen Kraftakt mit Selbstmotivation auch umzusetzen, helfen auch To-do-Listen, Zeitplaner oder Ähnliches nicht, geschweige denn Jammern, Bitten oder Hinweise auf definitiv ablaufende Fristen seitens nahe stehender Personen.

Daher müsste eigentlich die kritische Frage gestellt werden, ob Menschen mit ADHS nicht schon möglichst früh wissen sollten, was mit ihnen los ist, um mithilfe aufgeklärter Bezugspersonen schon im Kindes- bzw. Jugendalter (unaufgeregt mit Störungsbildteaching!) trainieren sollten, manche Dinge zu tun wie die »Normalen«, das heißt regelmäßig die Kontoauszüge abzulegen, den Poststapel zu sichten, Hausaufgaben zu machen oder Ordnung zu halten, um später in der Lage zu sein, wichtige Unterlagen griffbereit zu haben (anstatt in Erziehungsratgebern immer wieder nur darauf abzuheben, dass ein Mensch früh angehalten werden sollte, für sich selbst frei zu entscheiden, ob und was er tun will). Sonst geht es eben ganz schnell »syndromtypisch« zu: Wer etwas abarbeiten muss, ist schon beim Gedanken daran gereizt – und natürlich auch erhöht reizbar durch sein Umfeld. Streitigkeiten folgen auf dem Fuß, mit »interessanter« Modellwirkung für die Kinder.

Im Erwachsenenalter wird die Tendenz, einen Sachverhalt nur aus der eigenen Perspektive im Zusammenhang mit Erlerntem bei entsprechenden »Hintergrundemotionen« zu betrachten, schnell zum Anlass für Konflikte, auch bezüglich vieler Arbeitsabläufe in der Familie:

Am Wochenende räumt der 51-Jährige einmal »gründlich« die Balkons und die Garage auf, wobei er manchmal laut flucht. Er mistet – ohne Rückfrage – aus, was er für überflüssig hält, und versteht gar nicht, dass sich seine Frau dadurch bloßgestellt und unter Druck gesetzt fühlt. Sie wollte schon länger Wertstoffmüll entsorgen, er verbot es ihr aber, da er es rationell an einem Samstag »in einem Aufwasch« erledigen wollte.

Er, 42-jährig, ist ein »Multi-Tasker«, beruflich sehr erfolgreich und möchte selbstverständlich auch, dass die Familie »rund läuft«. Er versteht einfach nicht, wie man einen Teller mit Krümeln auf dem Wohnzimmertisch stehen lassen kann, was er anmahnt (aus Sicht seines Sohnes völlig überzogen schreiend). Er ist »der festen Überzeugung«, dass seine 14-jährige Tochter nicht ihr Taschengeld aufbessern soll, indem sie Werbung austrägt, sondern der Mutter ohne Entgelt im Haushalt helfen. So schaffe man die Schule nicht. Und für ihn ist es überhaupt nicht nachvollziehbar, wie man so gedankenlos sein kann, den Staubsauger im Flur stehen zu lassen, wenn man beim Saugen durch das Telefon gestört wurde, wie man danach spontan in die Küche gehen kann, um als Nächstes die Wohnung zu verlassen und einkaufen zu gehen – ohne vorher den Staubsauger weggeräumt zu haben, wie es sich für denkende erwachsene Personen eigentlich gehört! Das sei ja wie bei den Hottentotten!

Man kann bei der Schilderung direkt »hören« und »sehen«, wie sich die Stimmung in der Stimme und in der Mimik ungebremst »niederschlägt«. ADHS als Syndrom der Extreme ist bei der Mikroanalyse solcher Abläufe ganz sicher niemals vorwiegend »Kreativitätsmerkmal«, sondern Störung (stark abhängig auch von den eigenen Lernerfahrungen, vor allem von den »Prägungen« durch Modelle).

Die 26-Jährige unterstützt ihre Eltern, denen es gesundheitlich und auch finanziell nicht besonders gut geht (und die selbst immer sehr aufopfernd waren), ausgesprochen liebevoll. Sie kümmert sich neben ihrem Beruf, den sie äußerst korrekt ausübt, auch um die kleine »Nachzügler-Schwester«, macht die ganze Bügelwäsche, kocht, putzt, versorgt den Garten – und erwartet, dass man sich wenigstens abends als Familie zusammen an den Tisch setzt und miteinander redet. Sie findet es völlig selbstverständlich, dass man regelmäßig »Spieleabende« macht oder dass sie in den beiden Zimmern im Obergeschoss ihre kleinen Setzlinge für den Garten zieht (der Nähtisch der Mutter ist somit blockiert). Sie merkt nicht, wie sie die anderen gängelt und mit Liebe »erdrückt«. Im Beruf genießt sie einerseits ihre Unentbehrlichkeit, leidet aber unter ihrer Schwierigkeit, sich abgrenzen zu können – und würde am liebsten als Teilzeitkraft arbeiten, um mehr Zeit für die Familie zu haben …

Er will ihr helfen, da er merkt, dass sie überlastet ist. Also ersinnt er Rationalisierungsmöglichkeiten für den Haushalt, unter anderem auch mithilfe neuer Geräte, und ist einfach enttäuscht, dass sie diese nicht benutzt, wo er ihr doch die Inbetriebnahme auch noch in einem moderaten Ton erklärt hat. Sie, ebenfalls von ADHS betroffen, vergisst aber leider immer wieder, wie die supermoderne Mikrowelle zu bedienen ist, und müsste das in der Gebrauchsanleitung nachlesen. Aber gut – wenn sie seine Hilfe eben einfach nicht annehmen will! Am besten wäre er wohl als Unternehmensberater geeignet, solange andere genau das tun, was er für sie als gut befindet (bekommt der 39-Jährige von seinem Freund zu hören).

Zu Hause und am Arbeitsplatz geht es nicht nur um die Ordnung auf dem Schreibtisch, die aus der Sicht des Vorgesetzten oder der Mitarbeiter vielleicht nur »verbesserungsbedürftig« erscheint. Viele kämpfen mit ihrer Ablenkbarkeit, dem oft für sie zu hohen störenden Geräuschpegel, vor allen Dingen, wenn mehrere Mitarbeiter in einem Raum arbeiten.

Die 36-Jährige ist verzweifelt und wünscht sich einen Weg aufgezeigt zu bekommen, wie sie denn nun ihren fünf Kollegen im Büro freundlich, aber deutlich erklären kann, dass sie sich einfach nicht auf das Abarbeiten ihrer Formulare konzentrieren kann, wenn immer das Radio im Hintergrund dudelt (schon früher haben sie die Geräusche der anderen Familienmitglieder so genervt, dass sie sich manchmal einfach laut losschreiend Ruhe »verschaffte«).

Angst vor »dummen Bemerkungen« im Betrieb kommt oft dazu, die aus Unmut oder schlechter Stimmung heraus durchaus das eine oder andere Mal »spitz« formuliert werden. Jemand mit ADHS identifiziert dies blitzschnell als »Mobbing« (wobei er selbst natürlich durch die eigene Disposition das »ideale« Mobbing-Opfer darstellt). Im »Sich-Entärgern« mobbt der oder die von ADHS Betroffene aber auch selbst: indem er oder sie im spontan recht unwirsch geratenen Ton das Gegenüber abbügelt, denn »natürlich« erkennt er Fehler bei dem anderen gleich und bewertet sofort – uneingedenk der Motivationslage, Stimmung oder Situation des Gegenübers und eben nur aus der eigenen Perspektive urteilend. Er kann oft gut »hintenherum stänkern«, vor allen Dingen, wenn er dafür Zuwendung von anderen erhält und ihm beigestimmt wird – als kurzfristiger positiver Verstärker, der ganz sicher wirkt.

Typische Satzanfänge wie »Aber es ist doch unmöglich, dass ...?«, »Aber man muss doch kapieren, dass ...!« oder »Es kann doch wohl nicht wahr sein, dass ...!«, im Brustton ehrlicher Überzeugung geäußert, wirken beeindruckend, bisweilen sehr kompetent – und den anderen niedermachend. Das wird noch untermauert durch Formulierungen wie »Ich sehe gar nicht ein, dass ...« mit zum Teil recht überzogenen Abgrenzungswünschen, wenig kooperativ oder konsensfähig.

Auch Chefs können natürlich betroffen sein von ADHS (selbstständig oder nicht) und werden von ihren Mitarbeitern als anstrengend und schwierig erlebt, wenn sie bei Besprechungen von einem Thema zum nächsten hüpfen, selbst vergesslich sind, das aber nicht so richtig registrieren, dafür schnell ungeduldig werden und im entsprechenden Ton reagieren ...

Die 36-Jährige ist die einzige Sekretärin in einem kleinen Architekturbüro und fühlt sich wie die berühmte Eier legende, Honig spendende Wollmilchsau. Sie macht ihre Arbeit engagiert, mit Elan, so perfekt sie es kann (und übernimmt sich dabei fast, wie ihre Freunde meinen), für einen Chef, den sie nicht nur beruflich, sondern auch privat organisiert – denn sonst käme er nicht in den Urlaub, würde nie alle Unterlagen dabeihaben, die er braucht etc. Grundsätzlich ist er ihr ja auch sehr dankbar, schätzt ihre Arbeit sehr, was er ab und zu auch äußert – aber eben nur ab und zu. Wenn etwas nicht augenblicklich und sofort so passiert, wie er das haben möchte, entgleist er in eine problematische Diktion und Stimmlage. Bei zunehmender Hektik, Termindruck, neuen Vorschriften oder Datenflut bricht sie immer häufiger regelrecht überfordert zusammen, was er überhaupt nicht versteht, denn der, der es ja wirklich schwer hat mit dem Überleben, ist doch er. Sie hat ja eine sichere Stellung!

Wenn ein solcher Chef seine Eigenanteile unterbewertet, neigt er dazu, sein Gegenüber »platt zu walzen«. Unter Umständen wird die Folge eine recht hohe Fluktuation von Mitarbeitern sein, wenn sie nicht selbst sehr »leidensfähig« sind (mit eigener ADHS-Struktur und bei Konflikten die Eigenanteile überbewertend ...).

> »Manchmal wissen wir selber nicht, wie wir es in unserem Familienbetrieb eigentlich aushalten. Immer wenn es Zeitdruck gibt oder für ihn unübersichtlich wird, schreit mein Vater nur herum. Ich bin am Überlegen, den Betrieb zu übernehmen, aber er will weiterhin natürlich im Betrieb mitarbeiten und auf dem Gelände wohnen. Ich befinde mich in einem riesigen Dilemma.«
>
> *Eine junge Mutter von zwei Kindern*

ADHS und die Gesundheit – alles ein bisschen anders?

Allmählich wird akzeptiert, dass Hyperaktivität nicht gleichzusetzen ist mit Bewegungsgenialität, dass viele einen hohen Krafteinsatz vor allem bei sportlichen Betätigungen leisten oder im Ausdauersport den Kick »brauchen«, sich bis zum Äußersten zu fordern (mit entsprechendem Verletzungsrisiko!).

»Träumerchen« sind keinesfalls »hypoaktiv« – wenn sie bewegungsbegabt sind, so turnen, reiten oder schwimmen viele gern und begeistert. Aber sie können eben nur, wenn es ihnen Spaß macht, bei der Sache bleiben. Ansonsten stehen sie plötzlich gedankenverloren in der Gegend herum, sind »abgedriftet«, gähnen, winden und räkeln sich wie die »Hypies« in langweiligen Sitzungen – oder werden ganz ruhig im innerlichen Hyperfokus des Tagträumens.

Bewegungsbegabung und eine relativ geringe motorische Koordinationsstörung können zur Basis für Spitzenleistungen werden. Fehlt jedoch das Talent und/oder ist die Entwicklung zusätzlich beeinträchtigt (durch Sauerstoffmangel bei der Geburt oder Ähnliches), ist auch der Erwachsene oft »der Schussel vom Dienst« oder eine Art »Hans Taps, der junge Elefant« – und vermeidet dann natürlich gern entsprechende Situationen, in denen das offenkundig wird, wenn das möglich ist.

Viele Menschen mit ADHS – vor allen Dingen Jungen – haben seit frühen Kindertagen eine Abneigung gegen das Malen oder Schreiben. Charakteristisch für sie ist eine bemängelte Stifthaltung, ein sehr fester Stiftdruck und ein »steifes« Handgelenk. Nicht wenige der heute jungen Erwachsenen wurden daher als Kinder wegen »Schwierigkeiten in der Feinmotorik« ergotherapeutisch behandelt (was aber nur erfolgreich sein konnte, wenn auch wirklich die Grafomotorik geübt wurde, das heißt wenn wirklich gemalt wurde und zusätzliche Aufgaben für zu Hause mitgegeben wurden, und nicht nur die Fein- und Grobmotorik mit großen Schwungübungen, Werken oder beispielsweise mit der sensorischen Integrationsbehandlung trainiert wurde).

»Seine Schrift ist nicht sorgfältig genug«, hieß es dennoch im Zeugnis oder »Er sollte sich wirklich bemühen, gleichmäßiger zu schreiben« oder, wenn schnelleres Schreiben gefordert wurde, beispielsweise ab der 3. Klasse: »Sein anfänglich sauberes Schriftbild verschlechterte sich deutlich zum Ende des Schuljahres.«

Auch im Erwachsenenalter kennen viele noch immer nichts anderes als eine mühsame, krakelige Schrift. Vor allen Dingen unter Zeitdruck scheint sich die Hand nach einer gewissen Zeit regelrecht zu verkrampfen, manche müssen sie bei langen Klausuren regelrecht »ausschütteln«. Und nicht nur, dass sie trotz allen Bemühens im Schreibtempo langsamer werden, kommen bei vielen vermehrt »Schusseligkeitsfehler« dazu, die ganz sicher nicht beabsichtigt sind, beispielsweise in Form von Auslassen von Buchstaben, i-Pünktchen, T-Strichen, Endungen etc. Dazu gab es natürlich bereits in der Kindheit erzieherische Kommentare ... Viele mussten deshalb in Kindertagen »Legastheniekurse« besuchen, obwohl sie durchaus in der Lage waren, ein Wort zum Beispiel mündlich richtig zu buchstabieren – um es dann aber oft falsch aufs Papier zu schreiben, bei Wiederholung gegebenenfalls sogar andersartig falsch. Kinder und Jugendliche mit ADHS sind in der Lage, bei der Verbesserung der Verbesserung Fehler zu machen, ein und dasselbe Wort im selben Diktat oder Aufsatz immer wieder anders zu schreiben – einmal richtig und dann wieder falsch.

In der deutschen Literatur hält sich hartnäckig die Auffassung, dass etwa 20–25 % der Menschen mit ADHS über Lernstörungen zu klagen hätten. Die Praxis lässt, wie schon ausgeführt, ganz anderes vermuten: Die Auffassung erscheint realistischer, dass etwa zwei Drittel aller Betroffenen in irgendeiner Form damit kämpfen müssen (und sei es »nur« im Zusammenhang mit dem mühsamen »Überlernen«: Da es, wie von den Kindern und Jugendlichen bekannt ist, die mehrfache Zeit dauert, bis ein schwieriger Inhalt verautomatisiert ist, also richtig fest »sitzt« – vgl. Neuhaus 2000 –, zudem die Methodik und Didaktik in Deutschland sehr unsystematisch geworden ist, was jemandem, der ohnehin nicht »richtig« hinschauen und hinhören kann, gar nicht gut bekommt).

Das Zusammenspiel des syndromtypischen mangelhaften Dosieren-Könnens grober Kraft mit der Reaktion des Umfelds in Form von Ermahnungen der unterschiedlichsten Art bis hin zu deutlicher Diskreditierung (vgl. das oben ausgeführte Beispiel mit der »Hochzeitszeitung«) führt schon in Kindertagen häufig zur Anspannung, zusätzlich zur rein muskulären »Verkrampfung«, vor allem in der Nackenmuskulatur.

In der Schulzeit gab es vielleicht außerdem Probleme, die Zeilen einzuhalten (oder auch den Rand!), der Vorwurf der »Schlampigkeit« tauchte irgendwann sicher auf. Viele fanden es leichter, Großbuchstaben in Druckbuchstaben zu schreiben, was nicht immer Duldung fand. Waren dann auch noch die Finger blau, weil man den Füllfederhalter stets zu weit unten anfasste, oder ging gar die Feder kaputt, wurde die Angelegenheit für das Kind und das Umfeld auch nicht besser.

Reizoffen und reizfilterschwach, wie jemand mit ADHS nun einmal ist, schnell durch irgendetwas zu »treffen« und verletzlich, ziehen schon Kinder im Vorschulalter häufig zusätzlich und unmerklich immer ein bisschen die Schultern hoch. Diese Angewohnheit behalten sie häufig bis ins Erwachsenenalter in entsprechenden für sie problematischen Situationen bei. Viele leiden in diesem Zusammenhang schon seit frühester Jugend unter Kopfschmerzen, zum Teil oft und heftig.

In der aktuellen deutschen Fachdiskussion wird ADHS überwiegend als ein psychiatrisches Problem gesehen, wohingegen es in der amerikanischen und etwas älteren deutschen Fachliteratur durchaus auch als ein neurologisches Problem betrachtet wird. Es ist wohl beides, wie aktuell immer öfter belegt wird.

Das mangelhafte Dosieren-Können grober Kraft ist auf jeden Fall »mit Willen und Verstand« nicht beeinflussbar, im Gegenteil, es wird unter Stress nur noch schlimmer.

Bis heute ist für die Kinder und Jugendlichen in der Schule hierfür kein Nachteilsausgleich in Sicht. Selbst wenn dieses Handikap gravierend ist, darf im Einzelfall zwar zu Hause und gegebenenfalls im Unterricht am Laptop geschrieben werden, aber nicht in der Klassenarbeit. Und dabei gelingt es vielen Kindern einfach nicht, die Klassenarbeit zu Ende zu schreiben, bei manchen kommt sogar der Gedankenfluss dadurch immer wieder ins Stocken, was sich oft auch noch an der Fachhochschule oder der Universität wiederholt! In den USA wird bei der Diagnose ADHS in manchen Bundesstaaten die mündliche Leistung höher bewertet als die schriftliche, und es wird eine längere Bearbeitungszeit eingeräumt. Dies ist vor allem dem engagierten Einsatz der Elterninitiativen zu verdanken.

Vieles, was überzufällig häufig bei Betroffenen mit ADHS beobachtet werden kann, scheint einfach noch nicht als »dazugehörig« erkannt worden zu sein. Die Störung gilt als definiert anhand der Symptome der Kriterienkataloge.

Diskrete feinneurologische Zeichen wie die Unfähigkeit des Kindes, beim Sitzen im 90-Grad-Winkel in der Hüfte abknicken zu können, was zum häufigen Wechsel der Sitzposition führt, werden vereinzelt beschrieben (vgl. unter anderem Altherr 1996, Kemmerich 1990), ebenso ein häufig eher hoher Muskeltonus beim Hyperaktiven, Reflexasymmetrien im Baby- und Kleinkindalter, assoziierte Mitbewegungen der anderen Hand bei Koordinationsuntersuchungen im Vorschul- und Grundschulalter, bisweilen leichtere Artikulationsprobleme oder »Poltern«, vor allem bei schnellem Sprechen, zum Teil auch vermehrt langsame Wellen im EEG (über bestimmten Hirnarealen).

Die motorische Geschicklichkeit scheint stark motivationsabhängig zu sein – von den frühen Kindertagen an. Ist etwas faszinierend, fesselnd oder absolut herausfordernd, wundert man sich manchmal über die Wendigkeit, die Ausdauer, die Kraft und das Durchhaltevermögen von Menschen mit ADHS (bis ins hohe Alter!). In der Routinesituation oder wenn eine Situation von Erwartungsangst dominiert ist, aber auch einfach an »schlechten« Tagen wirken viele jedoch ein bisschen linkisch, kantig im Bewegungsfluss – und ziehen sich auch im Erwachsenenalter immer wieder blaue Flecken zu, deren Entstehen sie manchmal gar nicht so richtig mitbekommen haben. Hier unterscheiden sie sich nicht von den Kindern. Auch der/die Erwachsene bleibt beim Vorbeigehen an einer Stuhlreihe oder einer Sitzgruppe häufig an einem Stuhl, am Türstock oder an der Türklinke »hängen« – auch bei sehr gutem Sehvermögen. An schlechten Tagen wird aus unerklärlichem Grund der Zucker verschüttet, das Handtuch, das man gerade aufhängen wollte, fällt zu Boden, die Koordinationsfähigkeit scheint deutlich eingeschränkt. Das ist für den Betroffenen lästig, worüber sich jedoch die Umwelt gern lustig macht. Man kann damit nur mit Humor umgehen – und dem Wissen, dass blaue Flecken angeblich eine gewisse Form von »Eigenblutbehandlung« darstellen (und die soll ja gesund sein ...).

Bügeln ist nicht nur eine langweilige Routine – viele Chaosprinzessinnen verbrennen sich regelmäßig am Bügeleisen, obwohl sie wirklich wissen, wie es geht.

Hat jemand mit ADHS motorische Probleme und/oder Schwierigkeiten mit Mehrfachhandlungen, kann man sich ausmalen, wie mühsam Haushaltsroutinen werden können!

Das hohe Verletzungs- und Unfallrisiko bei ADHS aus der Kinderzeit ist bekannt (vgl. unter anderem Stollhoff et al. 2002). Dass das auch für Erwachsene zutrifft, wird immer deutlicher: Es lässt sich eine doppelt so hohe Rate an Mehrfach-Verkehrsunfällen feststellen wie bei Nichtbetroffenen, wie gerade auf dem Kongress der Europäischen Gesellschaft für Kinder- und Jugendpsychiatrie in Paris Professor Margaret Weiß von der ADHD-Clinic der Universität Vancouver vortrug – ebenso wie eine deutlich erhöhte Verletzungsgefahr, mit der Folge von mehr als doppelt so viel Gesundheitskosten. Manche scheinen richtige »Unglücksraben« zu sein und haben offensichtlich erfreulich oft äußerst aktive Schutzengel ...

Neurologisch habe man bei einem 25-jährigen Erwachsenen eine manische Depression diagnostiziert, einen Serotonin-Wiederaufnahmehemmer eingesetzt, der allerdings nach drei bis vier Wochen wieder abgesetzt worden sei, da ohne Effekt. Es sei auch eine Gesprächstherapie erfolgt, mit Entlassung aufgrund von »Gesundheit«, die er aber nicht spüre.

Er habe sich schon immer sehr leicht ablenken lassen, sei als Kind überaktiv gewesen. Seine Mutter habe noch um 21.30 Uhr mit ihm spazierengehen müssen, um ihn müde zu machen. Er brauche ein strukturiertes Umfeld, habe selbst immer Chaos. Er brauche Menschen um sich herum, die ihn akzeptieren und wertschätzen. Er sei extrem sensibel, dabei sehr offen und ehrlich. In der Grundschule sei er unruhig, laut und frech gewesen. Zu den Lehrern habe er ein gespaltenes Verhältnis gehabt. Er sei immer auf der Konfliktebene mit ihnen gewesen, von ihnen als Querulant eingeschätzt worden, was sich in der Oberstufe verbessert habe.
Sport sei lange sein Lebensinhalt gewesen. Er habe sich allerdings immer wieder Verletzungen zugezogen beim exzessiven Tanzen, Eislaufen und Basketballspielen.
Ab der elften Klasse habe er immer wieder heftige Schwankungen der Befindlichkeit empfunden. Zu diesen Zeiten habe er weniger Sport betrieben, habe mehr gearbeitet, sei dann auch auffallend häufiger krank geworden. Sport habe ihm früher immer den »Kick« gegeben, den er gebraucht habe, um sich körperlich und seelisch wohl zu fühlen. Das lange Sitzen in der Schule und das viele Lernen müssen wohl für ihn seelische und körperliche Konsequenzen haben, was er aber nicht verstehe und was ihm eigentlich auch peinlich sei. Er merke, dass es ihm wieder insgesamt besser gehe, seit er auf Anraten der jetzigen Therapeutin viel Inline-Skating mache oder Klettern gehe, und deutlich schlechter, wenn er dies länger nicht könne, bedingt durch das viele Lernen fürs Studium.

Solche Kasuistiken sind bei »Hypies« häufig zu hören. Will ein stark Betroffener, der über entsprechende Ressourcen verfügt, seine Entwicklungsaufgaben erfüllen, muss er offensichtlich mit Verstimmung und Krankheit dafür bezahlen (regelrecht makaber wirken dann doch Behauptungen, daß es ADHS »nicht gebe« …).

Ein leichter Beckenschiefstand, eine leichte einseitige Beinlängenverkürzung scheint auffallend oft vorzukommen. Zusammen mit der inneren Anspannung und Verspannung führt dies – wie sich bei der Durchsicht der vielen Krankengeschichten untersuchter Betroffener mit ADHS im Laufe des Lebens feststellen lässt – zusätzlich zu den rezidivierenden Kopfschmerzen oder Schwindelzuständen sowie zu chronischen und ab und zu ganz akuten Rückenschmerzen (»Wirbelblockaden«, sogar mit Sensibilitätsausfällen der Hand oder des Beins), bisweilen auch zu heftigen isolierten Schulterschmerzen.

Krause und Krause wiesen 2003 nochmals darauf hin, dass die allgemeine erhöhte muskuläre Anspannung eine relative Häufung der Kombination von ADHS und Fibromyalgie erklären könnte, zumal es bei beiden Krankheitsbildern Störungen im Dopamin-Stoffwechsel zu geben scheint. Wie beispielsweise Brown 2000 oder Nadeau 2003 immer wieder betonen: Man müsste noch viel mehr spezifische Untersuchungen dazu anstellen.

Auf den Zusammenhang zwischen ADHS-typischen Symptomen und Migräne wies schon Gerber 1996 hin. (In neurologischen Studien wurden Hinweise gefunden, dass es bei Migränepatienten übereinstimmend mit ihrem typischen hypersensiblen und unruhigen Verhalten offensichtlich eine fundamentale protektive Reizverarbeitungsstörung gibt.) Ein Anfall tritt bei ADHS meist als so genannte »Stressentlastungsmigräne« auf oder wenn der Körper einfach offensichtlich eine »Auszeit« braucht. Bei dem charakteristischen Problem der mangelhaften Selbstüberwachung und -einschätzung, das sich auch im Arbeiten mit enormer Energie »bis zum Umfallen« oder im »bewundernswerten Einsatz« äußern kann (Lob unterstützt diese natürlich!), finden viele im Alltag nicht recht zu einem Rhythmus, zumal viele schlecht abschalten oder sich gar entspannen können. An plötzlich auftretenden »Schwächeltagen«, in einem regelrecht physischen und psychischen Erschöpfungszustand (bisweilen auch begleitet von einem Infekt), der alle paar Wochen einsetzen kann, wird Ausruhen offensichtlich einfach für ein bis zwei Tage nötig (vgl. unter anderem Nadeau 1995, Neuhaus 2000).

Unter vermehrter Belastung knirschen nicht nur Kinder mit ADHS nachts mit den Zähnen, sondern oft auch Erwachsene – zum Teil so stark, dass sie sich von sich aus Knirscherschienen anpassen lassen.

Viele genießen schon seit Kindertagen ausgiebiges »Rückenkraulen« (bei dem sie gut entspannen können!) und sanfte Nackenstreichmassage – natürlich auch in der Partnerschaft (was anfangs selbstverständlich gern gewährt wird, aber dem Partner mühsam werden kann, wenn die gleiche Dauer und Intensität jahrelang täglich eingefordert wird …). Nacken und Rücken brauchen sicher Pflege; Rückenschule, vor allem aber isometrische Übungen sind hierfür geeignet, da sie schnell wirken und mit wenig Aufwand einsetzbar sind, Progressive Muskelrelaxation ist vielen zu muhsam.

Autogenes Training erlernen zwar viele, wenden es aber nicht an, da sie sich trotz korrekter Durchführung danach einfach nicht mehr richtig »aktivieren« können (so als ob sie aus dem Schlaf heraus nicht richtig wach werden können).

Die Auswirkungen der mangelhaft entwickelten und ebenso mangelhaft funktionierenden »exekutiven Funktionen« betreffen vermutlich nicht nur die kognitive und emotionale Selbstkontrolle, sondern auch die der eigenen Körperfunktionen.

Viele junge »Chaosprinzessinnen« scheinen ihren Biorhythmus nicht richtig zu kennen, beispielsweise ihren Zyklus (einhergehend unter anderem mit dem mangelhaft entwickelten Zeitgefühl). Das ist nicht unproblematisch, da viele die »Pille« nicht so gut vertragen oder sie eben vergessen (das Risiko einer Schwangerschaft im Teenageralter bei Mädchen mit ADHS ist etwa zehnfach höher als der Durchschnitt, so Prof. Weiß, siehe oben). Sich immer mal wieder mies fühlen wird oft erst später im Leben mit PMS in Verbindung gebracht.

Wenn es irgendwo im Körper einmal zwackt oder zwickt, es jedoch nicht gravierend und »gerade nicht wichtig« ist, gehen viele anscheinend »einfach darüber hinweg«, und vielmals ist dann auch rasch wieder alles in Ordnung. Beeindruckend ist dabei bisweilen ein fast naiv anmutender Optimismus selbst bei schweren Erkrankungen, wenn die Krankheit offensichtlich subjektiv »nicht passt«, verbunden mit verblüffender Zähigkeit und/oder Selbstheilungstendenz, frei nach dem Motto: »Krankheit und Gesundheit entstehen im Kopf.«

Selbst bei oder nach Erkrankungen und Unfällen, die einfach zugelassen werden mussten, überrascht oft das »Stehaufmännchen-Phänomen« mit teilweise sehr schneller Rehabilitation und Erholung sowie dem dringenden Wunsch, ganz schnell wieder aktiv sein zu können.

Einige Menschen mit ADHS hyperfokussieren jedoch jegliches Missempfinden sofort, besonders bei einer Angstdisposition. Sie können sich dann furchtbar leicht syndromtypisch »in die Befürchtung der Befürchtung hineinsteigern«, bis hin zur Entgleisung in eine panische Angst vor Krebs oder die phobische Befürchtung, irgendeine andere schwere Erkrankung zu haben beziehungsweise zu bekommen. Entsprechend werden dann »besonders gern« derartige Berichte im Fernsehen angeguckt oder in Magazinen verfolgt, in der Zeitung immer erst die Todesanzeigen gelesen etc.

Die 26-Jährige lässt sich mehrfach stationär komplett durchchecken aufgrund ihrer Befürchtung, an Multipler Sklerose zu leiden. Sie berichtet über Kribbeln in der Fußsohle und »taubheitsähnliche« Zustände ab und zu in den Beinen. Sie habe das Gefühl, dass hinter einem Auge ein »Korn« sei, habe nachts einmal eine Sehstörung gehabt. Alle medizinischen Befunde sind unauffällig, aber sie ist nicht zu beruhigen. Aus Angst konsultiert sie immer wieder andere Ärzte, informiert sich von sich aus aber nicht tatsächlich und realistisch über die Krankheit.
In der Psychotherapie gelingt es ganz allmählich, sie von dieser »Krankheitsidee« abzubringen (nach der Diagnosestellung von ADHS in erwachsener Residualform bei ausgeprägter dysthymer Verstimmung und erheblichen Somatisierungstendenzen). Sie ist chronisch überfordert – und überfordert sich selbst. Sowohl sie selbst als auch ihre Eltern und ihr Freund erwarten von ihr ein Studium nach abgeschlossener Banklehre, mit der Begründung, Nichtakademiker seien dumm. Sie brauche einen Titel zur »Absicherung«.
Ihr Freund ist ein »Überflieger«, vielfältig talentiert, und machte ein sehr gutes Abitur. Er fordert sich und sie in sportlicher Hinsicht extrem, obwohl sie aufgrund ihrer erheblichen Fehlstellung des Hüftgelenks und ihrer sehr filigranen Statur absolut unsportlich ist. Ihm zuliebe fährt sie – völlig ungeübt! – einen vereisten Skihang herunter, obwohl sie eigentlich gar nicht richtig Skifahren kann, bis sie mit Zitterknien und in völlig erschöpftem Zustand unten ankommt. Sie hat ihren Rhythmus so an seinen angepasst, dass sie zu wenig schläft, denn er geht erst nachts um 3.00 Uhr zu Bett ... Immer wieder kämpft sie mit Blasenentzündungen, leidet seit einiger Zeit unter Tinnitus. Extrem beeinflussbar, wie sie ist, und sehr unsicher, versucht sie es ihm »recht« zu machen – sehr zulasten der eigenen Befindlichkeit und Gesundheit. Da sie momentan aber nur ihren gesundheitlichen Zustand hyperfokussiert, ist sie nur schwer zu bewe-

gen, ihre eigenen »Lebenseinstellungs-Hypothesen« zu hinterfragen (es gelingt schließlich, mühsam, nicht in einer »lösungsorientierten Kurzintervention«).

Wenn auch nicht so gravierend ausgeprägt – ähnliche Beispiele gibt es viele.

Männer wie Frauen mit ADHS des »Mischtypus« beobachten und berichten, dass sie, wenn sie länger wegen Krankheit das Bett hüten müssen, nach relativ kurzer Zeit regelrecht depressiv werden und sich das gar nicht erklären können (daher der Wunsch nach früher Aktivität?). So ergeht es auch dem unten zitierten 25-Jährigen, der dann »total ins Grübeln kommt« ... Alles ist wohl »etwas anders« bei ihm.

Er habe noch nie Drogen genommen, sei Nichtraucher, trinke nur selten Kaffee und keinen Alkohol. Mit sechs Jahren habe er einmal eine Vollnarkose bekommen. Während der Operation sei er aufgewacht, was die Ärzte auch bemerkt hätten.
Auf Aspirin reagiere er allergisch, bekomme dadurch vermehrt Kopfschmerzen und es werde ihm übel. Auch Johanniskraut habe keine Wirkung bei ihm. Der verordnete Serotonin-Wiederaufnahmehemmer habe bei ihm leider auch nicht so recht gewirkt.

Viele kennen das Phänomen von gesteigerter Erregung statt Beruhigung nach der Einnahme von baldrianhaltigen Präparaten oder solchen wie Diazepam (zum Beispiel Valium® oder Ähnliches), wenn sie schlecht einschlafen können. Wenig, verzögerte oder keine Wirkung zeigt bei vielen die Spritze beim Zahnarzt.

Speziell zur paradoxen Reaktion auf Anästhetika und andere Medikamente sei an dieser Stelle auf Skrodzki 1997 verwiesen. Was man nicht verträgt, sollte man unbedingt erfragen und aufschreiben, die Liste am besten immer mit sich führen (vielleicht sogar vom Arzt bestätigen lassen, sonst glaubt einem ein nächster Behandler das möglicherweise nicht und man muss weitere schlechte Erfahrungen machen!).

Ein leider auch nicht ganz unkompliziertes Thema ist die Schmerzempfindlichkeit. Einige Betroffene sind erstaunlich »hart im Nehmen«, viele aber eher überempfindlich, und hier gilt leider gar nicht, dass die Zeit Wunden heilt. Im Gegenteil, wenn schlimme Erfahrungen gemacht wurden, wird die Angst davor immer größer, was dazu führen kann, dass notwendige Kontrollen oder Eingriffe vermieden beziehungsweise verschleppt werden.

Besonders traumatisch werden offensichtlich (vor allem bei begabten und damit vielleicht noch sensibleren Menschen mit ADHS) unerwartet plötzliche und heftige Schmerzen erlebt, die doch »gar nicht so schlimm« seien, wie einem möglicherweise auch noch barsch mitgeteilt wird. Und da reicht oft schon eine Spritze in der Kinderzeit, von hinten verabreicht, zur Auslösung einer Spritzenphobie. Horrorgeschichten über Zahnarzterlebnisse können viele berichten. Als Lösung bleibt hier vielleicht nur Hartnäckigkeit beim Einfordern von Verständnis und entsprechender Analgesie. Manche profitieren auch von Hypnotherapie.

Als kleine Kinder haben viele häufig Durst. Viele Erwachsene hingegen werden unter Umständen darauf angesprochen, dass sie viel zu wenig trinken, und bemerken dann, dass sie ab und an das Trinken sogar regelrecht vergessen.

> »70 Kilometer Radfahren, ohne was zu trinken, ist bei mir schon drin.«
>
> *Dirk, 26 Jahre*

> »Stimmt, wenn Sie das jetzt sagen, ich merke immer erst abends, dass ich eigentlich Durst habe – dann nämlich, wenn das erste Bier leer ist. Dazu sollte ich mir mal was überlegen …«
>
> *Stefan, 33 Jahre*

Im Syndrom der Extreme wird manches aber auch recht regelmäßig oder gar übermäßig getrunken, vor allen Dingen Kaffee als »Selbstmedikation«. (»Nur mit viel Kaffee bin ich überhaupt arbeitsfähig.«)

Auch die Sache mit dem Nahrungsbedürfnis ist recht eigenwillig. Schon Kinder mögen vieles nicht (nicht im Sinn der typischen Präferenzen und Abneigungen, die Kinder so haben), schätzen aber »nackte« Nudeln (das heißt ohne Ketchup oder Soße), kalte Kartoffeln oder ähnlich seltsame Speisen. Schon Kinder haben häufig lange nur eine Lieblingsspeise, die sie immer wieder essen wollen, bis sie ihnen urplötzlich irgendwann einmal nicht mehr schmeckt.

Bei vielen Erwachsenen ist das noch ganz ähnlich. Sie bezeichnen sich selbst zum Teil als »konservativ« bei dem, was sie gerne essen: Beispielsweise bevorzugen sie in einem Restaurant immer nur das eine Gericht, das ihnen dort einmal gut schmeckte. Etwas anderes von der Karte haben sie oft nie probiert...

Viele ernähren sich spontan (dabei möglicherweise instinktiv von Vorteil für sich selbst, was für andere oft nicht nachvollziehbar ist und sichtlich »ungesund« erscheint) recht einseitig, zum Teil recht fetthaltig, obwohl sie schlank (und gesund!) sind. Manche scheinen ausschließlich Süßigkeiten zu »brauchen« oder haben ihre »Phasen« wie die »Tomaten-mit-Mozzarella-Phase«, die »Spaghetti-Phase« etc.

Viele Kinder, Jugendliche und Erwachsene mit ADHS haben Schwierigkeiten, morgens während der Schul- oder Arbeitswoche irgendetwas frühstücken zu können. Der Magen scheint noch nicht »aufnahmebereit«. Auch wenn es allgemein als nicht bekömmlich eingeschätzt wird, ist für viele die Abendmahlzeit die Hauptmahlzeit (wenn der Stress endlich aufhört?).

Wie die Kinder und Jugendlichen kennen Erwachsene mit ADHS von sich häufig, dass sie tagelang überhaupt keinen rechten Appetit haben (völlig unabhängig von einer Medikation mit beispielsweise Methylphenidat), es dann aber Tage gibt, an denen sie quasi ununterbrochen essen könnten.

Auch hier scheint wohl die unbewusste, autonome Selbstregulation nicht so richtig zu funktionieren. Es gibt von ADHS Betroffene, die schon seit Kindertagen »nicht satt zu kriegen« sind, beim Essen oft regelrecht schlingen und oft unter entsprechenden Gewichtsproblemen leiden – oder die dennoch »dünne Heringe« bleiben. Bei vielen setzt ein »Bärenhunger« in der Pubertät ein, was bei manchen erhebliches Übergewicht verursachen kann, wenn sich dazu ein »Frustfuttern« gesellt und man nur noch vor dem Fernseher oder PC hockt...

Viele beginnen irgendwann aus Kummer zu essen. Bei der unseligen und verbreiteten »Kopplung« zwischen Lernen und Essen, das heißt dem Zwang, beim Lernen immer etwas essen zu müssen, wodurch man sich diese trübe Notwendigkeit sozusagen »versüßt«, entstehen dann – zusammen mit der Impulssteuerungsschwäche – nicht selten in der Pubertät oder auch später eine Bulimie (die nicht zielführend behandelbar ist, ohne ADHS als Basisstörung anzuerkennen!) oder leider, bei entsprechend zwanghafter Disposition, auch eine Anorexie (vgl. Robin 1998, Neuhaus 2000). Chronische Essstörungen, auch mit Adipositasentwicklung, treten leider häufig auf – vor allen Dingen bei Frauen mit ADHS-Struktur, die Kinder haben, welche ebenfalls betroffen sind. Im Stress bemerken sie manchmal wirklich nicht, dass sie immer wieder etwas zu sich nehmen, was für Ärzte und Therapeuten oft einfach »nicht glaubwürdig« ist.

Nachdem man sich von den Hypothesen verabschiedet hat, dass ADHS durch eine Phosphat- oder Salicylatüberempfindlichkeit verursacht sein könnte, wurde das Thema der Ernährung weitgehend verabschiedet, vor allem in der wissenschaftlichen Diskussion. ADHS wird sicherlich nicht durch irgendeine Form der Ernährung »verursacht«, denn ADHS tritt weltweit bei Menschen mit den unterschiedlichsten Ernährungsgewohnheiten auf. Ein genaueres Hinschauen auf das, was jemand mit ADHS verträgt und was nicht, scheint aber dennoch den einen oder anderen Forscherblick wert zu sein.

Viele kennen Verdauungsbeschwerden ohne nachweislichen medizinischen Grund; ein »Reizdarm« gilt als comorbide Störung. Hört man aber ganz genau zu, dann schildern viele, dass sie eben manches nicht mögen und auch nicht vertragen, wie beispielsweise Hülsenfrüchte, Paprika, künstliche Konservierungsstoffe, Backpulver, Treibmittel, Süßstoff, Geschmacksverstärker etc., aber auch glutenhaltige Nahrungsmittel oder Milchprodukte.

Klagen über einen »komischen« Geschmack im Mund, über einen auffallend übel riechenden, fötiden Mundgeruch sollten daher möglichst nicht bagatellisiert werden. Dabei ist nicht immer nur der berühmte »Darmpilz« der Bösewicht, sondern das Verdauungs- und Immunsystem scheint mit manchen zugeführten Stoffen nicht fertig zu werden (und sollte gegebenenfalls untersucht werden).

Manche nehmen auch wahr, dass sie »wacher und energiegeladener« sind, wenn sie Nahrungsmittel, die sie nicht vertragen, weglassen – auf manchmal beeindruckende Art und Weise und mit positiver Auswirkung auf den allgemeinen Gesundheitszustand.

Spannend wird es wohl noch werden, zu erforschen, inwieweit auch das Hormonsystem »anders« reguliert ist beziehungsweise regulierend wirkt. Jugendliche und junge Männer mit ADHS schildern nicht selten, dass es bei ihnen ganz sicher nicht nur um Dopamin und Noradrenalin gehe, sondern wohl auch um Testosteron – sie meinen ihren ungeheuer starken Sexualtrieb, der sie zum Teil regelrecht »überfällt«. Demgegenüber können ab und an bei einem Mann mittleren Alters relativ schlagartig die Libido und Potenz stark nachlassen – ohne dass spezifische Stressoren dafür zur Verantwortung zu ziehen sind. Der Forschungsbedarf scheint hier genauso groß zu sein wie bei den Frauen, die oft über eine massive Verschlechterung ihrer ganzen Problematik zu Beginn der Menopause berichten, verbunden mit oft erheblicher Depression und/oder Gedächtnisproblemen. Eine antidepressive Behandlung greift dabei oft überhaupt nicht, sondern bisweilen eher eine Hormonsubstitution. Dies erscheint natürlich derzeit angesichts des unter Umständen dadurch erhöhten Brustkrebsrisikos nicht ganz unproblematisch zu sein. In jedem einzelnen Fall muss eine entsprechende Behandlung sehr kritisch abgewogen werden.

Untersuchungen der Neurowissenschaften zeigen, dass Östrogen die Ausschüttung von Dopamin potenziert und moduliert, speziell im »Belohnungszentrum«, aber auch dort, wo die »exekutiven Funktionen« vermutet werden. Viele Frauen mit ADHS berichten über extreme prämenstruelle Probleme und/oder dass es ihnen während der Schwangerschaft besonders gut gegangen sei – während sie nach der Entbindung für eine ganze Weile mit krassen Gedächtnisproblemen und/oder Depressionen zu kämpfen hatten.

Klagen über Vergesslichkeit oder starke Befindlichkeitseintrübungen in dieser kritischen Phase sollten entsprechend ernst genommen werden, was einschließt, den Hormonspiegel zu untersuchen (vgl. u.a. Krause & Krause 2003). Allgemeinplätze wie »Steigern Sie sich nicht so hinein, machen Sie Sport!« oder »Das machen eben alle Frauen durch« etc. sind ganz sicher nicht hilfreich.

Es bleibt zu hoffen, dass die Offenheit für ADHS im Allgemeinen und besonders auch für solche Gesichtspunkte zunimmt und irgendwann keine Briefe mehr geschrieben werden müssen mit einem Inhalt wie folgt:

> »Natürlich suche ich keinen Facharzt mehr auf, denn ich habe keine Kraft mehr, mehreren Ärzten meine Geschichte von A bis Z zu erzählen und jedem die Veröffentlichungen der Fachzeitschriften zu liefern, die dann nachsichtig lächelnd angenommen, aber nicht gelesen werden. Anschließend wird die Existenz von ADHS bezweifelt, ein Antidepressivum verordnet oder eventuell Psychotherapie empfohlen.«
>
> *Eine 43-jährige Patientin*

Obwohl es lohnend wäre, ihr genau zuzuhören, wenn sie berichtet, dass sie wenig, aber tief schlafe oder ihr Mann sich darüber amüsiert, wenn sie manchmal so deutlich im Schlaf spreche, dass man es gut verstehen könne ... Oder dass sie sich schon selbst wundere, warum sie offensichtlich stärker als andere mit Umstellungen der Zeit oder der Temperatur zu kämpfen habe. Wenn sie über eine lange Zeit an einer geistig fordernden Arbeit sitze, bekomme sie erst kalte Füße, dann sogar unangenehm kalte Beine und werde oft regelrecht ausgelacht, wenn sie sich dann warm »einmummele«. Dabei sei ihr Kreislauf an sich nicht schlecht (was überprüft wurde), sie gehe auch regelmäßig zum Fitnesstraining!

Genauso habe sie schon bemerkt, dass sie, wenn es spannend wird, regelrecht zu atmen vergesse, und offensichtlich hole sie auch immer mal wieder seufzend Luft – was ihr aber erst bewusst sei, seitdem man sie gefragt habe, ob sie es denn so schwer habe (allesamt Zeichen der Dysregulation der autonomen Selbststeuerung, vgl. unter anderem Neuhaus 2000 und 2003).

Erfreulicherweise erschließt sich den Suchtmedizinern gegenwärtig das Thema ADHS bei Erwachsenen, deren Risiko, drogenabhängig zu werden, mit 15 % einem Risiko von 5 % bei Nichtbetroffenen gegenübersteht. Das Abhängigkeitsrisiko bei unbehandelten Kindern ist bekanntlich sehr hoch; Süchte beginnen früher, und die Abhängigkeit dauert in der Regel länger. Anderton und Brown setzten sich 2004 in Liverpool mit den Folgekostenberechnungen in England auseinander – bei einem Suchtrisiko von 30 bis 50 % der Erwachsenen mit ADHS.

Wenn man überlegt, dass im Alter von 6 bis 17 Jahren das Risiko zum Beginn regelmäßigen Nikotingenusses bei Menschen mit ADHS deutlich höher liegt als bei Nichtbetroffenen, ehemals Hyperaktive oft jahrzehntelang rauchen (vgl. Krause und Krause 2003), und für Jugendliche und junge Erwachsene, die sich im Hier und Jetzt an einer Zigarette »festhalten« oder mit ihrer Hilfe eben einfach nur selbst medizieren, die neuen Warnhinweise wie zum Beispiel »Rauchen kann tödlich sein« ganz sicher nicht relevant sind, muss man nachdenklich werden. Alkoholmissbrauch bis hin zur Alkoholabhängigkeit wurde in wissenschaftlichen Untersuchungen der letzten Jahre bei Erwachsenen mit ADHS bei 33 bis 44 % gefunden (Downey et al. 1997, Biederman et al. 1995). Immer mehr Studien belegen, dass rechtzeitige Diagnosestellung und Behandlung (vor allem auch mit Stimulanzientherapie) Drogen- und Alkoholmissbrauch deutlich reduzieren können. Wer das Elend in solchen Suchtfamilien mit immer aggressiverem Entgleisen beobachtet oder gegebenenfalls miterlebt hat, kann nicht nachvollziehen, wie man dann »wissend« lediglich sagen kann, es handle sich eben um eine »Multiproblemfamilie«.

Geklagt wird allgemein über Tablettenmissbrauch bei Frauen. Vielleicht durchleuchtet man auch dies einmal unter dem Aspekt ADHS?

Bewältigungsstrategien – oder: »Gehe ich jetzt gleich zum Psychiater oder trinke ich erst einmal eine Tasse Kaffee?«

Die Antwort auf die oben gestellte Frage lautet: sinnvollerweise Letzteres – selbst wenn man viel Zeit mit der Suche nach wichtigen Dingen verbringt (Autoschlüssel, Brille etc.), den Geldbeutel unter Umständen und zur eigenen Verblüffung sogar einmal im Kühlschrank wiederfindet, ständig Dinge übersieht und auch wenn man bei der Vorbereitung eines Kindergeburtstages beispielsweise die Übersicht zu verlieren scheint und in Panik ausbricht. Letzteres vor allem auch deshalb, um den Fokus zunächst einmal auf das zu richten, was alles klappt, was »Ressource« ist, was schon auf der Erfolgsseite des Lebens verbucht werden konnte (vielleicht mit Zettel und Bleistift als externer Speicherhilfe, bekanntlich dem wichtigsten Werkzeug für Menschen mit ADHS). Im Gespräch mit jemandem, dem man sich verbunden fühlt, der einen mag, der mit seinen eigenen Augen sieht und positive Aspekte, die man vielleicht selbst so gar nicht wahrnimmt, ergänzen kann, wird manches deutlicher (vorausgesetzt, er oder sie will nicht als Allererstes die Problematik »schönreden«, negieren oder Ähnliches). In einem solchen Gespräch wird vieles, vielleicht auch erstmalig in dem neuen Licht der Diagnose und/oder dem Erkennen der Gründe für den vielen Kummer, deutlich und wahrnehmbar.

> »Sie ist eigenwillig und stur, klar. Aber sie hat eine so gewinnende Herzlichkeit, strahlt so von innen heraus und hat für alle Sorgen und Nöte immer ein offenes Ohr. Sie hört einem zu und versetzt sich dabei regelrecht in einen hinein. Trubel scheint ihr in ihrem Beruf als Arzthelferin fast nichts auszumachen, selbst nörgelnde und aggressive Leute fängt sie freundlich auf, und sie geht erst, wenn wirklich alles erledigt ist. Und dennoch sorgt sie immer noch zusätzlich seit vielen Jahren rührend für ihr altes Pony, dem sie eigenhändig zweimal im Jahr den zu dicken ›Pelz‹ schert.«

Man muss ein Gefühl dafür bekommen, dass man einen »anderen Wahrnehmungs- und Reaktionsstil« hat, bei deutlichem Ausprägungsgrad einer offensichtlich nicht nur psychischen, sondern auch mehr oder minder diskret neurologischen Störung. Es kann bitter sein, sich bewusst zu werden, welche Chancen und Möglichkeiten man sich damit möglicherweise verbaut hat, einem verbaut wurden – auch ein Thema, mit dem man sich in den USA wesentlich offensiver auseinander setzt als in Deutschland, einem Land, in dem man sich noch immer mehr oder minder mit Willen und Disziplin »in den Griff« zu bekommen hat. In Amerika scheint es ein größeres Problem darzustellen, wenn man sich nicht organisieren kann; der allgemeine zwischenmenschliche Umgangston ist jedoch insgesamt von etwas mehr Toleranz und Akzeptanz geprägt und weniger von latenter Feindseligkeit, Neid und Missgunst als in Mitteleuropa. Dies hat natürlich keinen Verallgemeinerungsanspruch und ist sicherlich regional auch verschieden ausgeprägt.

Ein spannendes Forschungsthema wäre die Frage, inwieweit zum Beispiel in Ostasien die gesellschaftlich übliche Disziplin hinsichtlich der Höflichkeit und des Respekts untereinander sowie des traditionellen »Beherrschens der Gefühle« ausreichende äußere Rahmenbedingungen zur Kompensation darstellen – zumindest für leichter Betroffene.

Eine »Bestandsaufnahme« der Menschen, mit denen man sich momentan gut versteht, stabilisiert. Wen mochte man früher, mit wem kam man gut aus, zu wem ist (leider) aus irgendeinem Grund der Kontakt abgebrochen? Ist er gegebenenfalls wiederherzustellen?

Der Austausch mit ebenfalls Betroffenen hilft beim »Sortieren« der wichtigen Themen, beim Abgleichen der Frage beispielsweise, ob man auch wirklich im richtigen »Diagnose-Boot« ist. Im Zusammensein mit Gleichgesinnten (Gleichgesinnte im wahrsten Sinne des Wortes!) gelingt das Ansprechen der Probleme leichter. Man kann unter Umständen sogar herzlich lachen über Marotten wie die, beim Italiener an der Ecke immer nur Pizza Margherita essen zu können, weil man von *der* Speise ja wirklich weiß, dass sie schmeckt. Es erscheint auch ganz amüsant zu erfahren, dass andere auch Tage haben, an denen ihnen morgens schon etwas herunterfällt, sie über den Kater stolpern, fast die Brille vergessen, den Mantel in die Autotür einklemmen oder aber an manchen Tagen einfach nicht aus dem Bett kommen können, um dann mit wirklich »fliegenden Fahnen« Zähne putzend den Kaffee aufzubrühen ...

Nachdem man erkannt hat, dass man betroffen ist, und es endlich vielleicht auf Umwegen zur Diagnosestellung gekommen ist, ist man keinesfalls sofort und allein dadurch »entlastet«, dass viele Schwierigkeiten jetzt eine Erklärung gefunden haben. Oft reagieren Menschen mit ADHS in dieser Situation spontan mit Irritation, Überraschtheit, Ungläubigkeit oder auch Verärgerung (»Kann es wirklich nur daran liegen, dass ich ...?«), bis hin zum Wegschieben, Relativieren oder Bagatellisieren der Symptomatik und komplexeren Problematik.

In den Elterntrainings, den Elternberatungen wie auch in den Therapien mit Erwachsenen zeigt sich, dass es mühsam ist, ADHS mit seinen Auswirkungen in allen Facetten, den negativen und den positiven, verstehen zu lernen. Syndromtypisch hat man ja eventuell eigene »lieb gewonnene« Erklärungsmuster, die einem »viel wahrscheinlicher« erscheinen oder einfach vertrauter sind – oder weil man zum Beispiel zurzeit durch die vielen kritischen Berichte über ADHS verunsichert ist, wichtige Bezugspersonen ADHS für »modernen Käsequatsch« halten, zumal man nicht zu den Leuten gehören möchte, die sich mit der Diagnose nur »entlasten« wollen (da muss man noch nicht einmal vorhaben, sein Kind »mit Ritalin ruhig stellen zu wollen« ...).

Die Ausprägung dieser Phase des Leugnens und auch der »Bewältigungszwischenstufen« von Wut, Ärger oder Trauer über das späte Erkennen und die verpassten Gelegenheiten hängt erfahrungsgemäß ganz stark damit zusammen, wie sorgfältig diagnostiziert wurde, wie gut sich der oder die Betroffene im geschilderten Diagnosebild wiedererkennen kann, wie ausführlich nicht nur die Defizite, sondern vor allen Dingen auch die Ressourcen dargestellt und die Hintergründe des Störungsbilds erläutert worden sind.

Natürlich spielen auch die Vorkenntnisse eine ausschlaggebende Rolle – und wie und durch wen sie einem übermittelt wurden. Haben Erwachsene über die Kinder in der eigenen Familie oder in der Verwandtschaft den Verdacht geschöpft, selbst betroffen zu sein, richtet sich häufig viel Wut gegen all die Instanzen, die in einer langen Odyssee durchlaufen werden mussten, bis endlich klar wurde, um was es wirklich geht; Wut auf die unterschiedlichen Erklärungsansätze, die als wenig hilfreich oder sogar kränkend und kontraproduktiv erlebt wurden, Wut wegen der überflüssig eingesetzten Zeit, der gegebenenfalls aufgewendeten Kosten etc.

Der Prozess des Sich-Abfindens und Sich-Arrangierens mit ADHS (und möglicherweise noch einigem mehr) impliziert die Phase des Vergleichens mit anderen, des Verhandelns, aber natürlich auch der Verzweiflung, die mehr oder minder stark ausgeprägt ist, sowie der Auseinandersetzung mit der medikamentösen Therapie. Und mit deren Hilfe sieht man nun Verschiedenes klarer, wenn man sie einsetzt …

Manche tun sich sehr schwer. »Das hat doch jeder!« oder »Wird hier nicht ein bisschen viel von dem, was allen Menschen ab und zu passiert, diesem ADHS zugeschrieben?«, sind häufige Kommentare von meist deutlich Betroffenen, die aber in ihrer privaten Umgebung meist auch nur mit ebenfalls Betroffenen zusammen sind – man bleibt ja »unter sich« … ADHS-typisches wird dann schnell als »normal« betrachtet.

Sicher kommt es einer mehr oder minder stark ausgeprägten Identitätskrise gleich, wenn man für sich feststellen muss, dass man auch als Erwachsener viel mehr Zeit investieren muss, bis eine Regel verautomatisiert ist oder ein Ablauf, der einem nicht so liegt und den man nicht sofort versteht; oder dass man leider furchtbar schnell in Hektik kommt, wenn man sich nicht eisern mithilfe von Zeitmanagement selbst diszipliniert, und dass man in Hektik nur sehr beschränkt leistungsfähig ist. Es ist schmerzlich und problematisch, erkennen zu müssen, wie mühsam man sich immer wieder mit dem Willen und dem Verstand »am Riemen reißen« und innerlich antreiben muss, um ungeliebte Tätigkeiten und Routinen abzuarbeiten.

Bisweilen ist es auch erschreckend, einsehen zu müssen, dass man beruflich zwar an einem Platz gelandet ist, wo man Geld verdient und sicher auch etwas »Vernünftiges« macht – aber möglicherweise etwas, was überhaupt nicht der eigenen Neigung entspricht oder die geeignete Nische für einen darstellt. Kann und soll man umsatteln?

Es gibt sicher keinen Grund, sich minderwertig zu fühlen, weil man ADHS hat; hier stimme ich mit dem, was Sari Solden in ihrem Buch ›ADHD – Journeys through Adulthood‹ schreibt, überein. Von Sari Solden stammt die treffende Formulierung: »ADHS ist kein schlechter Charakter, es passiert im Gehirn!«

Genauso wenig soll und darf ADHS als »Entschuldigung« verwendet werden. Sicher ist es leichter gesagt als getan, ADHS als Erklärung zu sehen, damit aber »sozialverträglich« umzugehen.

Es hängt sehr von der individuellen Biografie ab, wie groß das Selbstwertgefühl wirklich noch ist. Oft scheint es unausweichlich, dass sich jemand, der nun die Diagnose hat und sich im Akzeptanzprozess befindet (und eben nicht alles in sich hineinfrisst!), sich auch gern in Gesprächen über ADHS auseinander setzt – was dem Umfeld manchmal ein bisschen viel wird.

> »Du mit deinem ewigen ADHS!«, »Es gibt auch noch was anderes als ADHS!«, »Du versteckst dich hinter dieser Diagnose!«.

Deswegen ist es erfreulich und notwendig, dass sich in Deutschland die Selbsthilfegruppen immer mehr etablieren und dass es im Internet auch sehr seriöse Möglichkeiten gibt, sich auszutauschen.

Ordnung ist das halbe Leben?

Es tut dem oder der Betroffenen sehr gut, zu spüren, dass auch andere es beispielsweise als Belastung empfinden, so große Mühe mit dem Herstellen und dem Halten von Ordnung zu haben, wenn sie sich nicht gerade dazu gezwungen sehen, äußerst penibel Ordnung zu halten – charakteristisch für das Syndrom der Extreme. Es stimmt versöhnlich zu merken, dass auch andere das blitzschnelle Entstehen der extremen Emotion kennen, die durchaus nicht immer nur Jähzorn sein muss, sondern auch unendliche Liebe für den anderen oder spontan einsetzendes Weinen, wenn einen etwas anrührt, ob der Auslöser jetzt die Liebesszene im Fernsehen ist, das Hochzeitspaar vor der Kirche, dessen man plötzlich gewahr wird, oder die totgefahrene Katze am Straßenrand. Und es wirkt bestärkend und unterstützend, zu erfahren, dass andere trotz ihrer Lernprobleme etwas im Leben erreicht haben. Ob man das nun für sich persönlich oder für sein Kind in Erfahrung bringt, spielt kaum eine Rolle.

Zu den vielerlei Ordnungshilfen und To-do-Listen, Wochenplanern, Jahresübersichtsplänen etc. soll hier auf den Band ›A. D. S. Das Erwachsenen-Buch‹ von Claus, Aust-Claus und Hammer 2002 verwiesen werden, des Weiteren auf die Bände ›Eins nach dem anderen‹ von Weiß 2000, ›Im Chaos bin ich der King!‹ von Jüntschke 2001 (die Autorin konzipierte ein spezielles Überlebenstraining für Messie-Männer), die Materialien von Felton, um dem »Messie-Syndrom« zu begegnen, sowie auf die Hilfestellungen im Buch ›Hyperaktive Jugendliche. Erwachsen werden mit ADS‹ von Neuhaus 2000.

Inzwischen sind erfreulich gelungene »Familienkalender« im Handel, in denen übersichtlich alle wichtigen Termine, Tätigkeiten etc. im Überblick vermerkt werden können. Akzeptiert werden muss jedoch, dass alles nur hilft, wenn man es ganz »bewusst« einsetzt. Eine mit einem Therapeuten erarbeitete Checkliste zum Aufräumen der Wohnung nützt nichts, wenn sie zu umfangreich ist oder die einzelnen Schritte zu groß sind (»Bad aufräumen«) oder wenn sie vor allem von den Wünschen des Partners bestimmt ist, den man im Grunde seines Herzens ja ohnehin für zu pingelig hält!

Mindestens ebenso wichtig wie der Umgang mit Ordnung und allgemeiner Organisation ist es, die eigene Stresstoleranz genau zu untersuchen und zu prüfen, was gegebenenfalls unternommen werden kann, um den »Stress« zu mindern.

In einer Selbsthilfegruppe fällt es leichter, in ein Gespräch über diese und andere Themen einzusteigen; zum Beispiel mag jemand zögerlich berichten, dass er große Angst habe, nicht gemocht zu werden, seiner Aufgabe nicht gerecht zu werden und Fehler zu machen, eine Angst, die sich bis zum »Zwangsgrübeln« steigern kann. In einer Selbsthilfegruppe lacht auch keiner, wenn jemand Folgendes erzählt:

> »Ich verbringe so viel Zeit mit dem Computer und mache eigentlich nichts Sinnvolles. Ich spiele verschiedenste Spiele bis zum Umfallen und merke, dass dabei nichts herauskommt, wasted-time! Ich hätte Sinnvolleres tun können. Um mein Gewissen zu beruhigen, sage ich mir, dafür spiele ich nicht an Spielautomaten, es kostet fast nichts, ich muss nicht lügen, ich tu niemandem weh …«

Dazu würde dann wahrscheinlich irgendjemand nur sagen: »Kenn ich. Schreib einfach mal die Zeiten auf, in denen du spielst. Du wirst sehen, allein schon das Protokoll, das du freiwillig machst und nicht, weil es dir jemand aufgedrückt hat (das können Leute mit ADHS aufgrund ihrer Erfahrungen von früher überhaupt nicht leiden!), führt dazu, dass du ein bisschen weniger spielst, einfach weil es dich selbst erschreckt.«

Ein anderer mag berichten:

> »Mein Freund hat ein Motorrad, ich fahre ab und zu mit, und ich spüre genau, wie es mich reizt, die Beschleunigung, die unbändige Kraft des Motorrades, die Freiheit!
> Ich habe keinen Führerschein für ein Motorrad und ich frage mich, ob ich einen machen soll, wissend, dass es vielleicht wirklich saudumm ist! Aber ich wüsste, dass ich mit 'nem Haufen von Endorphinen sterben würde. Zum Glück habe ich im Moment wirklich nicht das Geld, um ernsthaft über einen Motorrad-Führerschein nachzudenken.«

Hier würde wahrscheinlich der Kommentar nur salopp lauten: »Sei froh! Das ist gut so! Denn du hast schon genau das richtige Gefühl für dich!«

> »Puh, wie viel ich darüber nachdenke, ob ich alles gut mache! Ich bin eigentlich mit Talenten reich gesegnet, aber wie viel davon verpufft im alltäglichen Herumwursteln? Wie viel könnte ich eigentlich tun, wie viel Sinn könnte ich meinem Leben geben? Warum werde ich manchmal nicht satt? Warum bin ich so kritisch? Bin ich ein Perfektionist? Das frage ich mich, obwohl ich weiß, wie unvollkommen ich bin. Sind das ›Moraldinger‹ meiner Eltern, die ich mit mir herumtrage?«

Dies sind die Äußerungen eines 30-jährigen Erziehers, der nun von seiner Gruppe vermutlich hören würde, dass er sich vor allem erst einmal selber kennen lernen sollte und sicher noch viel aus sich machen könne. Aber es tauchen noch viele andere Fragen und Probleme auf, die weit über hilfreiche Unterstützungsmöglichkeiten durch Ordnungssysteme, Regel- und Organisationspläne hinausgehen.

Die »andere Art, die Welt zu sehen und auf sie zu reagieren« bei ADHS mit der ausgeprägten Tendenz, auf sein Gefühl angewiesen zu sein, macht es meines Erachtens zwingend notwendig, bei Hilfestellungen, die man zu oben genannten und anderen Fragen erhält, sorgfältig auf sein »Bauchgefühl« zu lauschen, ob man ganz subjektiv, »rein gefühlstechnisch«, damit übereinstimmen kann. Das heißt nicht, dass man sofort alles ablehnt, was nicht auf den ersten Blick völlig plausibel erscheint (das wäre problematisch beim oberflächlich-abtastend-überhüpfenden Wahrnehmungsstil von Menschen mit ADHS sowie ihrer Neigung, sofort impulsiv zu bewerten). Aber wenn man einen Rat auf sich wirken lässt, zum Beispiel die berühmte Nacht darüber schläft, sollte danach das »Grundgefühl« für die Erklärung oder Empfehlung positiv sein – zumal man ja aus der eigenen Erfahrung mit sich selbst weiß, dass man nur dann in der Lage ist, etwas anzunehmen und umzusetzen.

Menschen mit ADHS ist es ganz sicher nicht zuträglich, ihre Stresstoleranz dadurch zu vergrößern, dass sie in den Vergleich gehen, wem es noch schlechter als ihnen selbst geht (wie es gerne in der Beratung gehandhabt wird und wie es zum Beispiel die dialektisch-behaviorale Therapie zum Akzeptieren des Schmerzes vorsieht), oder sich Mut zuzusprechen in Form von »Ich werde es aushalten« oder »Ich gebe mein Bestes« – denn das tut jemand mit ADHS sowieso (wenn er nicht zusätzlich sehr ängstlich, aggressiv oder depressiv ist). Nach überzeugender und stimmiger Erklärung, warum eine Situation so ist, wie sie ist, hilft erfahrungsgemäß »Galgenhumor« viel mehr, ein »fröhliches Dennoch« oder das Motto »Ich grinse dem Tag ins Gesicht und warte, bis er zurückgrinst«, auch wenn das vielleicht fatalistisch klingen mag (natürlich unterstützt durch vermehrtes Verständnis dafür, wie man funktioniert, und allerlei Techniken im Umgang mit sich und anderen).

Sein Leben »einem höheren Wesen anzuvertrauen«, wie Betroffenen häufig geraten wird, ist sicher sinnvoll, und viele finden darin Halt, Sicherheit und Anleitung – wenn sie es denn können. Fast wie Hohn klingt allerdings eine Aufforderung wie die, man möge versuchen, seiner misslichen persönlichen Situation einen positiven Sinn abzugewinnen. Dies bewirkt bei der fragilen Befindlichkeit unglücklicher, aneckender Menschen, die von ihrer Emotion regelrecht überrollt werden und sich, ohne es zu wollen, blitzschnell in etwas hineinsteigern, wie verständnislose, unempathische Zurechtweisung. Konstruktiv hingegen kann die akute Konfliktsituation angegangen werden, wenn man sich möglichst nur mit einem einzigen anstehenden aktuellen(!) Problem beschäftigt, statt sich als Erstes der »Vergangenheitsbewältigung« zu widmen, das heißt, die eigene Herkunftsfamilie genau zu betrachten und deren Einstellungen, Vorbilder, Verhaltensweisen etc. kritisch zu prüfen. Dies birgt nämlich die Gefahr, jemanden oder etwas zu suchen, der oder das für die Misere verantwortlich ist. Die syndromtypische Fähigkeit, die Ausrede der Ausreden zu suchen oder vom »Hölzchen aufs Stöckchen« zu kommen, würde damit sogar noch verstärkend unterstützt und die eigene Motivation und Aktivierung zu positiven Bewältigungsstrategien unmöglich gemacht – mit regelrechter »Zementierung« des Erlebens der eigenen Hilflosigkeit …

Einzelpersonen, Paare und Familien mit ADHS brauchen ganz sicher keine Besserwisser und Schuldzuweiser als Berater, sondern Ermutigung, sich von fehlleitenden Ansätzen der Beratung und Behandlung zu distanzieren, sie gegebenenfalls auch abzubrechen. So nützt reines Zuhören ebenso wenig wie die »Aufarbeitung der frühen Kindheit« oder die »Wunderfrage«, das heißt die Aufforderung, sich zur Förderung der positiven Orientierung vorzustellen, woran man zuerst merken würde, dass sich die Probleme durch ein Wunder über Nacht gelöst haben, und welchen Schritt man tun könnte, damit dies eintritt.

Bei Beziehungsschwierigkeiten in der Partnerschaft oder Familie sei besonders gewarnt vor »Familienaufstellungen«, wie sie derzeit immer mehr in Mode kommen, zum Teil durchgeführt durch alle möglichen selbst ernannten »Fachleute«. Dieses »Stellen« aus einer momentanen Stimmung heraus führt bei Menschen mit ADHS durchaus zu einer Umorientierung und hochspontanen Umbewertung. Gefährlich ist die Verbindung mit blitzartigem Stimmungswechsel, der bis hin zu tiefer Erschütterung, Fremd- und/oder Selbstanklagen oder Gefühlsabstürzen reichen kann. Von den Betroffenen selbst wird dies zwar sicher als »aufregend« und »hochinteressant« empfunden, für das familiäre Setting und die weitere Entwicklung ist es aber überaus kontraproduktiv und bisweilen begleitet von sehr problematischen Aussagen und impulsiven Überreaktionen wie Konfrontationen »aus heiterem Himmel« oder Beziehungsabbrüchen.

Einmal mehr wird in diesem Zusammenhang klar, wie unendlich wichtig es ist, dass vor jeder Intervention eine ganz genaue Diagnostik stattfinden sollte – als Basisvoraussetzung für die Entwicklung »störungsspezifischer Therapiebausteine«, angepasst an die individuelle Konstellation aus der Störung und den gegebenenfalls assoziierten Problemen.

Höchstwahrscheinlich ist es nur noch eine Frage der Zeit, bis sich deutlich herauskristallisiert, dass jeder bisher entwickelte, seriöse Behandlungsansatz für Menschen mit psychischen Schwierigkeiten seine Hintergründe und natürlich auch seine volle Berechtigung hat, aber eben nicht nach dem Motto »Diese Behandlungsmethode hilft genauso, wie sie konzipiert wurde«, sondern mit der Möglichkeit der Anpassung und Modifikation – und gegebenenfalls auch mit dem Eingeständnis, dass ein bestimmter Ansatz in der Psychotherapie oder ein »Programm« eben auch einmal nicht helfen kann.

Aber nur wenige Entwickler von Behandlungsverfahren sind so vorsichtig, ihren eigenen Ansatz kritisch zu relativieren, wie Marsha Linehan es in ihren in vielerlei Hinsicht ausgesprochen faszinierenden Ausführungen über die dialektisch-behaviorale Therapie der Borderline-Persönlichkeitsstörung tut, indem sie ihre Leser darauf hinweist, dass die Logik ihres biosozialen Ansatzes mehr auf klinischer Beobachtung und Spekulation beruht als auf fundierter, empirischer Überprüfung und nur unter Vorbehalt übernommen werden soll. Ähnliches würde ich gerne meinen Einlassungen im Folgenden vorausschicken.

Aus dem Erfahrungsschatz der langjährigen Arbeit mit Kindern und Jugendlichen, die von ADHS betroffen sind, zeigt sich für die praktische Umsetzung als kardinales Problem die »Aufmerksamkeitsinstabilität« in enger Kombination mit der Impulskontrollstörung und vor allem der Affektlabilität im Sinn eines regelrechten »Ausgeliefertseins« an das unmittelbar erlebte Gefühl.

Es mag den Leser verblüffen, dass die Bezeichnungen Emotion, Affekt und Gefühl allgemein und zum Teil auch in der Fachliteratur immer wieder kunterbunt durcheinander gewürfelt werden, bisweilen sogar gleichgesetzt. In der Emotionsforschung schlägt Damasio deswegen vor, dies sprachlich besser auseinander zu halten und mit Emotion das zu bezeichnen, was im Inneren auf irgendeine Art und Weise »empfunden« wird und nur schwer zu fassen ist. Als Seelenregung ist Emotion meist unbewusst, also auch so etwas wie ein diffuses Gefühl von Scham oder Trauer (zum Teil natürlich auch ins Bewusste übergehend). Dem gegenüber steht das Gefühl als das, was zum Gedanken wird und was man ganz bewusst aussprechen kann, wie zum Beispiel: »Ich habe Angst.« Als Affekt wird die Stimmung bezeichnet, wobei ein Stimmungswechsel in der Regel und erfahrungsgemäß von einem Wechsel des allgemeinen Aktivitätsniveaus begleitet ist.

Diese regulationsbedingte Unfähigkeit von Menschen mit ADHS, auf die »innere Bremse« zu steigen und sich der Autorenschaft der Gedanken und Worte stets voll bewusst zu sein, wird eben leider von der Umgebung »moralisch« gewertet. Eine Aussöhnung mit der Herkunftsfamilie scheint oft von vorrangiger Wichtigkeit zu sein.

Was habe ich meinen Eltern zu verdanken?

In der schwierigen Phase des allmählichen Überdenkens des eigenen Lebens unter dem Aspekt, ADHS zu haben, kommt man früher oder später angesichts der Erblichkeit von ADHS dazu, sich zu fragen, von welchem Elternteil man es wohl hat beziehungsweise ob vielleicht beide betroffen sind oder waren. Dies schließt einen weiteren Prozess des Akzeptierens ein; einem wird bewusst, dass die Eltern Verhaltensweisen an den Tag legen/legten, weil sie ADHS haben/hatten, das aber nicht wissen/wussten. Und diese Auseinandersetzung impliziert unter Umständen, akzeptieren zu müssen, dass der Elternteil, der zum Beispiel Alkoholprobleme hatte, womöglich schlicht »Selbstmedikation« betrieb. Dass die so stark verletzenden Aussagen der Eltern, ihre Bloßstellungen und Vergleiche – all das, was »seelische blaue Flecken« verursachte – Reaktionen im Rahmen ihrer Impulssteuerungsschwächen, gegebenenfalls ihrer eigenen Unfähigkeit zum Perspektivenwechsel und ihrer Affektlabilität entsprechen/entsprachen.

Noch schmerzlicher ist es unter Umständen, akzeptieren zu müssen, beim elterlichen »Wahrnehmungsstil bei ADHS« nie die Hoffnung haben zu können, dafür je eine Entschuldigung zu hören, geschweige denn, irgendwann einmal die Anerkennung zu bekommen, die man sich immer gewünscht hat (weil man es einem selbst hochgradig betroffenen, noch mit über 60 Jahren impulsiv-hyperaktiven Großvater eben einfach gar nie recht machen kann und weil er möglicherweise ADHS für »Papperlapapp« hält und meint, man sei nur faul, die Kinder schlecht erzogen etc.).

Schmerzlich ist es auch festzustellen, wie stark man in seinem Angewiesensein auf Feedback und in seinem Harmoniebedürfnis prägbar war; das hintergründig immer vorhandene schlechte Gewissen begleitet einen auch noch im Erwachsenenleben, wenn man sich zum Beispiel nur ein bisschen abgrenzen möchte von der Erwartungshaltung, die an einen gestellt wird:

»In unserer Familie macht man Abitur.«
»Man trägt seine Schwierigkeiten nicht in der Öffentlichkeit aus.«

Zu wenig wird allgemein gesehen und anerkannt, wie sehr nach wie vor auf »individuelles Können und Leistung« in der westlichen Gesellschaft abgehoben wird, zum Beispiel was die Selbstorganisation oder den Umgang mit Gefühlen angeht, ebenso die Anpassung an Umfeldanforderungen (obwohl sich unsere Kinder seit Jahren von sich aus »entwickeln«, ihre Kinderzeit »in Freiheit genießen« ... und trotzdem ganz früh selbstständig sein sollen!). Entsprechend wird dies gerade von Eltern und Bezugspersonen den kleinen Menschen gegenüber deutlich ausgedrückt, wobei sie es allerdings in unserer modernen Zeit einfach einfordern, ohne ihnen von klein auf die für sie so nötige konsequent-liebevolle Anleitung zu geben.

Wie schon erwähnt, könnte die unterschiedliche Bewertung der Thematik und der Probleme bei ADHS in den unterschiedlichen Nationen und Bevölkerungsgruppen nicht zuletzt auch damit zusammenhängen, dass extreme Emotionen eben gesellschaftlich zum Teil einfach als ausgeprägtes Temperament akzeptiert werden oder aber dass schon in der frühkindlichen Erziehung einfach deutlich gegengesteuert wird, wenn ein Kind zu sehr über die Stränge schlägt. Man hat heute in unserer Gesellschaft selbstbestimmt und eigenangeleitet eine positive Einstellung zu haben, soll an die eigenen Fähigkeiten glauben, mit denen man angeblich jedes Ziel freiwillig erreichen kann, und man soll keinesfalls die Hoffnung verlieren. Wenn man versagt, wird man rasch als negativ gestimmt eingeschätzt, als willenlos, antriebsschwach etc.

Wenn erzieherische Korrekturen nun von den Bezugspersonen eines Kindes auf beispielsweise unangemessene, heftige und sprunghafte Weise geäußert werden, vielleicht auch übertrieben in Form einer »high expressed emotion« (wie dies bei Betroffenen mit ADHS ja durchaus üblich ist), dann kann dies (wie Linehan es treffend für die Entstehung einer Borderline-Persönlichkeitsstörung formuliert) »invalidierend« sein, vor allen Dingen, wenn es immer wieder und über lange Zeiträume hinweg passiert. Dies bedeutet für ein Kind mit ADHS, das seine emotionalen Reaktionen weder angemessen kontrollieren noch benennen kann, dass es dies auch nicht richtig üben und lernen kann, wenn ihm nicht entsprechende Fähigkeiten in freundlich-gelassener Direktivität vermittelt werden, beispielsweise wie es unangenehme Situationen ertragen kann. Durch Bestrafung und Vorwürfe wird nur erreicht, dass das Kind zwischen seinem spontan aus kleinstem Anlass heraus extrem werdenden Gefühlszustand und dessen oft ebenso heftiger Unterbindung hin und her wechselt, sich nicht überwachen, den anderen und sich selbst immer weniger trauen kann. Es führt auch dazu, dass es die eigenen Erfahrungen irgendwann infrage stellt und beginnt – wie das Jugendliche mit ADHS typischerweise tun –, die soziale Umwelt nach Hinweisen dafür abzusuchen, wie man denn nun eigentlich denken, fühlen und handeln sollte. Aber auch dann können sie mit Problemen noch nicht angemessen umgehen, reagieren oft noch ungebremst, unangemessen und stimmungsabhängig. Ihr Verhalten hat entsprechende Konsequenzen zur Folge, und diese führen wiederum zu weiterer Irritation und später natürlich zu einer Veränderung der Grundemotionen, wie der Angst und Trauer – und schließlich in die typische Dysthymia.

Nur war das von den allermeisten Eltern solcher Kinder nie beabsichtigt oder geplant. Betroffen, wie sie selbst sind, reagieren sie oft nur aus ihrem eigenen Affekt und in Unkenntnis ihres Wahrnehmungs- und Reaktionsstils heraus – zusätzlich belastet durch die eigene Lebensgeschichte und eingebunden in den eigenen Paarkonflikt …

Problematisch ist es natürlich auch, dass Menschen mit ADHS aufgrund ihrer Kompensationsbemühungen im Erwachsenenalter oft von der Umgebung ganz anders eingeschätzt werden, als es ihrer Realität entspricht. Je stärker sich jemand zu disziplinieren versucht (damit ist nicht die zwanghaft-perfektionistische Form gemeint), je mehr er oder sie mit dem Willen und dem Verstand für sich als Ziel definiert hat, sich zu beherrschen und »nett« zu sein (von den Eltern abgeschaut, gelernt oder ihnen aus »Trotz« vorlebend oder sich an einer entsprechenden subjektiv positiven Bezugsperson orientierend), je erfolgreicher er oder sie beruflich und sozial ist, desto mehr wird er/sie für stark, souverän, kompetent etc. gehalten, sogar für eine Person, die mit überraschend viel Power enorme Schwierigkeiten meistert. Die meisten Menschen im Umfeld können und wollen dann oft nicht glauben oder nachvollziehen, wie mühevoll dies bisweilen ist und mit wie viel harter Selbstdisziplinierung dies einherging bzw. einhergeht.

Erwachsene mit ADHS haben sich mit derselben »Besonderheit« auseinander zu setzen wie die Kinder und Jugendlichen: Sie kommen mit Menschen sehr gut zurecht, mit denen sie ab und an oder in ganz klar definierten Kontexten zusammen sind, zum Beispiel im Beruf, reiben sich aber ganz schnell an denen, mit denen sie täglich zusammen sein wollen – und müssen.

Und da dies in der Familie jahrein und jahraus täglich zu Spannungen wegen scheinbarer Nichtigkeiten führt, kann es zu eigenwilligen Aussagen wie der unten genannten kommen, die für Außenstehende und Nichtbetroffene schwer nachzuvollziehen ist, von Menschen mit ADHS aber sofort verstanden wird:

> »Für unsere Familie wünsche ich mir am meisten ein vierflügeliges Schloss mit einem großen Wintergarten in der Mitte, in dem wir uns ab und zu treffen können, wenn wir das wollen.«
>
> *Eine Ehefrau und Mutter von zwei Kindern*

Wenn ich nicht meine Großmutter gehabt hätte ...

Da es sicher noch erhebliche Zeit dauern wird, bis der komplette biopsychosoziale Mechanismus von ADHS entschlüsselt sein wird, das höchstwahrscheinlich eine »Spektrumsstörung« mit sehr breiter Basis für assoziierte Störungen darstellt, muss von Interesse sein, unter welchen Bedingungen die hoch problematischen Folgezustände bei ADHS für den Betroffenen gemildert werden könnten, wie

- die oft erheblichen strategisch-organisatorischen Defizite,
- das mangelnde Zeitgefühl,
- die Beeinträchtigung aller Lern-, Speicher- und Auftragsfunktionen,
- die mangelnde Begabungsumsetzung,
- die Probleme der sozialen Eingliederung.

Die »syndromtypische« Entwicklungsverzögerung/Störung hinsichtlich der Selbsteinschätzung, Selbstüberwachung und Übernahme von Selbstverantwortung wird wohl nicht zu ändern sein (viele beenden die Pubertät erst im Alter von 24 bis 27 Jahren vollständig!).

Hört man Lebensgeschichten von Menschen mit ADHS, die in unserer immer schneller und diffuser werdenden Welt dennoch erst relativ spät ihre Schwierigkeiten bekamen, zeichnet sich ein recht einheitliches Bild ab. Voraussetzungen für offensichtlich gute Kompensation sind vor allen Dingen:

- stabile und einigermaßen gut strukturierte Umgebungsvariablen in der frühen Kindheit und Schulzeit,
- eine ausreichende psychische Gesundheit der Eltern,
- das frühe Finden eines Lieblingssports oder eines spezifischen Hobbys,
- in jedem Lebensabschnitt mindestens ein bis zwei Personen, die durchgehend positiven emotionalen Rückhalt boten (auch wenn sie nicht täglich präsent waren),
- ausreichende Kontrolle durch die Bezugspersonen, auch wenn das als nicht so angenehm empfunden wurde,

- früher oder später soziale Anerkennung (auf irgendeinem Gebiet) mit entsprechender sofort einsetzender Ehrgeizentwicklung,
- das Finden einer »optimalen Steuerperson« vor allem in der Pubertät/Adoleszenz.

Klingt einfach? Das ist es nicht, wird aber »instinktiv« in Teilbereichen durchaus erfolgreich umgesetzt.

Das heiß ersehnte, inzwischen 12-jährige Einzelkind eher konservativer Eltern, die ihrerseits in Elternhäusern aufwuchsen, in denen man durchaus auf Benimm achtete, wird aus dem Instinkt der Mutter heraus im ersten Lebensjahr nicht überallhin mitgenommen, sondern wechselt lediglich mit den Eltern von zu Hause zur Wochenendwohnung, wohin in der Regel auch die Besucher kommen. Klare Grenzen scheinen selbstverständlich, ebenso ein regelmäßiger Tagesablauf, da der Vater, der selbst heftig mit ADHS-Symptomen zu kämpfen hatte und nur mühsam und mit engagierter Hilfe einer Freundin im Internat seine Schulzeit hinter sich bringen konnte, als Kompensationsstrategie für sich und seine Familie jeden Morgen beim Frühstück den Zeitplan für den Tag bespricht, unter anderem auch, um Zeit für sein Hobby als Ausgleich für sich selbst festzulegen. Seine eigene ehrliche Aussage über sich: »Ich bin ätzend strukturiert, und nur auf diese Weise komme ich zurecht. Unserer Tochter bekommt es offensichtlich gut!«

Bisweilen äußert sich Halt gebende Korrektur in heftiger Weise (fast zu heftig) – aber »nachhaltig«:

Der 39-Jährige sei anfangs, im Kindergarten, recht trennungsängstlich gewesen. Das habe sich aber dann deutlich verändert, auch in der Schulzeit. Er habe seinen Kopf durchsetzen wollen, sei im Unterricht »aufgedreht« gewesen. Ihn habe auch schnell alles gelangweilt, er sei zunehmend unruhig geworden. Er sei aber vom Vater sehr klar in die Grenzen gewiesen worden. Die Mutter sei eine liebe, echte Mama gewesen und sorge sich heute noch um ihn. Der Vater sei Bestimmer in der Familie gewesen, der Mutter zugetan und habe viel Lebenserfahrung gehabt. Er habe heute noch manchmal Angst, vom Vater zusammengestaucht zu werden, der sehr laut und deutlich reagiere, weswegen er oft vor einer Handlung überlege, was sein Vater wohl meinen würde. Und das sei oft gar nicht mal so verkehrt und bremse zu spontanes Handeln.

Familiencoaching durch die Mutter:
Zur Vorgeschichte berichtet der 56-jährige Vater eines Jugendlichen von sich selbst, er sei eigentlich schon immer ein »Spätzünder« gewesen. Er habe die 8-jährige Grundschule auf dem Dorf besucht und sei recht frech gewesen. Seine Mutter habe es oft in die Hand genommen, nach den Hausaufgaben zu fragen, aber er sei eigentlich ganz gerne in die Schule gegangen. Leistungsmäßig habe er immer zu den Besten gezählt, obgleich er die Einschätzung habe, dass sein Bildungsniveau nicht sehr hoch sei.

Er sei später ein aufgeweckter, aber eher zurückhaltender Schüler gewesen. Er wisse von sich, dass er ein Gewohnheitstier sei und seine gewohnte Umgebung brauche (dafür habe seine Mutter früher streng gesorgt!). Er habe später zwei Jahre eine Tagesschule zum Maschinenbautechniker besucht, sei jetzt 20 Jahre in derselben Firma, habe dabei aber seit einigen Jahren das Gefühl, mit seiner Arbeit nicht mehr recht fertig zu werden, da er immer wieder unterbrochen werde und eigentlich seinen Schreibtisch nicht leer bekomme.

... oder durch die Großmutter:
Die Erinnerungen der jungen Frau an die Schule sind schrecklich. Sie habe viel geträumt, sei leicht ablenkbar gewesen, habe eine Sonderschulempfehlung bekommen. Angeblich sei sie aber fantasievoll gewesen und bei allen Streichen dabei.
Dank ihrer liebevollen, aber sehr klar strukturierten Großmutter sei es weitergegangen. Die habe ihr geholfen und ihr Strukturen gegeben. Auf dem zweiten Bildungsweg habe sie die mittlere Reife erreicht, sei erst Diätassistentin und dann mit 32 Jahren Diabetesberaterin geworden. In zweiter Ehe habe sie einen lieben und geduldigen, aber auch etwas bestimmenden Mann geheiratet, was ihr Sicherheit gebe.

Aber auch unter weniger günstigen Bedingungen ist beispielsweise mit Ehrgeiz und den entsprechenden Steuerungspersonen lang anhaltend positive Kompensation möglich:

Als zweite von drei Töchtern eines hochimpulsiven und anspruchsvollen Vaters geboren (sowie einer eher unklar strukturierten Mutter), verlief die Kinder- und Schulzeit der hochintelligenten jungen Dame nicht unproblematisch! In der Schule und im Umfeld eckte sie an, nahm aber durch ihre Attraktivität, ihre spontane, fröhliche

Herzlichkeit immer wieder alle für sich ein. Im Studium fand sie einen Partner, der selbst ein »ruhender Fels in der Brandung« war, im Vorpraktikum traf sie auf eine ihr sehr zugetane Anleiterin, mit der sich eine Freundschaft entspann und die auch später ab und an als »Coach« fungierte und die Zügel in die Hand nahm, als im Berufspraktikum klar wurde, dass sie menschlich den Belastungen nicht gewachsen sein würde.

Verblüffend ist, was jemand mit ADHS dann »doch noch« schafft – auch wenn der Weg mühsam ist und erst spät die nötigen Rahmenbedingungen gefunden werden.

In ihrer Kindheit sei sie immer kleiner und jünger erschienen als die Gleichaltrigen, die Mutter habe sie sehr beschützt. Probleme mit der Leistung habe sie erst in der Oberstufe des Gymnasiums bekommen. Sie wisse aber eigentlich nicht, wie sie ihr Abitur gemacht habe. Ebenso wenig wisse sie, wie sie das Medizinstudium geschafft habe. Sie könne noch heute nicht ruhig an einem Schreibtisch sitzen, zapple von einem Bein aufs andere. Ihre Gedanken würden ständig abschweifen.
In ihrer Jugend habe sie oft tausend Dinge gleichzeitig gemacht, sei in vielen Jugendgruppen aktiv gewesen. Das Beste an der Schule seien die Pausen gewesen. Früh habe sie aber schon festgestellt, dass sie für andere mehr auf die Reihe bekomme als für sich selbst. Außerdem habe sie festgestellt, dass es gut gehe, wenn etwas für sie richtig interessant sei (wie jetzt im Beruf: Sie arbeitet in der Forschung). Früher habe sie das Durchfallen im Physikum dem Trennungskrieg der Eltern zugeschrieben. Sie habe damals als Stütze für sich selbst eine Lerngruppe organisiert und dann sehr davon profitiert. Ihr Freund habe ihr im Studium viel geholfen.

Und manche bekommen es selbst »irgendwie« hin:

Er sei unruhig und zappelig gewesen, im Klassenverband nicht integriert, mit guten Noten in den Leistungsfächern, im Verhalten und in der Mitarbeit aber schlecht. Schnell sei es ihm langweilig gewesen, und dann habe er entsprechend auffällig als Störenfried reagiert. Nachdem er anfangs nichts für die Schule getan habe, habe er später von der Hauptschule auf die Realschule gewechselt und im Fernstudium dann die Ausbildung zum Maschinenbautechniker gemacht. Er habe, ähnlich wie sein Sohn, eine schnelle Auffassungsgabe. Sportlich sei er sehr gut gewesen, habe hierfür viel Anerkennung bekommen und sich sehr engagiert, habe es dann später auch zum Klassen- und Schulsprecher gebracht. Reden habe er können und

mit seiner Meinung nicht hinter dem Berg gehalten! Wenn er privat so deutlich geworden sei, habe er sich aber auch öfter unverstanden gefühlt.
Die Eltern hätten wenig Zeit für ihn gehabt, ihm schulisch wenig reingeredet.
Er habe eigentlich immer nach dem Minimalprinzip gelebt und nur punktuell gelernt. Er habe durchaus Lob für seine Arbeit bekommen und sei manchmal zu leistungsbezogen gewesen. Dies sei bis heute sein Problem.

Trotz aller erkennbaren »Muster« sind die jeweiligen persönlichen Entwicklungen natürlich individuell, wie auch die Begabung, die Geschwisterposition und was sonst noch alles im »Schicksalstopf« mitköchelt und später noch hineingeworfen wird. Dass aber zum Beispiel ein hoher IQ tatsächlich einen Schutzfaktor darstellt, muss angezweifelt werden; zu stark ist die »Fähigkeit« ausgeprägt, zu spüren, dass vieles mit einem selbst im Vergleich mit anderen irgendwie nicht stimmt, dass man »nicht dazugehört« – was zu einer rasch einsetzenden depressiven Verstimmung schon in jungen Jahren führen kann.

Die Affektlabilität, die leider immer extremen »Seelenzustände« und ihr Ausdruck sowie ihre nur unter Schwierigkeiten mögliche »Steuerung« kristallisieren sich als das heraus, was wohl am schwersten ganz alleine zu bewältigen ist.

1995 schrieb »Samt« ihr Gedicht. Sie ist Ehefrau und Mutter von drei Kindern (alle deutlich betroffen mit ADHS) und hatte eine sehr schwierige Kindheit und Jugend.

Immer auf der Suche
habe ich
durch die vielen durchlaufenen Irrwege
Menschen gefunden
und wieder verloren.

Immer auf der Suche
habe ich
durch die vielen durchlaufenen Irrwege
neue Wege gefunden
und wieder verloren.

Immer auf der Suche
habe ich
durch die vielen durchlaufenen Irrwege
neue Ziele gefunden
und wieder verloren.

Immer auf der Suche
bin ich
durch die vielen durchlaufenen Irrwege
ich geworden.

Und nun? – Voraussetzungen für den besseren Umgang mit sich und anderen

Es ist anerkannt, dass die Lenkung der Aufmerksamkeit auf einen angenehmen Reiz eine gute Stimmung verstärken und aufrechterhalten kann, durch Wegwendung von einem unangenehmen Reiz eine negative Erregung oder Stimmung abgeschwächt oder abgewehrt werden kann. Kann also jemand die Fokussierung und Lenkung seiner Aufmerksamkeit kontrollieren, kann er sich leichter gefühlsmäßig regulieren. Allgemein bekannt ist aber auch, dass durch irgendetwas, was wir sehen, hören, riechen, schmecken, blitzschnell »Erinnerungen wach werden« können. Diese sind besetzt mit entsprechend gespeicherten aufsteigenden Emotionen und Gefühlen, die bei ADHS bekanntermaßen rasch wechseln. »Driven by emotion« bedeutet somit für die Betroffenen, sich dessen bewusst zu sein und es im Umgang mit sich und anderen ganz speziell zu berücksichtigen!

Menschen mit ADHS »funktionieren«, egal in welchem Alter sie sind (wenn sie nicht eine mehr oder minder schwere Begleiterkrankung haben), in jeder für sie persönlich positiven oder besonders herausfordernden Situation sehr gut und können sich situationsangepasst verhalten. Manchmal reagieren sie sogar schneller und sicherer als Nichtbetroffene, vor allem deshalb, weil sie offensichtlich alles mobilisieren können, was sie sich »so nebenbei« angeeignet haben. Und auch mit weniger angenehmen Dingen können sie positiv umgehen, vorausgesetzt, man kündigt etwas rechtzeitig an und in einer Art und Weise, die aus ihrer Sicht »akzeptabel« ist. Und das bedeutet Freundlichkeit in Mimik, Gestik und Tonfall, Sachlichkeit und – Echtheit. Ein Interpretieren des Empfindens – »Ich sehe, es belastet Sie sehr, dass …« – oder ein »Herumschwafeln«, statt zur Sache zu kommen, werden ebenso negativ aufgenommen wie Zynismus, Sarkasmus, Ironie oder natürlich alles, was mit Abwertung zu tun hat, ebenso wie überaus betonte Freundlichkeit.

Leicht gesagt, schwer umzusetzen. Dies beklagen Eltern von Kindern mit ADHS auch deshalb, weil sie die Tendenz, schnell reizbar zu sein, und die Empfindlichkeit gegenüber Tonfall und Kritik von sich selbst kennen. Akzeptiert man jedoch diese unabdingbaren Voraussetzungen für eine Kommunikation, die gelingen und das Gegenüber auch wirklich erreichen soll, ist ein entscheidender Schritt zum besseren Verständnis getan. Das gilt für alle Beziehungen. Man muss als Sprecher natürlich in der Lage sein, in dieser Weise zu kommunizieren – und das gelingt nur auf einem »mittleren« Erregungsniveau und nie, wenn man unter Druck steht oder in Hektik gerät.

Zeitmanagement und Einstellungsänderungen

Wesentlich ist im Zeitmanagement – auch und besonders für die Paarbeziehung und die Familie –, sich einen »Zeitüberblick« zu verschaffen, zum Beispiel Zeiträume einzuschätzen mithilfe von Tagesprotokollen, Kalendern, einer Analoguhr etc. Ziel ist, sich mit Zeitabläufen vertraut zu machen, um Zeit strukturieren zu können, und dabei sorgfältig zu überprüfen, inwieweit man in zu kurze Zeiträume zu viel hineingepackt hat. Dazu gehört das Einschätzen der Zeit, die für bestimmte Wege benötigt wird (inklusive möglicher Staus), wie auch das Einschätzen von Zeit, die man beispielsweise braucht, um morgens »anlaufen« zu können und zu einer einigermaßen belastbaren »Tagesaktivierung« zu finden (vgl. Neuhaus 2000).

Das Einplanen und Für-sich-in-Anspruch-Nehmen dieser »privaten Zeit« mit Duschen, Ankleiden, Kaffeetrinken oder Ähnlichem wird als notwendige Stabilisierung für die Hintergrundemotion (frei nach Damasio) leider völlig unterschätzt. In dieser Zeit kann man sich auf alles einstellen, was am Tag auf einen zukommen wird oder auf einen zukommen könnte. Es lohnt sich, dafür etwas früher aufzustehen und, um die Zeit stressfreier zu gestalten, abends schon einiges vorzuorganisieren, wie beispielsweise die Kleidung bereitzulegen, den Tisch zu decken oder Ähnliches. Denn es hilft einem zu verhindern, dass man wieder so unangenehm von Ereignissen »ereilt« und überfordert wird.

Erregungsreduzierend wirkt natürlich eine gewisse Basis-Ordnung und Struktur in der eigenen Wohnung oder am Arbeitsplatz, wobei es trotz Listen, Plänen und verbessertem Umgang mit Zeit Schwierigkeiten bereiten kann, sich zu Aktivitäten aufzuraffen. Ein gutes Hilfsmittel kann ein humorvoller und doch energischer Dialog mit dem »inneren Schweinehund« sein, wie es Marco von Münchhausen 2002 beschrieben hat: sich zum Beispiel zu fragen: »Wie schaffe ich das am besten?« statt sich zu sagen: »Ich kann das nicht!«. Sinnvoll ist es, positive Zielformulierungen zu wählen, Pausen bzw. Pufferzeiträume einzuplanen, mit schriftlicher Festlegung als Gedankenstütze. So kann man sich in kleinen Schritten ohne Überforderung, sofort, doch mit Pausen und mithilfe von Belohnungen selbst instruieren. Bei ausgeprägter Betroffenheit von ADHS klappt in aller Regel vieles aber nur richtig unter Medikation – zum »Anschub«, bis alles besser läuft, oder auch über längere Zeit hinweg (siehe S. 279 ff.).

> »Ich hatte mir ja wirklich Mühe gegeben, meinen Haushalt in Schuss zu halten, da mir Ordnung und eine schöne Umgebung einfach wichtig sind. Und ich koche auch gern für meine Familie und richte meinem Sohn gern einen Kindergeburtstag aus. Aber alles war immer so furchtbar mühsam. Seit ich das Medikament nehme, geht mir alles viel leichter von der Hand, ich plage mich nicht mehr so schrecklich mit den Routinen, mein Leben fließt wieder. Und trotzdem muss ich noch viel lernen«.
>
> *Eine Mutter, 34 Jahre*

Der wichtigste Leitsatz scheint zu lauten: »Gefahr erkannt, Gefahr gebannt.« In kleinen Schritten wird der Kampf mit den inneren Widerständen aufgenommen, der Kampf mit dem Sich-ständig-überfallen-Fühlen. Durch eine Änderung der Einstellung gelingt dies besser: wenn man kritisch überprüft, was man beispielsweise von seinem Gegenüber eigentlich will und/oder erwarten kann, oder wenn man akzeptiert, dass er/sie ganz sicher nicht immer präsent, erreichbar, unendlich belastbar und ewig verzeihend sein kann. Ziel sollte sein, situationsunangepasstes, selbst- und fremdschädigendes, ausschließlich affektgeleitetes Verhalten zu reduzieren. Leicht gesagt, aber schwer praktiziert, vor allen Dingen, wenn zwei Menschen mit ADHS, die aber möglicherweise unterschiedlichen Subtypen zuzuordnen sind, aufeinander zuflitzen, aufeinander zurauschen und später aufeinander prallen. Sicher dürfen »in die Hölle des Lebens« nur wenige Auserwählte, der Rest steht davor und wärmt sich (gemäß einem Spruch aus dem 15. Jahrhundert). Doch sinnvoller ist es zu lernen, dass nicht nur andere ständig für Überraschungen gut sind, sondern man selbst auch – für andere.

Dazu ist Akzeptanz von ADHS nötig – und eine positive Einstellung zu diesem Leben im Hier und Jetzt, das zwar Risiken birgt, aber auch Chancen.

> Die 49-jährige Ehefrau eines Autofreaks kämpft mit sich, mit ihm und mit ihren Rückenschmerzen. Verstärkt wird es noch nach längeren und für sie »zu spannenden« Fahrten mit ihm, bei denen sie sich ängstlich verkrampft und zudem gekränkt ist, weil er trotz ihres Flehens um mehr Vorsicht immer wieder riskante Manöver fährt. Störungsbildteaching, Mikroanalysen und Einstellungsveränderung ließen sie Monate später lächelnd berichten: »Ich fahre jetzt als passive Bewegungstherapiepatientin gerüttelt und geschüttelt mit in seinem Cabrio – schmerzfrei!« Er fährt weiter »zügig«, aber, wie sie weiß, sehr erfahren und reaktionsschnell. Sie hat sich darauf eingestellt und ist deutlich entspannter.

Fehler zu machen ist kein Problem …

… und Fehler werden einem auch immer wieder unterlaufen. Selbstbeschimpfung nützt nichts, wenn man einmal wieder übermäßig lang telefoniert hat (was ja leider unendlich viel Zeit und Geld frisst …), am PC gespielt oder Zeitung gelesen hat, statt zu bügeln, wenn man sogar Fenster geputzt hat, statt sich an die Korrekturen, die Buchhaltung oder die Seminararbeit zu begeben. Und natürlich schwingen im Hinterkopf die Vorhaltungen und Appelle der Eltern, Lehrer und Erzieher mit, die eine negative Hintergrundstimmung einleiten, verschärft natürlich, wenn es einem auch körperlich nicht so gut geht.

… aber nicht zu den Fehlern zu stehen, kann eine Katastrophe bewirken! Es lohnt sich, genau hinzuschauen, denn Menschen mit ADHS leisten (ihren jeweiligen Möglichkeiten entsprechend) fantastische Arbeit, wenn ihnen etwas Spaß macht. Folgende Fragen kann man sich stellen, wenn einem Fehler unterlaufen sind: Gibt es bei der Arbeit zu wenig »Highlights«, zu wenig Positives nach schwierigen oder langweiligen Tätigkeiten? »Stimmt« der Job? Sind die »Durststrecken« der von außen eingeforderten willentlichen Disziplinierung zu lang – oder hat man sich eventuell seit Kindertagen einfach nur angewöhnt, »nie« diszipliniert zu arbeiten? Erklingt sofort im Kopf die alte Melodie: »Verstehst du nichts, du Null, hast du schon wieder nicht hingehört? Wann schaffst du wenigstens einmal …?!«

Hat man wirklich Lust, ständig ein »seelischer Bungeejumper« zu sein, weil man in der Kommunikation mit sich selbst oder anderen zwischen Sach- und Gefühlsebene nicht differenzieren kann? Dabei könnte man dies als »Überlebenstechnik« auch mit recht ausgeprägtem ADHS eigentlich lernen – und es dann anderen beibringen!

Wenn bei der Bewältigung einer Aufgabe Schwierigkeiten auftreten, hilft die Umformulierung der Frage »Warum kann ich nicht …?« zu »Was brauche ich, damit ich … kann?«. Wesentlich und hilfreich ist die Unterstützung durch eine Bezugsperson, der man das vorab erklärt hat.

Man erhält beispielsweise eine Einladung zu einem Familienfest. Ausgerechnet in Italien. Erst einmal versucht man vielleicht, jemanden zu finden, der mitfährt, da einem ja alles Mögliche passieren könnte, zum Beispiel ein Unfall, oder man wird von der Polizei angehalten oder urplötzlich könnte man das Autofahren verlernt haben. Die Person, die mitfahren will, sagt dann möglicherweise plötzlich ab.
Was nun? Kurzfristig krank werden oder einen anderen Grund erfinden, um nicht fahren zu müssen? Aber man hat ja zugesagt und will niemanden enttäuschen!
Also beschließt man zu fahren. Man will ja nicht zugeben, Angst zu haben. Außerdem ärgert man sich über die Person, die abgesagt hat, und fühlt sich im Stich gelassen.
Die Routenplanung wird vorbereitet, man bittet alle, die Daumen zu drücken … Und jetzt muss das Umfeld richtig reagieren! Bitte nicht bemitleiden: »Das ist aber schade, dass du das alleine bewältigen musst.«

Bitte kein: »Pass auf dich auf, das ist eine lange Strecke!«
Bitte kein: »Ruf bitte zwischendurch an!«
Bitte kein: »Das schaffst du schon!« oder »Kopf hoch!« oder »Halt die Ohren steif!«
Sondern eher diese Reaktion: »Alles klar, wir sehen uns dann am Montag wieder!«

So schafft man es am ehesten, sich am Morgen ins Auto zu setzen, sich selbst zu sagen: »Du packst das!«, und einfach loszufahren. Und man kann es schaffen, selbst eine Rückfahrt mit Umweg, weil man an der Autobahnausfahrt zu lange nachgedacht hat...
Wieder zu Hause, ist man mindestens 20 cm innerlich gewachsen.

Der Unterschied ist: Ein »Stino« hätte sich ohne jede Aufregung ins Auto gesetzt mit dem Gedanken, so eine Fahrt sei das Normalste von der Welt.

Eine 28-Jährige (ein »Stino« ist in der Sprache einiger »aufgeklärter« Menschen mit ADHS die galgenhumorige oder vielleicht einfach zynische Kurzform von »Stinknormaler«)

Eine Bilanz dessen, was man kann und schafft, kann in der Quintessenz eine wichtige, die Befindlichkeit stabilisierende Selbstsuggestion werden, die Antrieb und Power bereitstellt.

Der trickreiche Umgang mit »Zwischenbeschäftigungen«

Menschen mit ADHS müssen sich takten, Termine und Tätigkeiten festlegen, Prioritäten setzen (und sich dabei entscheiden, was ja bekanntermaßen nicht ihre Stärke ist) – und tun sich dabei ungeheuer schwer.

»Als Zeit- und Motivationschaot bin ich durchaus in der Lage, in kürzester Folge Blumen zu gießen, die Waschmaschine zu füllen, vom Bäcker zum Metzger und zur Post zu jagen und auch noch ein Geschenk einzupacken – nur um mich nicht 2 ½ Stunden vor dem nächsten wichtigen Termin, auf den ich mich vorbereiten muss, an meine Bücher setzen zu müssen...«

Denn die zuletzt genannte Tätigkeit gelingt einem ja nur unter einem gewissen Druck und mit dem subjektiven Gefühl, nach der Erledigung der anderen Aufgaben dann »etwas« mehr Zeit zu haben … Also »dreckelt« man ein bisschen herum, um sich zu aktivieren – trödelnd und wenig effektiv –, oder wie oben beschrieben!

Sinnvoll erscheint es, auf der Handlungsebene kleine Beschäftigungen geplant kurzfristig einzusetzen, wenn es einem gerade »zu viel« wird, wenn man Leerlauf hat oder vielleicht eine schwierige Situation durchstehen muss, bei der man beispielsweise geneigt wäre, nichts oder gar etwas Selbstschädigendes zu tun. Die aktive Nutzung von Zeiträumen, die man, um sich umorientieren zu können, zwischen zwei Tätigkeiten überbrücken muss, dient der Selbstverstärkung und als Belohnung, um das eigene Motivations- und Aktivierungssystem immer wieder »hochzufahren«, und ist bedeutend effektiver als Entspannung. Selbst kleine Ordnungshandgriffe sind auf diese Art und Weise möglich, kurz entschlossen kann beispielsweise ein Zeitungsstapel gesichtet und zum Altpapier gelegt werden – natürlich ohne sich in irgendeine Zeitung »einzulesen«!

Ob es heute jemand mitten im Alltagsstress schafft, sich zum Beispiel für zwei bis drei Stunden einen »imaginären Kurzurlaub« zu genehmigen, wie es gern propagiert wird, erscheint ohnehin zweifelhaft. Abgesehen davon, dass jemand mit ADHS mental nur abschalten kann, wenn etwas für ihn mit einem guten Gefühl »im Bauch« wirklich abgeschlossen ist. Und das gelingt abends sicher besser, wenn man tagsüber das eine oder andere erledigt hat, und das wirklich selbstbestimmt, einfach weil gerade der Blick darauf fiel oder man auf jene Liste an der Kühlschranktür geschaut hat, welche die Überschrift »Was ich alles noch gerne erledigen würde« trägt – auch wenn diese »Fülltätigkeiten« vielleicht für Außenstehende gerade nicht unbedingt als sinnvoll erachtet werden!

Erregungssenkend und stimmungsstabilisierend wirkt auch eine Entdramatisierung des leider oft sehr brisanten Themas »Geld«. Ein Selbstmanagementversuch auf eigene Faust kann leider ziemlich ins Auge gehen – weil man sich vielleicht einfach nur schnell »geschwind« einmal etwas leisten möchte, um sich dadurch spontan das nötige »gute Gefühl« zu verschaffen …

Gegebenenfalls wird man hier freundlich-neutrale Hilfestellung benötigen. Oder man legt sich einmal selbst Rechenschaft darüber ab, warum das eigentlich so schwierig ist. Hierzu braucht man Zettel und Bleistift, jedoch nicht im Sinne eines Haushaltsbuches. Hilfreich ist es aufzuschreiben, welche Einstellung man zu Geld hat, was einem »anerzogen« wurde, wie die Eltern oder andere nahe stehende Menschen mit Finanzen umgegangen sind oder dies derzeit tun, und natürlich, welche Erwartungen man an sich selbst hat und welche Ziele man gern erreichen würde.

Genauso wichtig ist es, ein bisschen in den Erinnerungen zu »kruschteln« (allein für sich oder mit Unterstützung eines netten Menschen), was einem in diesem Zusammenhang schon alles gesagt wurde (vgl. das Beispiel aus der Hochzeitszeitung!), vielleicht schon in Kindertagen: »Bei dir scheint das Geld ja richtig in der Tasche zu brennen«, »Musst du denn jeden Blödsinn sofort kaufen?« oder »Guck mal deine kleine Schwester an, die spart!«. Dabei mögen Ärger, Wut, Verzweiflung, Enttäuschung und alle möglichen anderen Gefühle hochkommen. Diese kann man mit gelben Blitzen oder anderen Zeichen ruhig auch dazumalen.

Sari Solden empfiehlt zur Stabilisierung des angeschlagenen Selbstwertgefühls, dass Menschen mit ADHS sich auf ihre verborgenen Wünsche und Träume rückbesinnen sollten, Träume, die sie vielleicht irgendwann einmal begraben haben. Auch die materiellen Wünsche, die sich halbwegs im Rahmen des Möglichen befinden, kann man dazuschreiben. Was aufgeschrieben ist, kann man immer wieder anschauen. Dadurch hat man seinen Arbeitsspeicher entlastet, kommt nicht ständig ins Grübeln und kann trotzdem für sich und völlig unaufgeregt daran »herumdenken«, inwieweit ein Wunsch denn eigentlich wirklich stimmig ist – mit dem, was man weiß, gelernt oder erkannt hat, mit dem eigenen »Bauchgefühl«. Im nächsten Schritt kann man versuchen, sich selbst einfach einmal »auf die Schliche« zu kommen, gegebenenfalls mit der Unterstützung eines Coaches oder eines Therapeuten. Der Ehepartner ist dafür nicht unbedingt geeignet, da er einem vor allem in kritischen Zeiten »zu nahe« gestanden hat.

Und dann kann man sich ganz konkret (im Sinne eines Übungselements des Trainings der sozialen Kompetenz nach Copeland und Walker 1995) vornehmen, bezüglich der Finanzen die Dinge, von denen man weiß, das man sie nicht tun sollte, einfach nicht mehr zu tun – nicht, weil man fremdbestimmt dazu ermahnt, gescholten oder dahingehend erzogen wurde, sondern durch und durch freiwillig und selbstbestimmt, mithilfe eines »selbst gefundenen Mottos«.

Um spontanen Versuchungen widerstehen zu können, ist es empfehlenswert, eine Liste zu erstellen mit den »typischen« Versuchungen, den entsprechenden Gelegenheiten und Zeitpunkten, anlässlich derer man spontan Geld ausgeben könnte. Stattdessen kann man »gute Gründe« finden, warum man sich dagegen entscheiden sollte, wiederum mithilfe einer Auflistung. Zur Absicherung sollte man auch die bereits erfahrenen Negativkonsequenzen auflisten, damit man nicht wieder in ein Desaster schlittert – sozusagen mit »Netz und doppeltem Boden«!

> Gefährlich:
> Mit Biggi am Samstag shoppen gehen, denn Biggi ist so modebewusst und stilsicher und kann supergut beraten.
> Weil:
> - schon der halbe Monat rum ist.
> - sonst wieder nichts fürs Auto angespart werden kann.

Ein Trick zur Umsetzung besteht darin, anderen davon zu erzählen, dass man etwas verändern möchte, und auch konkret, was man verändern möchte, wobei es wesentlich ist, wirklich kleine Schritte zu machen und sich nicht syndromtypisch zu überfordern mit riesigen Vorhaben und kompletter Selbstkasteiung. Genau dafür braucht man häufig Hilfe von außen, da typischerweise Menschen mit ADHS im Entwerfen theoretischer Konstrukte hervorragend sind und undisziplinierten Menschen gerne auch relativ harte Zügel anlegen, mit anderen Worten: sich selbst – um dann ganz schnell aufgeben zu müssen, da die Frustrationen einfach nicht auszuhalten sind.

Es anderen zu erzählen sollte nicht bedeuten, die neuen Vorsätze allgemein in die Welt »hinauszuposaunen«, sondern sich genau zu überlegen, wem man es erzählt. Äußert man sich gegenüber Menschen, die einen sofort skeptisch anschauen oder gar spötteln, also genau die gleichen Verhaltensmuster wiederholen, unter denen man in der Vergangenheit gelitten hat, geht das Vorhaben sicher schief. Es sollten vielleicht zwei oder drei Menschen sein, die ab und zu interessiert nachfragen, einen ermuntern und loben. Ob sie es am Telefon, über E-Mails oder im persönlichen Gespräch tun, ist eigentlich egal.

So merkwürdig es auch klingen mag, vordergründig ist es für viele wichtig, sich einfach einmal ganz pragmatisch einen Überblick über die finanziellen Möglichkeiten zu verschaffen, über die man tatsächlich verfügt, wie über laufende Posten, die fällig werden, beispielsweise einmalige jährliche Zahlungen an Versicherungen, Rechnungen für Zeitschriftenabonnements, Vereinsbeiträge etc. Menschen mit ADHS haben auch im Erwachsenenalter oft wenig Übersicht über ihre finanziellen Verpflichtungen. Selbstständige ärgern sich tatsächlich immer wieder kräftigst über die unverschämte Höhe der Steuerforderungen, viele andere über die völlig überraschend eingetroffene Mietnebenkostenabrechnung »alle Jahre wieder« …

Die Erfolgsstrategie zur allmählich immer positiveren Bewältigung der Finanzmisere (und zur Verbesserung des »Basisfeelings« und Regulierung des Erregungsniveaus) ist dabei, nicht ins lähmende und ineffektive Grübeln zu verfallen über das, was man früher alles falsch gemacht hat, wie über verpasste Gelegenheiten zu einem höheren Ausbildungsabschluss, die Naivität beim Spontankauf eines viel zu teuren Autos oder einer Immobilie, die einen in Schulden gestürzt hat, etc. Ziel sollte sein, das aktuelle Finanzchaos in den Griff zu bekommen. Das Zeitfenster ist, wie bereits ausgeführt, im Hier und Jetzt. Was passiert ist, ist passiert. Der »Lebensrennwagen« von Menschen mit ADHS hat doch nur einen Vorwärtsgang!

Entscheidend im Umgang mit allen schwierigen Themen wie Ordnung halten, das Finanzchaos sichten oder das Zeitmanagement verbessern ist das Selbstgespräch ohne Selbstanklage.

Aufschreiben und Selbstgespräch

Die Technik des Externalisierens, das heißt die Gedanken sichtbar oder auch hörbar zu machen, ist eine wertvolle Hilfe für die Regulation der Aufmerksamkeit wie auch der Emotionen. Während ich schreibe oder spreche, bleibe ich bei der Sache. Und da schreiben mühsam ist, versucht man automatisch, nur das Wichtigste zu notieren. Beim Selbstgespräch (möglichst für sich allein) merkt man beim Aussprechen der Gedanken am schnellsten, ob das, was man äußert, plausibel klingt oder ob man dabei ist, sich syndromtypisch in etwas hineinzusteigern, sich »einzuschimpfen« etc.

Viele junge, aber auch reife Erwachsene mit ADHS sind über diesen Ratschlag erst einmal sehr verwundert, weil ein solches Verhalten eher das eines Kindes zu sein scheint und ein reifer, reflektierter Erwachsener seine Angelegenheiten doch still für sich zu überlegen, abzuwägen, zu entscheiden hat. Da dies aber Menschen mit ADHS einfach so nicht möglich ist und sie stattdessen dazu tendieren, schnell vom unangenehmen Thema abzuweichen, in die »Befürchtung der Befürchtung« hineinzurutschen oder vom Hundertsten ins Tausendste zu kommen, und da sie weder Aufmerksamkeit noch Emotion ausreichend steuern können, ist es schlicht ein guter Trick. Dieser hat sich unter anderem auch beim Lernen sehr bewährt, da man mit seiner Hilfe überprüfen kann, ob man das, was man sich gerade erzählt, auch in Einklang bringen kann mit dem, was man beispielsweise gelesen oder gehört hat, und ob es überzeugend und logisch nachvollziehbar klingt. Lernen im Erwachsenenalter? Aber ja, sogar sehr effektiv, da jetzt selbstbestimmt. Man wird allerdings feststellen, dass dies nur zu bestimmten Zeiten gelingt – manchen ganz früh am Tag, anderen nur tief in der Nacht, wieder anderen nur, wenn sie sich regelrecht »einsperren«. Am besten funktioniert es unter einem gewissem Druck, wenn zum Beispiel eine Prüfung ansteht, oder nach einem Plan, bei dem auch eine schöne Belohnung berücksichtigt ist: »Meine Freundin schenkte mir jeden Morgen vor den langen Vorbereitungen zum Staatsexamen eine Tüte Gummibären und meinte, ich solle nach jeder Seite eines essen. Das half wirklich!«, erzählt ein Jurist.

Während man alles laut ausspricht, kann man auch versuchen, sich ins Unvermeidliche zu fügen, indem man die Missstände, die man zur Genüge kennt, etwas humorig benennt. Ein gelungener erster Schritt war beispielsweise die Bezeichnung »Chaosprinzessin« für Frauen mit ADHS – gleichzeitig liebevoll und deutlich.

Da negativ gefärbte Aussagen sofort zu einem Stimmungsabfall führen, ist es sinnvoll, sich beim Finden positiver Formulierungen gegebenenfalls Hilfe zu suchen oder diese mit quasi »todesmutiger« Entschlusskraft festzulegen. So kann man auch negative Eigenaussagen, die einem entweder selbst aufgefallen sind oder die einem durch andere gespiegelt werden, in irgendeiner Form variieren, nach dem Motto: »Solange man sich verändern kann, braucht man keine Angst vor dem Leben zu haben.« Oder nach einem japanischen Spruch: »Fällst du siebenmal um, so stehe achtmal auf.« Oder: »Es ist sicher nicht leicht, gegen den Strom der eigenen Gefühle zu schwimmen, aber manchmal der einzige Weg.«

Es gibt vielfältige Metaphern, Aphorismen und Sprüche (auf Postkarten manchmal mit lustigen oder sympathischen Bildern versehen), die sehr gut zu ADHS passen – zu den vielen kleinen Unzulänglichkeiten, dem Ein-bisschen-anders-Sein –, über die man Tage, Monate oder Jahre später meist herzlich lachen kann.

Das wachsende Verstehen dieser Art, die Welt zu sehen und auf sie zu reagieren, das Externalisieren, das Selbstgespräch, der Versuch, an eine Sache, die schwierig erscheint, mit Galgenhumor oder liebevoller Selbstironie heranzugehen, und schließlich die ersten Schritte zur Strukturierung sind wertvolle Hilfen – einerseits zur verbesserten situationsangepassten Selbstdarstellung und andererseits zum Finden einer positiven ADHS-Identität, bei der man natürlich seine Eigenständigkeit und Unabhängigkeit bewahren kann.

Wenn es unerwartet schwierig wird – Hilfe durch Mikroanalysen

Erfahrungsgemäß wesentlich schwieriger gestaltet sich der Umgang mit Ärger oder Frustration, die urplötzlich durch irgendetwas hervorgerufen werden, ebenso das Ignorieren verletzender Bemerkungen, der Umgang mit problematischen Kommentaren oder Gespräche mit Menschen, die zwar nötig, aber anstrengend sind (ob es sich dabei nun um einen Kreditantrag, die Gehaltserhöhung oder das Verhalten des Kindes in der Schule handelt).

Es hat zwar Tradition, die Ursachen dafür zunächst in der Frühgeschichte des Betroffenen zu suchen (in der bei ADHS ja viele weitere Probleme entstanden sind), hilft aber primär nicht sonderlich, sondern verschärft eher den Leidensdruck durch das »Wachrufen« regelrechter Kaskaden emotionsgeladener Erinnerungen (die die aktuell spürbare Gefühlslage auch noch auf diffuse Weise verschlechtern).

Für die Auseinandersetzung mit sich selbst und anderen im Alltag ist vor allem ein (auch therapeutischer) Interpretationsversuch der Entstehung der Missbefindlichkeit wenig förderlich, auch weil sich ein solcher meist ausschließlich auf Kränkungen oder Erniedrigungen durch die Herkunftsfamilie bezieht. Eher kocht dadurch Scham oder Wut regelrecht wieder hoch, beispielsweise bezüglich eigener »Unfähigkeiten« und der entsprechenden Reaktionen vonseiten der Umwelt. Viel sinnvoller erscheint es, erst einmal zu verstehen, dass man seelisch einfach eine »sehr dünne Pelle« hat, und dies zu akzeptieren. Im Weiteren kann man versuchen, unterstützt durch andere oder für sich allein, wiederum schriftlich zu katalogisieren, was einen drückt oder nervt, was man sich wünscht oder braucht, aber auch, was man nicht versteht und was man in seinem Leben nie wieder haben will.

Die Mikroanalyse am konkreten Problem erfolgt am besten mit möglichst viel Störungsbildkenntnis, mit Zettel und Bleistift oder im Dialog mit jemandem, der ganz sicher nicht bewertet, sondern nur bei der Strukturierung hilft. Sie ist hilfreich, um bei Misserfolgen ganz exakt zu untersuchen, was genau vor dem Ereignis abgelaufen ist – und zum negativen Ergebnis führen »musste«.

Der große Wunsch von Erwachsenen mit ADHS egal welchen Alters ist es, eine sofort wirksame, konkrete Methode zur Überwindung der großen Krise mitgeteilt zu bekommen – und genau die gibt es nicht. Da Betroffene bei einer solchen Krise sofort ein übermäßig hohes Erregungsniveau erreichen, ist bei ihnen leider nichts durch Selbstinstruktion, Abstoppen, Reflektieren, kognitive Kontrolle oder andere Methoden zu bewirken. Es geht dann einfach die Post ab.

Im Ernstfall hilft nur die bekannte Technik des »Aus-dem-Feld-Gehens«, das heißt beispielsweise, den Raum zu verlassen, um sich in einer Auszeit wieder »herunterzuregulieren«. Das kleine Kind benötigt dafür etwa zwei bis drei Minuten, das Grundschulkind in der Regel fünf bis sieben Minuten, der Jugendliche schon eine Viertelstunde, der Erwachsene zum Teil 20 Minuten bis zu einer halben Stunde – es sei denn, man bemerkt das Entgleisen in den Gefühlsabsturz rechtzeitig und kann sich und/oder das Gegenüber dann schneller regulieren und ausbalancieren.

Dabei ist es beispielsweise in der Partnerschaft und Familie vonnöten, dies nach Absprache auch tun zu dürfen und zu verabreden, dass man sich in Erregung und Streit auf keinen Fall nachläuft, um die Sache zu »klären« oder syndromtypisch gründlich »auszudiskutieren«, indem man sich gegenseitig aufschaukelt, immer lauter wird und sich mit den Augen regelrecht anfunkelt! Eine solche Absprache muss vorab geschehen und natürlich in friedlicher Stimmung.

Stimmt die Basisbeziehung noch, das heißt, hat man nicht schon längst beschlossen, sich von diesem »unmöglichen Menschen« für immer zu trennen, kann ein kleiner Wunschvertrag helfen:

- Wenn es schwierig wird, sprechen wir uns mit dem Vornamen an (denn das war zu Beginn der Beziehung sehr positiv!).
- Wir bleiben bei einer einzigen Sache, zu der wir kurz und knapp möglichst freundlich unseren Standpunkt äußern.
- Dann gehen wir uns für etwa eine halbe Stunde aus dem Weg und treffen uns danach zu einem erneuten Klärungsversuch.
- Wenn etwas unklar ist, erfolgt eine Rückfrage mit Kurzwiederholung: »Du meinst, dass …?« oder »Wenn ich dich richtig verstehe, sagst du, dass …?«
- Jeder von uns bemüht sich, nur bei diesem Thema zu bleiben. Notfalls gehen wir uns nochmals aus dem Weg.
- Wenn es ganz schwierig wird, wenden wir noch die Strategie an, uns beim Äußern unserer Standpunkte nicht gegenseitig anzuschauen und vor allem nicht die Stimme zu erheben.

Vor allem der letzte Punkt ist als zusätzliche Steuerungsstrategie für reizoffene »Affektraketen« sehr wichtig. Es gibt einem die Möglichkeit, besser »bei sich« zu bleiben und das, was man äußern will, besser zu transportieren. Darauf wird später noch detaillierter eingegangen.

Nach einer Eskalation und als Prophylaxe für die nächste schwierige Situation ist es wichtig, quasi mikroanalytisch zu identifizieren, was genau die Verletzung oder das Missverständnis ausgelöst hat. So entstehen bei ADHS beispielsweise sofort Abwehr oder Ärger, wenn man sich »plötzlich und unerwartet« mit etwas konfrontiert sieht, auf das man nicht eingestellt war und was die gerade ausgeführte Tätigkeit oder den momentanen Gedankengang durchkreuzt, verzögert oder in eine ungewollte Richtung verändert. Wut, Ärger und Frustration entstehen durch Misslingen eines Vorhabens, vor allem wenn sich dabei das Gegenüber nicht so verhält, wie man das eigentlich erwartet. Das Handikap bei ADHS ist, dass der Wahrnehmungs- und Reaktionsstil dem Betroffenen nicht genügend Zeit zum Überlegen lässt, dass häufig ein Schwarz-Weiß-Urteil gefällt wird und dass der Affekt oder das »Gefühl« immer heftig durchschlägt, vor allem wenn es einem nicht so gut geht oder man eine »schlechte Phase« hat. Viele kleine Hinweisreize, die man vielleicht hätte erkennen können und die somit die Konsequenzen schon im Vorfeld hätten erahnen lassen, werden vielleicht nicht richtig gedeutet – unter Umständen, weil man sich einfach wieder einmal im »Hyperfokus« befunden hat.

> »Ich weiß schon, dass ich bei den Streitigkeiten meiner Kinder immer schnell und rechtzeitig eingreifen muss, bevor sie sich richtig in die Wolle kriegen. Aber ich war gerade so froh, dass sie gespielt haben und ich meinen Brief noch schnell zu Ende schreiben konnte. So habe ich dann einfach gedacht, dass sie im Moment ein bisschen lauter spielen – und dann gab es schon wieder diese irre Prügelei. Und da bin ich eben ins Kinderzimmer gestürmt und habe herumgeschrien.«

> »Irgendwie habe ich schon gemerkt, dass das Eiweiß beim Kuchenbacken nicht richtig steif wurde, aber ich wollte den Kuchen schnell fertig haben, es sollte diesmal ja etwas ganz Besonderes sein. Das Rezept hatte ich noch nie ausprobiert. Als ich dann aber diesen zusammengefallenen Matsch im Backofen vorfand, habe ich mich vor lauter Wut auf den Küchenboden geschmissen und geheult. Ich finde, das ist ein unmögliches Verhalten für eine Mutter von zwei Kindern!«

Genaues Beobachten dessen, was vor einer Eskalation passierte, und die Bereitschaft, auf Widrigkeiten jedweder Art gefasst zu sein, sind die »Zauberhilfen« in der Familie – nach einem netten Spruch der 90er Jahre: »Es kam eine Stimme aus dem Chaos, die sprach: Freue dich und sei heiter, es könnte schlimmer kommen. Und ich freute mich und war heiter – und es kam schlimmer.«

Man ist dann reagibler, flexibler und kann so schnell wie nötig eingreifen. Gerade Eltern von Kindern mit ADHS, die noch sehr klein sind, müssen ausgesprochen »spitze Ohren« haben und sofort nachschauen gehen, wenn es plötzlich ganz still im Kinderzimmer wird. Aber man muss eben wissen, dass ständig »Überraschungen« anstehen. Sonst brüllt man unwillkürlich das Kind an, das splitterfasernackt im Bettchen sitzt und, statt Mittagschlaf zu halten, seinen »Kloß« liebevoll in seiner gesamten Umgebung verteilt hat. Oder wenn das ältere Kind trotz x-maliger Ermahnung wieder den Wohnungsschlüssel verloren hat, die Tür sperrangelweit aufsteht, wenn man nach Hause kommt, ein Anruf aus der Schule wegen nicht gemachter Hausaufgaben kommt oder die Polizei anruft, weil die Jugendliche beim Stehlen erwischt wurde. Wenn man die ungeöffnete, bereits zweimal angemahnte Rechnung, die man angeblich im Original nie erhalten hat, zwischen Bergen von Werbung beim Ausmisten findet oder man erst zu Hause merkt, dass man die Handtasche im Schließfach des Großmarkts vergessen hat etc.

Bei Menschen mit ADHS entsteht Wut häufig, weil sie als Mutter/Vater oder Partner/in einer anderen Person mit ADHS das Gefühl von Hilflosigkeit und mangelnder Selbstwirksamkeit haben. Die »hohe Kür« in der Mikroanalyse ist es, zu erkennen, dass sich der andere möglicherweise durch eine winzige Kleinigkeit geärgert fühlt, dabei selbst »lediglich« einen syndromtypischen »Gefühlsabsturz« hat und einen tatsächlich nicht persönlich und vor allem nicht vorsätzlich mit seiner verbalen Attacke treffen will. Er kommt einfach mit der Rolle, die man gerade im Moment für ihn spielt, nicht zurecht. Die Forderung, die man beispielsweise ein bisschen genervt wiederholt, kann den Partner durch Tonfall oder Satzbau leider nur zu direkt (aber ihm nicht bewusst) an die Forderungen der eigenen Mutter, der nörgelnden Chefin oder der Expartnerin erinnern – und er reagiert »allergisch«. Entsprechend wird er einfach nur brummen oder fauchen (auch wenn er durchaus nachvollziehen kann, dass er tatsächlich mehrfach versprochen hat, die Klinken an den Türen im Keller anzubringen – seit der Renovierung vor zweieinhalb Jahren).

Der Partner mit ADHS, ob als Kind oder Erwachsener, kann Abläufe und Sachverhalte eben nur aus seiner Sicht sehen und bewerten. Und er hegt die implizite Erwartung, dass sein Gegenüber dies weiß und akzeptiert. Hat er einen Wunsch, erwartet er, dass er augenblicklich und sofort in Erfüllung gehen soll, und »versteht« nicht, dass man diesem Wunsch vielleicht nicht so schnell entsprechen kann. Wut, Ärger, Frustration oder zumindest ein »Schmollen« mit stiller Vorwurfshaltung wird die spontane Reaktion sein, die dem Betroffenen allerdings nicht einmal ansatzweise »bewusst« ist.

> »Mein Vater hat beim Mittagessen die grandiose Idee, dass ich meine Großeltern heute Nachmittag besuchen soll, und schlägt als Besuchszeit 15 Uhr vor. Da habe ich aber etwas anderes vor, was ich ihm auch mitteile, obgleich ich natürlich gern gegen Abend bei ihnen vorbeischauen werde. Mein Vater zeigt mir aber mit seinem sofortigen ›Schmollen‹ deutlich, dass er sehr enttäuscht ist, weil ich seine Idee nicht sofort genauso gut finde wie er.«

Dies berichtet eine 19-jährige Studentin, die gelernt hat, dass sich ihr Vater auch wieder »entschmollt«, wenn man nicht darauf eingeht und stattdessen gleichbleibend freundlich ist – im Gegensatz zu ihrer Mutter, die, wenn ihr Mann die Miene verzieht, sofort nachfragt, was sie denn jetzt schon wieder falsch gemacht habe.

Dramatisch ist es, wenn eine Mutter von fünf Kindern nach langjähriger schwieriger Ehe erkennen muss: »Ich habe meinem Mann aus Angst, dass er mich verlassen könnte, nie Grenzen gesetzt!« Er ist seinerseits völlig überrascht, denn er fand sie manchmal schon zu gutmütig und anspruchslos. Denn er weiß ja, dass er manchmal ein Stoppsignal oder einen »Dämpfer« braucht, um überhaupt zu merken, dass er gerade mal wieder »laut denkt« und vor sich hin meckert, beispielsweise wenn er etwas sucht, dann schimpfe er wohl über alle und alles, aber er sei doch sofort wieder friedlich, wenn er fündig werde …

Die sofort erkennbaren Irritationen und Überreaktionen in Mimik, Gestik und Tonfall, die bei Betroffenen aufgrund von mangelhaftem Perspektivewechsel, ungenügendem Realitätsabgleich, unvollständigem Zugriff auf Erfahrungen und schließlich niedriger Frustrationstoleranz auftreten, führen dann typischerweise zu endlosen Diskussionen, die massiv eskalieren können.

Das »Doktorspielen« beginnt: Der eine fühlt sich nicht verstanden und erklärt wieder und wieder dasselbe in immer anderer Form und in sich mehr und mehr steigernder Erregung, was dem Partner zunehmend als hysterisch, schizophren, überzogen, krank, völlig gestört, irre oder was auch immer erscheint. Diese Reaktion oder auch das Beschwichtigen und Bagatellisieren (»Na, so wild ist es ja auch wieder nicht!«, »Was regst du dich nur so auf?« etc.) machen die Sache nicht nur für die Streithähne selbst schwierig, sondern auch für die Umgebung, die regelrecht aufgefordert wird, Partei zu ergreifen. ADHS wirkt in vielerlei Hinsicht »polarisierend«. Der Grundkonflikt lautet: »Wer nicht für mich ist, kann nur gegen mich sein.« Wie schon bei den »Kleinen Dramen« geschildert, kann der offene Konflikt nur mit einem guten Verständnis des Störungsbildes und verbesserter Streitkultur beherrscht werden.

Problematisch sind aber auch die wesentlich »leiseren« Konflikte:

> »Ich halte es einfach nicht mehr aus, dass mein Kollege immer so beleidigt guckt, wenn ich ihm eine Bitte abschlage. Dabei ärgere ich mich jedes Mal, wenn ich wegen ihm und seiner fabelhaften Fähigkeit, Arbeit abzuschieben, Druck habe!«

Um so etwas nicht immer wieder erleben zu müssen, entstehen dann die charakteristischen »Tänzchen« zur Vermeidung von Konflikten, die anderen oft Probleme bereiten: vorschnelle, spontane Zusagen, um einer Erwartung zu entsprechen oder negatives Feedback zu verhindern – auch wenn man es nachher oft nicht so erledigen kann, wie man es zugesagt hat (weil dann doch die entsprechende Lust dazu fehlt oder die Zeit falsch eingeschätzt wird), und sich deshalb kräftig »verbiegen« muss. Das folgende Tricksen, Mogeln und auch die kleinen und großen Lügen werden dann leider vom Gegenüber »natürlich« als ganz direkt und persönlich gegen sich gerichtet empfunden!

Ziel der Mikroanalysen solcher schwierigen Interaktionen ist es, nachdem sich die Erregung wieder gelegt hat, genau und nur auf den einen aktuellen Konflikt bezogen zu untersuchen, was denn vor dem Eklat passiert ist, wie und wo man sich getroffen hat, wer beispielsweise gerade mit was beschäftigt war, um sich in der Paarbeziehung und in der Familie gegenseitig »auf die Schliche zu kommen« – im positiven Sinn!

> »Es ist für mich ganz schwer auszuhalten, dass meine Frau mich täglich mehrfach über mein Mobiltelefon im Büro anruft, um mir irgendetwas mitzuteilen oder etwas zu fragen. Egal, ob ich beispielsweise gerade in einer Besprechung bin, sie sprudelt einfach sofort los.«

> »Ich hatte es eilig. Ich musste vor Ladenschluss noch dringend etwas im Baumarkt besorgen, und dann klingelt mein Handy, und mein Freund will wissen, wie mein Tag war. Da ist mir einfach der Tonfall entgleist, und dann war er stinksauer.«

Hilfreich ist es, ergänzend dazu die Rhythmen der Einzelpersonen innerhalb einer Familie oder Paarbeziehung genau zu untersuchen. Eskalationen sind nämlich quasi vorprogrammiert, wenn »Wellensalat« herrscht oder einer sich übermäßig dem anderen angleichen soll. Ein Betroffener, der sich erst nachts gut auf geistige Arbeit konzentrieren kann, wird frühmorgens kein fröhlich-ausgeschlafenes Gesicht aufsetzen können und schon gar nicht gemütlich und ausführlich frühstücken …

Mit Störungsbildverständnis können auf diese Weise »verzerrte Denkmuster« entzerrt werden, wie: »Mein Partner (oder mein Kind) hat nur zu unmöglichen Zeiten Appetit, und ich muss ihm seine schlampigen Essmanieren abgewöhnen.« Oder: »Immer wenn wir wegfahren wollen, fällt meinem Mann noch dies und jenes ein, und wir kommen einfach nicht weg.« Eine völlige Übereinstimmung wird nicht möglich sein, aber wohl ein Abstimmen, wenn man Akzeptanz und Toleranz für ADHS aufzubringen lernt.

Schwierig ist beispielsweise der Umgang mit der Freizeit. Wenn nicht auch in diesem Bereich ein bisschen Planung und Struktur stattfindet, können viele Betroffene mit den ersehnten »Freiheiten« zu ihrem eigenen Erstaunen nicht recht etwas anfangen: Sie machen hier oder da irgendetwas, was unter Umständen den anderen »nervt«, oder aber einer lässt sich von einer Tätigkeit komplett absorbieren, indem er in den Hyperfokus gerät und die Zeit völlig vergisst.

Je mehr man allmählich zum »Spezialisten« für sich selbst wird, desto öfter wird man feststellen, dass alles viel friedlicher und reibungsloser abläuft, wenn nach mikroanalytischer Untersuchung von chaotischen Wochenenden unaufgeregt-freundliches Planen vorher erfolgt (wie beim Urlaub), vielleicht auch im Turnus, dass einmal der eine den Plan vorgibt, das nächste Mal der andere.

Vieles ist so leicht zu klären: Bei genauerem Hinschauen und vor allem Hinhören, was der andere sagt, entdeckt man oft Verblüffendes – und Entlastendes, wenn man »detektivisch« (und damit positiv eingestimmt und aktiviert) vorgeht! Wichtig ist nur, dass man immer bei ein und demselben Thema bleibt.

> »Es war mal wieder so eine typische Situation. Wir hatten Streit wegen allen möglichen Kleinigkeiten, schafften es dann aber doch, zusammen zur Kirche zu gehen und danach noch jemanden zu besuchen. Meinem Mann fiel erst in der Kirche ein, dass er das Mitbringsel vergessen hatte. Kurz vor Ende des Gottesdienstes stand er also auf und fuhr noch einmal kurz nach Hause, um es zu holen. Ich stand, wie ich dachte, deutlich sichtbar für jeden mit den Kindern vor der Kirche und winkte ihm, als er wieder um die Ecke bog, aber er fuhr vorbei! Er übersieht einfach seine Familie, woraus ich ja erkennen kann, wie wichtig wir für ihn sind ...«

Das Paar fand heraus, dass er wirklich im Rahmen seiner Aufmerksamkeitsstörung größte Probleme hat, in einer Menschenmenge »einfach« zu identifizieren, wer von den Personen zu seiner Familie gehört. Es bestand bei ihm zusätzlich eine visuelle Wahrnehmungsdifferenzierungsstörung, die ihm auch das Zurückstellen von Gegenständen an den entsprechenden Platz erschwert. Sein nicht »korrektes« Einräumen des Geschirrs in der Küche machte sie stets rasend!

Es ist oft ein recht mühsames Unterfangen, und man braucht häufig kompetente therapeutische Unterstützung oder zumindest die Hilfe eines »Coaches«, um sich von der bei ADHS so typischen sofortigen »Generalisierungstendenz« lösen zu können, die auch dazu führt, dass sofort interpretiert wird, die Umgebung sei einem selbst gegenüber negativ eingestellt. Bei den typischen Konfliktquellen bei ADHS sollen die folgenden Hilfestellungen eine Grundlage liefern für entsprechende Analysen, korrektere Interpretation, vermehrte Entspannung und ein positiveres Grundgefühl.

So haben Menschen mit ADHS die Tendenz (verstärkt durch die Lerngeschichte), furchtbar schnell alles auf sich zu beziehen – nur ist eben vieles gar nicht persönlich gemeint, weder in der Familie, in der Partnerschaft noch in allen anderen Bereichen. So kann die Bäckersfrau einfach Bauchweh haben, wenn sie morgens unwirsch ist, der Busfahrer hat vielleicht nur schlecht geschlafen, wenn er einsteigende Schulkinder anraunzt – und einen selbst gleich mit –, der Chef könnte Kummer mit dem eigenen Sohn und der Mathe-Fünf haben, und wenn er dann auch noch einen Brief vom Finanzamt öffnen muss, könnte das zu seiner schlechten Laune für den Rest des Tages beigetragen haben.

Um besser mit so etwas umgehen zu können und verletzende Interaktionsmuster besser zu »verpacken«, scheint es wichtig, herauszufinden (und gegebenenfalls aufzuschreiben), unter welcher Art von Bemerkungen und Kommentaren man in der Kinderzeit und später am Ausbildungsplatz gelitten hat (besonders unter dem Aspekt, von wem und wie geäußert), um dann identifizieren zu können, wer in der täglichen Umgebung wohl gerade an welcher »Gefühlssaite« zupft. In diesem Zusammenhang ist die Vorgeschichte durchaus wichtig, aber ohne jede Interpretation, warum jemand einem so etwas »angetan« hat.

Manches lässt sich dadurch klären, dass man »mit Willen und Verstand« versucht, die Perspektive zu wechseln, um für sich »festzustellen«, dass jeder Mensch seine eigene Realität und seine eigenen Kümmernisse hat und ebenfalls entsprechend emotional reagiert, wenn vielleicht auch nicht ganz so extrem. (Dass Menschen weit stärker vom Gefühl geleitet werden, als wir lange annehmen wollten, haben beispielsweise Damasio und Le Doux überzeugend dargelegt.)

Manche Äußerungen und/oder Verhaltensweisen wirken allerdings bei einem Menschen mit ADHS »traumatisierend«. Vor allen Dingen in der Paarbeziehung sollte man zu einer anderen Form von »Streitkultur« finden können, wenn zumindest noch ein paar intakte »Zündkerzen« in der Seele auffindbar sind, um den Motor des Beziehungsvehikels wieder anzuwerfen und die Partnerschaft weiterzuführen.

Techniken aus dem ADHS-Nähkästchen

Es erweist sich als ineffektiv, Menschen mit ADHS die Instruktion zu geben, sie sollten sich in Situationen, die für sie prekär sind, erst einmal kurz »entspannen«, indem sie kräftig durchatmen, bevor sie reagieren. Auch ist es wenig sinnvoll, ihnen gar mit meditativen Ansätzen in die »emotionale Reaktionsverzögerung« verhelfen zu wollen. Sie können aber lernen, manches vorher schon ein wenig besser einzuschätzen. Am besten beginnen sie mit Menschen im Umfeld zu üben, die ihnen nicht so nahe stehen.

Das »Taufen« eines schwierigen Gegenübers, das geistige Vorwegnehmen einer schwierigen Situation mithilfe einer Kurzanalyse dessen, was bevorsteht (im Dialog oder für sich, gegebenenfalls mit Kurznotizen), und das Festlegen eines »Termins« für diese Situation (selbstbestimmt!) hilft, nach dem Motto: »Anker auswerfen und sich langsam über die Ankerleine verholen!«

Hat man richtig Angst vor etwas, macht es die Sache nur noch schlimmer, wenn man ständig daran denkt. Auch wenn es noch so schwer fällt: Das Einzige, was nun wirklich stabilisiert, ist aktives Ablenken. Vor dem eigenen »geistigen Auge« stopft man in seiner Vorstellung diese Angst oder das »Depri-Gefühl« am besten in eine imaginäre Plastiktüte, die man irgendwo abstellt, und richtet die Konzentration willentlich und mit aller verfügbaren Power auf ein »Nebenthema«. Schon mal gezählt, wie viele Autos mit unbekannten Kennzeichen oder wie viele Fahrzeugtypen herumfahren? Schon mal registriert, wie viele Leute keine Jeans tragen, wie viele Jugendliche ein sichtbares Piercing haben, wie viele Bäume man benennen kann? Und so weiter. Sich der Angst zu stellen führt bei Menschen mit ADHS-Struktur leider nur dazu, dass sie sich rasch und heftig hineinsteigern, und ist leider absolut kontraproduktiv.

Ein kleiner Ausschnitt aus der Therapie:

> »Sie haben jetzt mit ›todesmutiger Entschlusskraft‹ den Termin für die Unterredung mit Ihrem Chef ausgemacht. Die Angst davor schieben wir jetzt erst einmal weg, indem wir uns zusammen ausmalen, wie er als menschlicher Haifisch hinter seinem Schreibtisch sitzen wird. Gleich drei Zahnreihen hintereinander wird er ausklappen, wenn er Ihnen sagen wird, dass Ihr Wunsch nach einer Gehaltserhöhung jetzt natürlich überhaupt nicht infrage kommt. Bei dieser Wirtschaftslage … und ob Sie denn nicht Zeitung lesen … außerdem hätten Sie 3 ½ Fehltage gehabt … und … und … und. Wir wissen ja, dass der Haifisch Zähne hat, aber der Mackie Messer, der hat ein Messer – und das Messer sieht man nicht …«

Gemeint mit dem »Messer« ist der schon vorher überlegte und in Stichworten protokollierte, sehr sachlich gehaltene Kurzvortrag über die eigene Leistung und Leistungsverbesserung in der letzten Zeit sowie ein Hinweis darauf, dass vor kurzem der Kollege ebenfalls eine Gehaltsaufbesserung bekommen hat – selbstverständlich ohne die Begründung der Begründung zu liefern und sich mit dem syndromtypischen »Redeschwall« zu rechtfertigen, der besonders dann einsetzt, wenn man beim Gegenüber Skepsis oder, was ganz und gar verunsichernd wirkt, gar kein Feedback bekommt. Keine Signale des Redepartners können leider unter Umständen zum eigenen Verstummen führen, daher hilft es, sich vorzubereiten.

Das Spiel mit dem Blick

Ein ganz wichtiges Element im Umgang mit anderen ist für Menschen mit ADHS, sich immer wieder zu vergegenwärtigen, dass man die Stimmung, in der man gerade ist, unausweichlich in seiner Mimik ausdrückt und dass die Stimmung oft auch in der Stimme mitschwingt. Damit strahlt man seine Stimmung sozusagen aus, sie wird erkennbar für das Umfeld, ob es sich nun um die Kinder, den Partner oder andere Menschen handelt. Und dieses Erkennen bewirkt beim Gegenüber natürlich auch eine Bewertung und eine Reaktion – emotional und kognitiv.

Gerade wenn man kein gutes Selbstwertgefühl hat, eher ängstlich und häufig niedergeschlagen oder verärgert ist, kommt beim Gegenüber oft eine »miese Energie« an. Und deswegen kann es ein guter Trick sein, sich unter Umständen ein »freundliches« Gesicht zuzulegen oder auch ein »Poker-Face«, wie auch immer man das formulieren mag. Es darf nicht zu anbiedernd sein, nicht superfreundlich und sicher nicht arrogant, aber doch so, wie man sich selbst gern begegnen würde. Das kann man sich natürlich auch von jemandem abschauen und einüben, um eine positivere Reaktion beim Gegenüber zu »triggern«. So etwas übt sich am besten vor dem eigenen Badezimmerspiegel. Eine junge Erwachsene sagt beispielsweise: »Ich habe herausgefunden, dass ich in meinen Augen ›kleine Lichtchen‹ anzünden kann, wenn ich jemanden anstrahle. Das setze ich bewusst ein – mit großem Erfolg.«

Auf die Frage einer Patientin, wie es der ausgesprochen vielbeschäftigte Internist, der selber gesundheitlich nicht ganz auf der Höhe ist, es immer wieder schafft, seine Patienten so ausgesprochen herzlich und freundlich zu begrüßen, meint er, dass ihm das einfach ein Bedürfnis sei, weil die, die ihn besuchten, ja auch ihren Kummer hätten und für seinen eigenen nichts könnten – und außerdem sehe er dadurch wesentlich mehr freundliche Gesichter und komme viel leichter ins Gespräch, als wenn er nur »der genervte Herr Doktor« sei.

Muss man sich also doch verstellen oder verändern? Nicht unbedingt. Es handelt sich dabei schlicht um eine Kompensationsform, mit einer fast garantiert positiven Wirkung und Verstärkung auf das jeweilige Gegenüber, was natürlich im Gegenzug die eigene Stimmung hebt und damit zum erwünschten Effekt führt.

Tatsächlich hat es aber nicht nur negative Aspekte, emotional so »pur« zu sein. Um sein Gegenüber zu bremsen, kann man beispielsweise die Technik anwenden, sich auf das Gegenüber einzustellen, und diese mit vorbereitet-sachlicher Darstellung koppeln, während der man immer wieder mal vor sich hin, auf den Tisch oder den Hemdenknopf des Gegenübers guckt. Zur Bekräftigung am Schluss wirkt ein direktes »Blitzen« mit den Augen wie Godzilla. Der Erfolg ist beeindruckend! Erfolgt ein unqualifizierter Angriff von einem erwachsenen Gegenüber, beeindruckt ein langer, fester, klarer »Staatsanwaltsblick« mehr als tausend Worte.

Macht man nun auf diese Weise seine kleinen Fortschritte im Umgang mit dem eigenen ADHS, erscheint es bei dem phasenhaften Verlauf und den vielen Hürden, die der Alltag eben bietet, sehr wichtig, immer ein wenig in einer Art Tagebuch mitzuprotokollieren, was man geschafft hat, um ganz allmählich ein Gefühl zu bekommen dafür, dass man sein Leben in den Griff bekommt – weg von der Hilflosigkeit und der Unsicherheit.

Tipps für die Kommunikation und den Umgang mit dem Gefühlschaos

Um die Stimmung schnell wieder zu stabilisieren, profitieren viele von einer bestimmten Musik, die sie aktiviert und positiver stimmt. Unter Umständen hat man eine entsprechende CD griffbereit im Auto, im Walkman oder zu Hause und setzt sie quasi therapeutisch ein! Manche brauchen auch ihren Lieblingscomic auf dem Klo, ihren Roman, der sie am Abend vor dem Einschlafen in eine »emotionale Homöostase« bringt und die Gedanken, die belasten, verdrängt. Egal, ob andere lächeln oder frotzeln: Wenn die Beschäftigung mit einem Tier oder mit Pflanzen stabilisiert, dann sollte man sich dies ganz entschlossen gönnen, wie vielleicht auch Basteln, Umräumen, Dekorieren oder Angeln draußen am See. Die Tätigkeiten müssen nicht immer »sinnvoll« sein. Ein Hobby, das vielleicht zusammen mit Menschen, die einem liegen, ausgeübt wird, eine Sportart, die den eigenen Neigungen entspricht, und hoffentlich auch eine berufliche Tätigkeit, die abwechslungsreich ist und einigermaßen Spaß macht, scheinen für Menschen mit ADHS elementar wichtig zu sein.

Bei allem, was wiederholt nicht klappt, sind wirklich unaufgeregt immer wieder neue Mikroanalysen nötig, um beispielsweise herauszufinden, warum man gleich wieder unter Druck gerät, wenn der Partner oder Chef einen mit einem fixierenden Blick bedenkt oder die Kollegin im Gespräch den Kopf schräg legt und einen anschaut wie ein weidwundes Reh. Leider ist man regelrecht manipulierbar durch Drohungen, auf die man quasi automatisch aggressiv oder devot reagiert, aber vor allem auch durch Menschen, die zu einem einfach »nett« sind. Zunächst ist man meist gar nicht in der Lage, abklären zu können, was sich hinter dem Nettsein verbirgt – mit der Folge, dass man sich nach einiger Zeit, wenn einem die tatsächlichen »Absichten« dämmern, ausgenutzt fühlt, vielleicht sogar für irgendeine Idee oder Arbeit missbraucht.

Die Technik des Rückfragens hilft auch hier, bei sich zu bleiben und die Situation vor einer Zusage zu klären. Fragen wie »Habe ich richtig verstanden, dass Sie meinen ...?« oder »Du denkst, dass ich ...?« oder »Wie darf ich das verstehen?« bringen eine Aussage, Aufforderung oder Bitte des anderen auf eine sachliche Ebene (vor allem, wenn man es durch konsequentes Üben immer besser schafft, den anderen beim Reden nicht zu unterbrechen!). Das kann man am besten in Situationen ausprobieren, in denen man sein Gegenüber nicht anschauen muss, weil man vielleicht gemeinsam spazieren geht oder Auto fährt. Je klarer die Gesprächsführung ist – indem man mit freundlicher Stimme spricht und eher knapp Aussagen wiederholt oder zurückfragt und den anderen damit bestätigt –, desto ernsthafter wird man »wahrgenommen« und akzeptiert. Das ist die beste Erfolgsstrategie, um die Stimmung, das Hintergrundgefühl und allmählich auch das Selbstwertgefühl zu verbessern.

Wird einem zudem immer deutlicher, dass man sich und andere regulieren kann, indem man einfach versucht, nur an einem Thema im »Hier und Jetzt« zu bleiben, nicht immer wieder alte Geschichten aufzuwärmen, nicht sofort eine Aussage zu bewerten und allmählich auch die Reizwörter »nie«, »ständig«, »immer« etc. wegzulassen, ebenso wie »ätzende« kleine Nebenbemerkungen, ist das Feedback sofort besser. Wie schwer das aber ist, hat schon im 15. Jahrhundert Thomas von Kempen gewusst: »Es ist leichter, ganz zu schweigen, als sich im Reden zu mäßigen.« Und auch Ernest Hemingway hat wohl etwas geahnt, als er schrieb: »Man braucht zwei Jahre, um sprechen zu lernen, und fünfzig, um schweigen zu lernen.« Natürlich darf Schweigen ab und zu weder im einen noch im anderen Fall als »Waffe« eingesetzt werden!

Die Kommunikation gelingt allmählich immer besser, wenn man wirklich akzeptiert, dass jemand mit ADHS bei folgenden Reaktionen oder Rückfragen emotional regelrecht explodieren muss: bei unecht-süßlich-freundlicher Diktion, mitleidig-besorgtem Nachfragen, negativen Verhaltensverschreibungen (»Dass du mir bloß nicht wieder ...!«), aggressivem Ansprechen, Unterstellungen (»Garantiert hast du wieder vergessen ...!«), aber auch »rosarotem« Schönreden (»Sieh die Sache doch auch einmal von einer anderen Seite, du hast daraus doch ungeheuer viel lernen können«). Steigt die Erregung dennoch, kann ein Gegenüber mit ADHS nur in die Rolle des Helfers schlüpfen, um sich nicht »mit aufzuregen«, sondern sachlich zu strukturieren (wenn er so gefordert ist, kann er dazu sehr gut in der Lage sein!).

Hilfreich und sinnvoll ist es, so gut es geht, den Überblick über seine Zeit nicht nur zu finden, sondern auch zu bewahren. »Gemütlich« (ein schönes Wort zur Selbstsuggestion – unvereinbar mit Hektik!) kann allmählich erspürt werden, was einem möglich ist, auch mit wem man zum Beispiel im Freizeitbereich gern zusammen ist, um aufzutanken, auszubalancieren und vielleicht auch um Erfahrungen auszutauschen und die oben beschriebenen Techniken zu üben. Ganz offen und ungebremst sollte man hier auf das erwähnte eigene »Bauchgefühl« horchen, nach dem Motto: »Was fühlt sich für mich gut an?« Nur dann gelingt es, Prioritäten zu setzen. Man kann und muss es nicht allen recht machen, selbst wenn einem immer vorgehalten wurde: »Was sollen denn die anderen denken?« Dies ist ein typischer »Treiber« im Kopf eines tapfer sein Schicksal meisternden Menschen mit ADHS: »Perfektioniert« durch das eigene hohe Anspruchsniveau, will er beispielsweise Vorbild für sein Kind sein, den Wertvorstellungen unserer Gesellschaft entsprechen, in der man nicht nur positiv denken soll, sondern auch noch erfolgreich und unabhängig zu sein hat und dergleichen mehr, um sein Leben »in den Griff zu bekommen«. Zudem sollte man auch ein netter Kollege sein, auf den Verlass ist, ein fairer Sportskamerad, ein verständnisvoller Freund und natürlich ein liebevoll sorgender Partner …

Leitsätze hinterfragen

Gerade Menschen mit ADHS tun gut daran, auf dem Wege der Akzeptanz ihres Wahrnehmungs- und Reaktionsstils verstehen zu lernen, dass manche Dinge einfach einmal nicht gut laufen, dass man schlicht Grenzen hat, sich gegebenenfalls Hilfe suchen und diese auch akzeptieren kann, ohne dabei sein Gesicht zu verlieren. Es ist kein Versagen der Mutter, wenn man beispielsweise in einer schwierigen Entwicklungsphase des Kindes die Hausaufgabenbetreuung vorübergehend ein- oder zweimal in der Woche an jemanden delegiert. Und wenn man als Frau neben Haushalt und Kindern den Beruf als Ausgleich braucht, um etwas anderes zu sehen und zu hören, um auch einmal positives Feedback zu bekommen, ist es keine Katastrophe, sich vielleicht die Bügelwäsche oder das Putzen einmal in der Woche abnehmen zu lassen.

Es ist möglich, dass man eine Visualisierungshilfe braucht, um entsprechende »Treibersätze« (»Geben ist seliger als Nehmen!«, »Wie man schafft, so isst man!«, »Was du heute kannst besorgen, das verschiebe nicht auf morgen!«) aus seinem dauerhaft schlechten Gewissen zu verbannen, indem man identifiziert, von wem sie ursprünglich stammen. Manche Sätze können ambivalent wirken:

> »Meine Kinderfrau sagte: Ob ich arbeite oder Mist auflade, bleibt sich gleich!
> Bei genauem Hinschauen muss ich feststellen, dass das ein wichtiger Satz war, um sich immer wieder aufzuraffen, auch an langweilige Routinen heranzugehen. Es stellt aber auch eine Aufforderung dar, alles angehen und hinbekommen zu müssen.«
>
> *Eine 52-jährige Selbstständige*

Im Gespräch mit anderen oder für sich allein wird man bei genauerer Betrachtung (mit Zulassen des »Bauchgefühls«) früher oder später feststellen, ob die Person, die so etwas äußerte, für einen eher einen positiven, annehmenden Coach darstellte, der auf seine besondere Art und Weise versucht hat, einem zu helfen, oder ob solche »Dauerbandschleifen« im Gehirn eher schädigend »eingebaut« wurden (wobei noch nicht einmal Absicht dahinter gesteckt haben muss!).

> »Meine Mutter hat es perfekt geschafft, uns immer ein schlechtes Gewissen zu machen, indem sie im beleidigten Rückzug nicht mit uns sprach, wenn wir uns nicht so verhielten, wie sie es von uns erwartete. Das hat uns früher sehr viel Angst gemacht, und wir haben uns entsprechend sehr angestrengt. Aber irgendwann hatten wir das Muster erkannt, und dann hatte sie ihr Spiel ausgespielt. Vorübergehend haben wir sie in der Pubertät sogar richtig gehasst.«

> »Mein Vater hält mir bis heute vor, dass er alles, was er in seinem Leben aufgebaut und geschaffen hat, nur für uns Kinder getan hat, obwohl er eigentlich für uns nie präsent war und er uns darüber hinaus recht knapp gehalten hat. Auch wenn er seine hohen Erwartungen an uns formulierte und meinte, dass das nur zu unserem Besten sei, habe er doch nur unseren Ehrgeiz anstacheln wollen. Läuft etwas nicht so, wie er das möchte, ist er sofort gekränkt und schimpft. Und dann wundert er sich, warum wir uns zurückziehen.«

> »Mein Partner meinte immer, er wolle sich nicht wie der letzte Depp behandeln lassen, wenn man ihn an ein Versprechen erinnerte. Er opfere sich ja wirklich für uns auf, und wir könnten ja auch mal etwas selbstständig erledigen – wenn er dann, sichtlich ertappt, aus dem Raum lief!«

Ständiges Jammern, das Anhalten zu Höchstleistungen, permanente Hinweise darauf, dass man sich enttäuscht fühlt, Liebesentzug und was es sonst noch an »Pathomechanismen« gibt, sollten möglicherweise irgendwann einmal in einer Therapie oder in einem Gespräch mit einem freundlichen Berater aufgedeckt werden (der einem aber nicht zu nahe stehen sollte). Unter Umständen ist es sinnvoll, diese problematische Bezugsperson, selbst wenn es die Mutter oder der Vater ist, als bildhafte Vorstellungshilfe in den eigenen »inneren Setzkasten für Kuriositäten« zu verbannen, in eines der großen Fächlein in der Mitte, um anschließend sorgfältig Stacheldraht darüber zu spannen. Ziel dabei ist, innerlich Abstand zu bekommen, um sich nicht unbewusst ständig von solchem Verhalten schikanieren und leiten lassen zu müssen. Notfalls kann man vor seinem geistigen Auge noch ein gelbes Röschen in den Stacheldraht stecken, vor allem wenn es die eigenen Eltern »trifft«.

Erwachsen werden und sein

Eine andere Visualisierungstechnik, um sich innerlich gegenüber Forderungen abzugrenzen, die einen immer wieder heftig und bisweilen fast gewalttätig überschwemmen, ist das »Langspannen« der oft noch heftig pulsierenden dicken und kurzen inneren Nabelschnur – ob zu den eigenen heranwachsenden Kindern oder den Eltern. Die Nabelschnur wird nun dünner und kann mithilfe einer chirurgischen Klemme abgeklemmt werden (nicht durchschnitten) – Loslassen gelingt.

Festzuhalten ist: Was andere Menschen quasi nebenbei entwickeln, nämlich ein »Gefühl für sich« im Selbst-Bewusstsein, durch das sie in der Lage sind, entstehende Bilder, Gedanken, Bewertungen, Erwartungen und Aktionen nach einer ausgelösten Emotion angemessen hemmen, umlenken zu können und sich dadurch zu distanzieren, abzugrenzen oder auch unangenehmes, unangemessenes Verhalten zu unterdrücken (und die Aufmerksamkeit auch nach intensivem Gefühlszustand anderen Dingen zuwenden zu können), muss sich ein ADHS-Betroffener mit Willen, Verstand und Eingeständnis der eigenen Problematik mühsam erarbeiten – allein für sich und natürlich auch in der Partnerschaft und in der Familie.

»Jetzt bin ich 35 Jahre alt und in meinem Beruf in der Werbeagentur sicherlich erfolgreich. Mit der Power, die ich habe, bewege ich Projekte sehr intensiv, wie ich an meinen Mitarbeitern merke. Ich kann sie begeistern, habe aber auch Angst, sie zu überfordern, denn sie müssen einfach mehr ›Gas geben‹ als andere. Ich versuche ja, das irgendwie auszugleichen. Das Betriebsklima ist gut, aber ich merke, dass meine Kompagnons manchmal kritisch schauen, als ob ich alles an mich reißen wollte. Das tue ich nicht, ich versuche auch zu delegieren, aber manches geht mir zu langsam, und das sage ich dann auch sehr offen und deutlich, für viele sicher zu krass. Das macht mir schon Sorgen, auch dass ich eigentlich nur mit anderen Aktionen abschalten kann, wie beim Sport oder heftigem ›Abfeiern‹. Im Urlaub schlafe ich gerne draußen, ziehe ohne große Planung los, was meine Freundin super mitmacht, die so ähnlich wie ich und wirklich toll ist, aber für viele nicht ›ins Bild‹ passt. Werde ich je ›bürgerlich‹ sein können, so mit Häuschen im Grünen und moderat?«

Ein 35-Jähriger

Die klare Antwort ist: Nein. Aber er hat gelernt, mit den Anforderungen im Rahmen der Normen unserer Gesellschaft im Großen und Ganzen zurechtzukommen, als »Kerze, die an zwei Enden brennt«. Er hat sich eine ausreichend erfolgreiche Anpassung erarbeitet, mit der er sehr zufrieden sein kann, nachdem er jahrelang mit sich selbst gekämpft hat und hin- und hergerissen war zwischen seinen persönlichen Bedürfnissen, stets extremen Gefühlen und dem großen Wunsch, unauffällig-normal zu sein …

Immer häufiger hört man von jungen Eltern, dass sie froh sind, zu wissen, um was es bei ADHS geht, weil sie merken, dass sie viel angemessener mit ihren Kindern umgehen können und deutlich weniger Kummer in der Familie haben. Sie können jetzt auch akzeptieren, dass man nicht mit jedem gut Freund sein kann und muss, dass das eigene Gehirn sich auch manchmal ausruhen und »auslüften«, das heißt herunterregulieren muss.

»Es ist so schön, dass mein Mann, wenn ich gerade einmal wieder Ärger mit unserem Sohn hatte und verzweifelt versucht hatte, am ›Fuß der Erregungspalme‹ zu bleiben, sich einfach nur ganz ruhig hinter mich stellt, statt einzugreifen wie früher. Wir profitieren sehr davon, verstanden zu haben, dass die Methode, ein Problem kurz anzusprechen – gegenseitig oder zusammen mit dem Kind –, es dann erst einmal so stehen zu lassen und es später noch einmal zur Sprache zu bringen, tatsächlich viel schneller und friedlicher zu einer Lösung führt als unsere früheren endlosen Wortgefechte! Seit wir unsere Ferien und Wochenenden etwas besser planen und mein Mann, der früh am Morgen schon fit ist, unsere »Morgenmuf-

> feligkeit« etwas besser akzeptieren kann, geht es uns als Familie viel besser – auch weil ich mich bemühe, klar zu formulieren, was ich erwarte, ohne moralinsauer zu werden!«

Problematisch ist zurzeit noch, dass sich viele Menschen mit ADHS im Erwachsenenalter früher oder später Hilfe wünschen, wenn zum Beispiel Gedankenzyklen einfach nicht aufhören wollen, wenn der innere Schmerz zu groß wird oder die Situation verzweifelt anmutet. Denn noch gibt es leider bei weitem nicht in ausreichendem Maß professionelle Hilfe. Doch es lohnt sich, den Kontakt zu Selbsthilfegruppen aufzunehmen!

In Ordnung, aber wenn mein Partner es nicht einsieht?

Schwierig in Paarkonstellationen, in denen beide Partner von ADHS betroffen sind, ist bisweilen, dass der eine Partner durchaus erkannt hat, dass dieser »Wahrnehmungsstil« mit verantwortlich für die häufigen Differenzen sein könnte, der andere es aber einfach nicht wahrhaben kann oder will. Druck in irgendeiner Form führt nie zu einem positiven Ergebnis.

Nichts ist indes so kontraproduktiv, wie immer wieder über ADHS zu erzählen, Berge von Literatur anzuschleppen oder den anderen »überzeugen« oder dringlich zum »Mittun« bewegen zu wollen, wie es sich mittlerweile deutlich erwiesen hat.

Auch ein Elternteil eines jungen Erwachsenen oder eine Tochter beziehungsweise ein Sohn eines älteren betroffenen Erwachsenen sollte davon Abstand nehmen. Diejenige oder derjenige hat meist für sich höchst plausible »Erklärungen« für viele Verhaltensmuster gefunden und kam damit zurecht. Daher wird einfach abgewartet werden müssen, bis durch ein Ereignis der Leidensdruck plötzlich so groß wird, dass Bereitschaft und Offenheit entstehen, sich helfen zu lassen. Aber auch dann führt ein Überhäufen mit Schriften und endlosen Erläuterungen schnell wieder zur Abwehr. Nur durch zunächst relativ kurze Bemerkungen oder Andeutungen, dass es, wenn es interessieren würde, schon ein paar Erklärungen gäbe, ist ein Betroffener nun erreichbar.

(»Ich weiß nicht, ob dich meine Meinung dazu interessiert. Wenn ja, lass es mich wissen, wir können gern darüber reden.«)

Das Interesse muss freiwillig entstehen, da nur dann echte Aufnahmebereitschaft besteht. Altbekannte Satzanfänge, die sofort negative Gefühle hervorrufen, wie »du musst«, »du müsstest« oder »du solltest« sind dabei peinlich zu vermeiden, egal, wie alt jemand ist! Eine Person, die sich nie richtig verstanden gefühlt hat, die sich gegängelt fühlte, geschulmeistert, abgestraft, muss als logische Konsequenz der eigenen Lerngeschichte die »absolute Wahlfreiheit« haben, ob sie Hilfe und Unterstützung in Anspruch nehmen möchte.

Genauso klar zeigt sich allerdings, dass es auch extrem schädlich wirken kann, wenn der eine dem anderen zuliebe alles mitmacht. Das kann bis zur Co-Abhängigkeit führen oder dazu, dem Gegenüber zu signalisieren, dass man ihn oder sie liebe und nur mit manchen Dingen nicht klarkomme. Erfährt jemand mit ADHS aber die »Hauptbotschaft« des Angenommenseins und des Geliebtwerdens noch in irgendeiner Form, ist sein Basisbedürfnis abgedeckt: Er wird nicht verlassen. Und daraus wird unbewusst das »Recht« abgeleitet, dass sich der Partner oder die Partnerin doch mit dieser oder jener Eigenschaft arrangieren können müsste. Und eigentlich käme man ja bestens miteinander klar, wenn die Partnerin beispielsweise »das bisschen Computerspielen« oder »die paar Bierchen« am Abend einfach akzeptieren würde oder der Partner entweder selber bügeln würde, notfalls eben die beiden Riesenhaufen Wäsche im Schlafzimmer schlicht ignorieren könnte …

Leider reagieren auch Erwachsene mit ADHS nur auf ausreichend starke Reize, das heißt oft eben nicht auf die »gelbe Karte«, sondern nur auf die »rote Karte«. Bei gravierenden Konflikten muss ein echtes Stoppsignal kommen, mitunter sogar die Bereitschaft, sich zu trennen, damit eine »Umorientierung« oder ein Einlassen auf eine ernsthafte Problemlösungsdiskussion überhaupt möglich wird.

Menschen mit ADHS wissen dabei von sich, dass sie grundsätzlich und unter veränderten Bedingungen nach einer ehrlich gemeinten Entschuldigung jederzeit wieder bereit sind, neu anzufangen – aber nur bis zu einer bestimmten Grenze, dem so genannten »absoluten Quälepunkt«. Ist dieser Punkt erreicht, das heißt, wird diese äußerst subjektive kritische Grenze überschritten, sei es durch lang anhaltende Missachtung der Bedürfnisse, durch Verhöhnung, Vernachlässigung oder durch Missbrauch in irgendeiner Form, kann es plötzlich sein, und zwar ganz unvermittelt, dass die »innere Tür« regelrecht zufliegt oder ein »innerer Riss« entsteht – mit der Folge, dass es keinen Rückweg in die Beziehung gibt (weder in eine Freundschaft noch in eine Partnerschaft), selbst wenn sie verändert würde.

Im Syndrom der Extreme muss man sich wahrscheinlich eingestehen, dass auch hier extrem reagiert wird und dass, wenn es so weit gekommen ist, selbst versierte Therapieversuche nicht mehr viel bringen. Es bleibt nur noch die Trennung, die früher oder später vollzogen wird. Natürlich versuchen es viele dennoch immer wieder aufs Neue miteinander, aber wenn Misstrauen, Mitleid oder Verärgerung die Begeisterung für den Partner überdeckt, hat es letztlich keinen Sinn mehr.

Und bei wirklich harter Auseinandersetzung?

Damit es dazu gar nicht erst kommt, ist es sinnvoll, schon frühzeitig eine etwas positivere »Streitkultur« zu etablieren (vgl. unter anderem Neuhaus 2000) und festzulegen, dass Probleme angesprochen werden müssen, aber nie dann, wenn der Streit eskaliert ist, sondern nur, wenn sich die Gemüter wieder beruhigt haben, zu einer festgesetzten Zeit an einem festgesetzten Ort.

Dieser Ort ist sinnvollerweise ein »sicherer« Ort, vor allen Dingen wenn es um ernste Probleme geht, bei denen man Gefahr laufen könnte, sich plötzlich doch anzuschreien und »auszurasten«. Eine solche Unterredung, die beispielsweise beim Spazierengehen oder in einem Restaurant geführt werden könnte, sollte aber ganz sicher nicht nach einem Tag voller Stress oder gar unter Alkohol erfolgen. Die Situation mag mit einem Glas Wein

»entspannt« sein, aber früher oder später hat die Realität nichts mehr mit den Absprachen, die in dieser »Stimmung« getroffen wurden, zu tun, und die Ernüchterung kommt sicher. Dies ist vermutlich sofort nachvollziehbar, was Alkohol- oder Drogenkonsum angeht, aber warum nicht nach einem Stresstag?

Auf der dringend benötigten Suche nach Ruhe, nach emotionaler »Homöostase«, lenkt der Schwächere in der Beziehung dann oft zu leicht vorschnell ein, um der Sache *jetzt* ein Ende zu bereiten. Und morgen?

Als ganz festes Prinzip gilt auch für Grundsatzgespräche: Jegliche »Vergangenheitsbewältigung« mit erneutem Aufwärmen (und entsprechenden Vorhaltungen) von »Fehleinstellungen« oder »Fehlverhalten« ist völlig ineffektiv. Die Klärung eines Konflikts gelingt nur, wenn ganz konkret eine Perspektive für die Zukunft besteht, das heißt, wenn die Bereitschaft vorhanden ist, in Zukunft etwas wirklich anders zu machen, gegebenenfalls auch verbunden mit einer Einstellungsänderung!

Droht eine solche Klärung trotzdem zu entgleisen, kann man besser bei seiner Aussage und bei sich bleiben, wenn man den anderen zumindest nicht die ganze Zeit anschaut oder ihn gar mit den Augen fixiert. Sonst läuft man ganz schnell Gefahr, sich regelrecht in der Stimmung des Gegenübers »zu verhaken«, die diesem vom Gesicht abzulesen ist. Der Eklat erfolgt dann unausweichlich im Sinne eines »Locked-in-Phänomens«. Der Betroffene befindet sich dann nicht bezüglich der Aufmerksamkeit, sondern jetzt auch mit seiner Emotion im Hyperfokus. Er empfindet dann meist nur noch Wut oder Trauer, was zusätzlich verbal aggressiv oder depressiv unterlegt wird. Die charmant-strahlenden »Lichtchen« in den Augen von jemandem mit ADHS können dann zu regelrechten »Suchscheinwerfern« oder drohenden »Verhörlampen« mit gleißendem Licht werden oder, schlimmstenfalls, kalt verlöschen …

Beim Versuch einer Klärung kommt oft blitzschnell ein »Ja, aber« mit Gegenargument, oder es erfolgt ein plötzlicher Wechsel auf ein ganz anderes Thema. Zettel und Bleistift zum schriftlichen Fixieren des Klärungsgegenstands bannen diese Gefahr weitgehend. Argumente gegen einen Sachverhalt halten die Diskutierer über diese Visualisierungshilfe des Notierens sozusagen »online«. Dadurch wird der sonst ständige Blickkontakt reduziert, und da Schreiben ja etwas Zeit beansprucht, kann man sich dabei vielleicht auch wieder daran erinnern, die Stimme zu senken ... Erfahrene Praktiker im Umgang mit ADHS-Betroffenen wissen, dass sie ergänzend sinnvollerweise vorgeben, dass niemand monologisieren darf. Notfalls werden sogar Redezeiten festgelegt. Einer versucht, das Gespräch zu strukturieren und gegebenenfalls zum Thema zurückführen (nach vorheriger Absprache).

Auf diese Dialoge, die so schnell giftig werden können, kann ausgesprochen auflockernd und positiv eine so genannte »Entdramatisierung« mit Störungsbildkenntnis wirken: Man setzt sich damit quasi auf seine persönliche »Hebebühne« und lässt sich über das Konfliktthema heben, um es aus der Vogelperspektive (das heißt unter dem Aspekt des ADHS) zu betrachten. Ab und zu kann dann vielleicht über ein »syndromtypisches« Missgeschick oder Missverständnis gelacht werden oder jetzt auch die berühmten Extremetiketten wie »nie«, »ständig«, »immer« absichtlich eingebaut werden – Etiketten, die ganz sicher *nie* hundertprozentig berechtigt und akzeptabel sind.

Partner, bei denen die Gefühlsbasis noch einigermaßen stimmt, können einmal das Experiment durchführen, während eines Gesprächs eine Strichliste zu führen, wie oft der eine von ihnen oder beide diese Begriffe benutzen. Drastisch, aber ungeheuer aufklärend wirkt die Band- oder Videoaufzeichnung einer strittigen Diskussion, die beide sich jedoch zunächst lieber jeweils allein (oder mithilfe eines neutralen Dritten) anhören beziehungsweise ansehen können ... Unaufgeregte Mikroanalysen der Vorlaufbedingungen eines Konfliktes, die ohne Hektik und mit Verständnis für ADHS ablaufen, sowie Strategien wie oben beschrieben ermöglichen eine Kompensation – wenn man es praktiziert und übt, bis es auf Abruf funktioniert.

Wie Kinder und Jugendliche mit ADHS kämpfen auch betroffene Erwachsene mit ihrer Tendenz, schnell zu vergessen oder »umzubewerten« (etwas anderes als das Abgesprochene ist mit einem Mal wichtiger). Sie haben Schwierigkeiten mit dem »Durchhalten-Sollen«, aber nur wenn sie dabei erfolgreich sind, gibt es Entlastung. Ein Belohnungsanreiz kann hilfreich sein. Erfahrungsgemäß helfen jedoch vor allem das Angleichen oder akzeptierende Ausbalancieren der individuellen Rhythmen, Bedürfnisse und Fähigkeiten. Dann erscheint es nicht mehr ungerecht im Sinne des Wunsches nach »Gleichberechtigung«, wenn der, der morgens früher anlaufen kann, entsprechende Tätigkeiten als seine Pflichten betrachtet, und dafür der, der abends noch agil ist, im Gegenzug ein bisschen den Haushalt versorgt, die Kinder ins Bett bringt etc.

Weiß sie, dass er mit der Erwartung nach Hause kommt, dass die Hausaufgaben erledigt sind und er sich auf einen entspannten Feierabend freuen kann, dies aber ganz sicher nicht vorfinden wird (worauf er sich einstellen muss!), kann sie ihn nach einem freundlichen »Guten Abend« und einem Küsschen vielleicht erst einmal mit dem Hund um den Block schicken oder mit einer Tasse Kaffee in den Garten locken (was das Paar aber vorher abgesprochen haben muss), so dass er in Ruhe »ankommen« kann. So wird es ihr selbst möglich, ihn nicht gleich mit all den Missetaten zu überfallen, die die Kinder heute wieder angestellt haben, und ihm in allen Details zu berichten, was sie heute alles aushalten musste …

Die Grundbedürfnisse nach Schlaf, Nähe, Aktivität und Sexualität müssen bei ADHS auch im Erwachsenenalter einigermaßen befriedigt werden, damit nicht durch chronische körperliche Missbefindlichkeit, die keinesfalls Lust und Antrieb erzeugt, Vermeidungsverhalten sozusagen provoziert wird und die Familie, das Umfeld vorwiegend als ärgernd oder feindselig empfunden werden.

»Es ist schon verblüffend. Seitdem wir den Mut haben, einfach ein bisschen unkonventionell zu sein, geht vieles besser. Das heißt, an den Werktagen essen wir Eltern erst später, wenn unsere Kinder schon im Bett sind, zu Abend. Das passt auch deshalb gut, weil wir und die Kinder morgens meist sowieso kaum ›Frühstückshunger‹ haben und uns deshalb in der Küche nur zu einem Getränk und dem Verteilen der Vesperbrote treffen. Seither gibt es auch kein Geschrei mehr, weil die Kinder trödeln oder krümeln. Ein richtiges Frühstück gibt es dafür am Wochenende, wenn wir alle richtig wach sind. Und Fernsehen oder Gameboyspielen gibt es morgens generell nicht mehr, für niemand.

›Gemeinsame Mithilfe‹ im Haushalt haben wir umgewandelt in ›Zuständigkeiten mit alleiniger Verantwortung‹. Unser 11-jähriger Sohn ist zum Beispiel fürs Rasenmähen zuständig, mein Mann kümmert sich ganz allein um den Komposthaufen, und seit nur ich die Spülmaschine fülle und ausräume, geht viel weniger kaputt … Unser 13-Jähriger putzt unsere Fenster mit dem Dampfstrahlgerät nahezu perfekt. Wir fahren gerne gemeinsam Rad, aber ich muss nicht mehr unbedingt mit meinem Mann Tennis spielen, der im Gegenzug nicht mehr mir zuliebe einmal in der Woche in der Sauna ausspannen muss – das ist mein ›Lebenselixier‹.«

Eingebaut in etwas Struktur schafft mehr Individualität mehr Entspannung in Gemeinsamkeit!

So wird ein Paar mit ADHS nicht nur »gemeinsam unausstehlich« (das heißt unkonventionell), sondern auch »gemeinsam stark«, wenn sie sich auch gegenseitig immer wieder quasi am Schopfe packen müssen. In Phasen extremer Herausforderungen, die zum Beispiel schwierige heranwachsende Kinder mit sich bringen, aber auch Umzüge und Veränderungen jeder Art, wird das immer wieder nötig, wenn der Stress die spontane Empathie, die Erkenntnis und die »ADHS-Vernunft« zu überwältigen droht. Eine Herausforderung bedeutet es auch, den Humor zu bewahren, wenn der Partner beispielsweise mit übergroßer Leidenschaft nicht nur alle möglichen Filme auf Videos aufnimmt und diese sammelt, sondern darüber hinaus auch noch ein absoluter und überengagierter Fan von klassischer Musik ist, die er natürlich gern in entsprechender Lautstärke hört. Hart erkämpft ist Souveränität, wenn jemand mit ADHS zwar immer wieder selbst leidenschaftlich für etwas entflammt, einen anderen aber, dessen Begeisterung er jetzt nicht teilen kann, »abgrundtief« verurteilt.

Aber auch Erfreuliches ist zu berichten: Ein Paar beispielsweise (Eltern von zwei Kindern, allesamt von ADHS betroffen) gratulierte nicht nur sich, sondern auch der Therapeutin zu seinem 30-sten Hochzeitstag von ganzem Herzen. Beide erklärten in einem Nebensatz, dass sie diesen Tag wohl ohne die Hilfe der ADHS-Beratung nicht gemeinsam erlebt hätten, weshalb sie ihr ein riesiges Dankeschön auf einer Loriot-Karte schickten (auf der ein Zeitung lesender Ehemann im Sessel abgebildet ist, hinter dem Bratpfannen schwenkend die Ehefrau steht. Darunter steht: »Die meisten Männer wissen nicht, was im Kopf ihrer Frau vorgeht!«).

Nicht nur unter diesem Aspekt lohnt jeder Einsatz für einen besseren Umgang mit ADHS, sondern vor allem auch im Hinblick auf die nächsten Generationen, die durch mehr Wissen, Achtsamkeit und Strategieanwendung in der Interaktion und über Vorbildfunktion weniger seelische blaue Flecken bekommen könnten. Und das würde doch dem Wohl von jenen Kindern dienen, die zwar eigenwillig und schwierig, aber auch faszinierend und für viele positive Überraschungen gut sind – wie der 9-Jährige, der ernsthaft erklärt: »Natürlich muss in einer erdbebengefährdeten Zone im ›101‹ (das derzeit höchste Hochhaus der Welt in Taipeh/Taiwan) oben eine 70 Tonnen schwere Kugel sein, wenn man weiß, was Erdanziehungskraft ist, und die Gesetze der Mechanik anwendet! Wenn es unten wackelt, sorgt der Druck von oben für die Stabilisierung unten.« (Und dies mit Gesten auch noch erläuternd unterstreicht …)

Medikation – ein leidiges Thema, aber oft so hilfreich

Für manche klang die These, die Thomas Brown auf dem Kongress in Bad Boll 2003 formulierte, vielleicht etwas provokant: »If there is a lack of chemistry, you have to fill in chemistry.« (Wenn es an Chemie fehlt, muss man Chemie hinzufügen.) Durch ein Urteil des Bundessozialgerichts 2002 zum »Off-Label-Use« auch für die Substanz Methylphenidat als Medikament der ersten Wahl für Erwachsene mit ADHS (Ritalin®, Medikinet®, Equasym®, Concerta®) verschlechterte sich die Versorgung für Betroffene zunächst zum Teil erheblich.

Methylphenidat ist für Erwachsene zugelassen bei der Diagnose Narkolepsie, für Kinder zwischen 6 und 18 Jahren auch bei ADHS. Das Thema Medikation im Erwachsenenalter wird ausführlich bei Krause und Krause 2003 abgehandelt, für Kinder und Jugendliche unter anderem bei Trott 1993 und Huss 2002, worauf entsprechend verwiesen wird.

2003 nehmen Fritze und Schmaus Stellung zur Behandlung Erwachsener mit Methylphenidat trotz der Verordnungsbeschränkung durch die Altersgrenze. Sie äußern sich unter anderem dahingehend, dass zur Zeit der Zulassungsbeantragung der Substanz beim Bundesinstitut für Arzneimittel und Medizinprodukte, BfArM, das Störungsbild im Erwachsenenalter weitgehend unerkannt war und entsprechend keine Studien vorlagen. Sie legen dar, dass die Wirksamkeit, die bei Kindern und Jugendlichen ja unzweifelhaft belegt ist, auch bei Erwachsenen angenommen werden kann, »zumindest vor dem Hintergrund der auch für Erwachsene vorliegenden Wirksamkeitsstudien«. Über das Abhängigkeitsrisiko ist ebenfalls hinlänglich diskutiert und geforscht worden; es scheint wenig plausibel, so die Autoren, dass sich dies bei bestimmungsgemäßem Gebrauch und entsprechender Indikation bei Erwachsenen anders darstellt. Bei sorgfältiger Diagnose und einschleichender Dosierung mit geringen Mengen der Substanz gibt es im Rahmen eines therapeutischen Gesamtkonzepts vor dem Hintergrund genügender Hinweise und angesichts der folgenschweren Erkrankung keine Alternative für die medikamentöse Behandlung von ADHS im Erwachsenenalter. Die fachliche Einschätzung und die bisherigen Daten, so die Stellungnahme, gestatten auch nicht, die Verordnung der Medikation aus der Leistungspflicht der Krankenkassen auszuschließen.

Die Diskussion um die jedoch nach wie vor noch nicht offiziell zugelassene Substanz für die Behandlung Erwachsener mit ADHS macht hierzulande leider derzeit oft eine kollegiale Zusammenarbeit zwischen Ärzten und Psychologen mühsam.

Dabei quälen sich viele Patienten sehr mit der Frage, ob sie überhaupt ein Medikament nehmen sollen (wie dies auch Sari Solden 2002 eindrücklich aufzeigt). Das Thema ist für viele schlicht angstbesetzt, zumal viele Betroffene ohnehin allgemein nicht viel von Medikamenten halten. Ob dies aus der Medikamentenabhängigkeit eines Familienmitglieds, Bekannten, Freunden oder Kollegen resultiert oder ob beispielsweise eigene Erfahrungen gemacht wurden, sei dahingestellt. Bisweilen haben Betroffene Skepsis gegenüber Medikamenten (was aber nicht sofort geäußert wird!), wenn zum Beispiel ein Beruhigungsmittel nicht wirkte oder die gegenteilige Wirkung hervorrief, wenn ein Medikament, das antidepressiv wirken sollte, die Befindlichkeit und vor allen Dingen den Antrieb eher noch verschlechterte oder wenn ein Neuroleptikum zwar als stark dämpfend erlebt wurde, sich aber ansonsten nichts verbesserte, man dafür auch noch dick wurde. Erfahrungsgemäß stecken hinter Aversionen gegen Medikation mehr oder minder drastische Beobachtungen oder Erfahrungen, die dem Behandler jedoch meist zunächst verborgen bleiben. Manche Patienten rücken erst sehr spät mit der Sprache heraus. Sie sollten ganz sicher nicht gedrängt und auf jeden Fall in ihren Bedenken oder in ihrem Widerstand ernst genommen werden.

Erneut bleibt festzuhalten, dass man einen Betroffenen im Erwachsenenalter weder dazu überreden kann, sich diagnostizieren zu lassen, noch dazu, sich behandeln zu lassen – auch wenn dies bisweilen Partnern oder Eltern junger Erwachsener großen Kummer bereitet. Keinesfalls sollte irgendjemand versuchen, einen Betroffenen zur Medikation zu »bekehren«, zumal dann erfahrungsgemäß kaum eine positive Wirkung verspürt wird, sehr wohl aber ein nahezu riesiger Blumenstrauß an »Nebenwirkungen« – mit Ausnahme einer Appetitreduktion, die man bei betroffenen Kindern beobachtet, die aber bei Erwachsenen, obwohl von denen oft sehr erwünscht, nicht einsetzt …

Die Substanz Methylphenidat hat sich erfreulicherweise nicht nur bei Kindern als ausgesprochen nebenwirkungsarm erwiesen. Auf dem Beipackzettel kann man aber nach wie vor alle möglichen »schrecklichen Dinge« lesen, und auf einschlägigen Internetseiten wird Horrendes berichtet. Entsprechend ist ein reizoffener, reizfilterschwacher und somit beeinflussbarer Betroffener häufig von Anfang an nicht nur irritiert, sondern eben auch latent infiltriert. Das gilt umso mehr, wenn kritische Anmerkungen von einer Person kommen, die aus ihrer Sicht in irgendeiner Weise kompetent erscheinen.

> »Ich habe das Medikament eine Woche genommen, aber jetzt abgesetzt. Das sind ja furchtbare Nebenwirkungen!«
>
> *Eine 36-Jährige*

Auf Nachfrage, in welcher Dosierung die Betroffene Methylphenidat genommen hat, berichtet sie, dass sie am ersten Tag im Abstand von 4 Stunden 3 Tabletten zu 10 mg eingenommen habe. Sie habe sofort Herzrasen gehabt, gezittert, habe am Tag darauf die Dosis halbiert und habe sich dann überhaupt nichts mehr merken können. Sie habe dann nur noch ¼ Tablette genommen, es sei ihr aber immer schlechter gegangen, sie habe gar nichts mehr gewusst und sei regelrecht »zusammengebrochen«.

In der sachlichen Nachexploration stellte sich heraus, dass ihr eine in der Behandlung mit Methylphenidat unerfahrene Ärztin zu dieser hohen Einstiegsdosis geraten hatte. Am ersten Tag der Einnahme hatte die Patientin, die irritiert über diese bei so hoher Einstiegsdosis durchaus übliche Nebenwirkung war, auf Anraten von Freunden alles mögliche »Ritalinkritische« gelesen. Und es konnte identifiziert werden, dass das »Nichts-mehr-Wissen« Beruhigung war, der »Zusammenbruch« Müdigkeit beziehungsweise die wieder einsetzende Antriebslosigkeit nach Absetzen der Medikation.

Die Erwartungen an die tatsächliche Medikamentenwirkung sind dagegen oft viel zu hoch. Für Kinder sind Methylphenidat oder DL-Amphetaminsulfat weder Präparate, um »plötzlich lieb zu sein« oder um »gut in der Schule« zu werden. Natürlich wird für den Erwachsenen der Haufen der zu erledigenden Arbeit nicht kleiner, der Chef wird nicht netter oder verständnisvoller, die Arbeitskollegen nicht freundlicher …

Auch wenn es für den Behandler mühsam ist, sollte der Medikation eine sorgfältige Aufklärung und eine gründliche Beantwortung aller anstehenden Fragen vorausgehen, ebenso wie eine genaue Anleitung zum langsamen Einschleichen mit sorgfältigem Austesten, welche Menge in welchem zeitlichen Abstand pro Dosis symptomlindernd wird. Bis auf wenige Ausnahmen brauchen Erwachsene meist wesentlich geringere Dosen als Kinder, profitieren genau wie sie mehr, wenn sie die wirksame Dosis in den für sie individuell richtigen Zeitabständen (3½–4½ Stunden) etwa drei- bis viermal am Tag nehmen. Bei einigen ist eine kleine Dosis, etwa 30 Minuten vor dem Schlafengehen genommen, die perfekte Einschlafhilfe (nicht bei allen, aber oft besser als beispielsweise Alkohol).

Erwachsene spüren an Wirkung meist eine gewisse Stimmungsstabilität und fühlen sich antriebsstärker, wenn sie etwas angehen. Sie berichten, länger bei einer Tätigkeit bleiben zu können. Sie können sie wesentlich leichter zu Ende führen und gegebenenfalls später auch kontrollieren. Insgesamt erscheinen sie »stresstoleranter« – wenn die Dosis stimmt und vor allem kontinuierlich behandelt wird. Manche, aber nicht alle, profitieren sehr von Langzeitpräparaten.

> »Meinen Haushalt habe ich inzwischen besser im Griff, weil ich entrümple und häufig benötigte Dinge so unterbringe, dass ich sie leicht finden und nach Gebrauch ohne große Mühe wieder aufräu-

men kann. Das habe ich aber erst im vierten Anlauf unter Stimulantienmedikation geschafft. Und dies trägt tatsächlich zur Verbesserung meines Selbstwertgefühls bei, obwohl Irritationen wie kleine Streitereien und vor allem unerwartete Ereignisse mein System noch immer leicht zum Kippen bringen können.«

Eine leichte Dosissteigerung stabilisierte die 38-Jährige auf erfreuliche Weise

Viele spüren recht deutlich, dass sie gefühlsmäßig mehr in ihrer Mitte sind, dass sie nicht mehr so schnell wütend werden oder viel zu rasch etwas äußern (trotz des Vorsatzes, es zu unterlassen!). Sie fühlen sich ruhiger, viele können bei gleichmäßiger Einnahme auch besser schlafen und vor allen Dingen einschlafen.

Die Ablenkbarkeit reduziert sich und damit auch die Reizüberflutung, was häufig als ausgesprochen unangenehm erlebt wird, vor allen Dingen wenn sich Betroffene in Menschenmengen aufhalten.

»Mit biochemischer Brille sehe ich alles klarer. Ich kann jetzt sogar jemanden zum Kaffee einladen und mit ihm kommunizieren! Ich kann das Aufräumen wirklich angehen und habe alle anstehenden Rechnungen bezahlt. Aber die Sache ist noch gewöhnungsbedürftig: Bei Routinen wie dem Kochen mache ich alles bewusster und merke jetzt deutlich, wenn ich mich verzettle. Dann komme ich manchmal ein bisschen ins Schleudern … Aber ansonsten geht es mir so gut wie seit Jahren nicht mehr.
Am Anfang wurde ich wohl fast ein bisschen ›hyperaktiv‹. Ich habe halt versucht, alles aufzuarbeiten, was nur geht, und musste mich da fast ein bisschen bremsen. Ich war einfach so froh, dass es jetzt ›flutschte‹. Der größte Effekt ist aber, dass ich meinem 14-jährigen Sohn jetzt besser zuhören und endlich das umsetzen kann, was ich schon lange will und soll, nämlich ihn nicht gleich verschreckt zu verurteilen, wenn etwas nicht so läuft, wie ich es mir vorstelle. Mein Sohn ist genauso frühreif, wie ich es in seinem Alter war. Mit 15 Jahren bin ich auf einer Motoguzzi mit 220 Stundenkilometern mitgefahren. Und nun erzählte mir mein Sohn, dass sein Freund und er mit 240 Stundenkilometern auf einer noch stärkeren Maschine unterwegs waren. Ich konnte tatsächlich cool bleiben und ihn fragen, ob er meine Meinung dazu hören möchte – auch wenn das eventuell ein bisschen länger dauern würde –, und er wollte!«

Eine 36-Jährige

»Mein Problem war, dass ich mich so furchtbar schnell in etwas hineinsteigerte. Eigentlich half nur, mich anzuschreien oder mir eine Ohrfeige zu geben. Jetzt, mit dem Langzeitpräparat, halten mich meine Kinder und auch mein Partner für stabiler und ansprechbarer, ich fühle mich selbst auch gelassener, nicht ständig hin- und hergerissen zwischen ›Hochgefühl‹ – zum Beispiel in der Partnerschaft – und plötzlich einsetzendem Ärgergefühl. Es ist wirklich erstaunlich. Aber ich muss ganz sicher noch an mir arbeiten, denn wenn es für mich zu gut läuft, fange ich gerne an zu ›stänkern‹, und ich hasse mich selbst für die ungerechten Äußerungen anderen gegenüber.«

Eine 39-jährige Mutter von 2 Kindern

Ähnlich wie den Kindern und Jugendlichen wird dem Erwachsenen unter Medikation seine persönliche Lage zum Teil erst richtig »bewusst«, und das in vielerlei Hinsicht. Dieses »klarere Sehen« entwickelt sich im Laufe der Zeit. Zunächst erhalten viele zu ihrer großen Verblüffung recht schnell die Rückmeldung, sie würden immer liebenswürdiger und stiegen nicht mehr so schnell »aus dem Anzug« (was aber nur für Betroffene gilt, die nicht zusätzlich comorbid oppositionell sind oder gar noch zusätzlich eine Persönlichkeitsstörung entwickelt haben).

Vielen wird aber auch bewusst, wie sehr sie sich ihrerseits durch forderndes, unwirsch-drohendes oder auch aggressives Verhalten vonseiten anderer einschüchtern oder sich durch Einschmeicheln oder Bitten vielleicht ausnutzen ließen. Dabei registrieren sie, dass diese Menschen im Umfeld eben auch nur Menschen mit Fehlern sind, denen gegenüber sie sich aber fast etwas »klein gemacht« haben. So wird zunehmend registriert, dass zum Beispiel der Partner in wirklich ungebührlicher Weise versucht hat, einen zu belehren oder gar zu erziehen. Durch die bessere Fähigkeit, Informationen speichern und abrufen zu können, vor allem besser an einem Thema bleiben zu können, wird vielleicht offenkundig, dass auch das Gegenüber schnell von einem Gedankengang zum nächsten springt, stets die Ausrede der Ausrede parat hat und immer wieder »kleine Lügen« auftischt. Und genauso wird registriert, dass nicht nur man selbst sich unter Umständen schlecht an Vereinbarungen hält, sondern der Partner ebenso. Und es wird einem zunehmend »bewusst«, dass sich eine

Situation nicht verbessert, wenn man den anderen mit lauter werdender Stimme in wahren Wortfluten ertränkt.

> »Ich selbst merke seit der Medikation, dass ich in meinen Gedanken ruhiger bin, manches macht mir auch weniger aus. Allerdings erlebe ich auch weniger ›Kicks‹, obwohl ich mich insgesamt als leistungsfähiger erlebe und mehr Energie habe. Vor allem merke ich deutlich, wenn die Wirkung des Medikaments nachlässt!«

Dies ist die typische Selbstbeobachtung eines 39-Jährigen, der aber vor allem verblüfft ist über seine veränderte Außenwirkung, die er selbst gar nicht so genau registriert: Die Kollegen gaben ihm die Rückmeldung, es sei toll, dass er sie plötzlich aussprechen lasse, zuhören könne und vor allem bei notwendigen Erklärungen nicht mehr bei Adam und Eva beginne …

Unter Medikation wirkt das eigene Chaos allerdings manchmal überwältigend und die Finanzmisere heftig. Wenn die Selbstüberwachung und Selbsteinschätzung plötzlich so stark verbessert wird, kann dies unter Umständen dazu führen, die Medikation abzusetzen, wenn nicht flankierend eine gute Begleitung existiert.

> »Mir hilft die Medikation wirklich, und ich komme in meinem Arbeitsumfeld auch besser klar. Aber ich finde es schrecklich, nach Hause zu kommen, weil ich dieser voll gestopften Wohnung einfach nicht Herr werde. Am liebsten würde ich wieder in meinen verträumten Zustand zurückkehren, statt mir immer wieder bewusst machen zu müssen, dass ich eigentlich zur Schuldnerberatung gehen muss.«
>
> *Eine 45-jährige Patientin*

Die Persönlichkeit wird nicht grundlegend verändert, die »chemische Brille« lässt aber manches prägnanter erscheinen. Dadurch ergeben sich nicht nur persönliche Veränderungen, sondern auch in der Beziehung kann sich manches ändern. Problematisch ist es, wenn beide Partner mehr oder minder stark ausgeprägtes ADHS haben und der eine sich damit beschäftigt und Medikation nimmt, der andere sich zwar auch mit dem Thema befasst, jedoch denkt, ohne Medikation klarzukommen. Das Beziehungsgefüge kann dann schon ein wenig ins Wanken geraten, wenn nur einer von beiden »klarer sieht« und Dinge verändern möchte, die direkte Auswirkungen auf die Beziehungsgestaltung haben – auch was die Kinder betrifft. Wenn die Mama jetzt nicht mehr so vergesslich ist, nicht mehr so ablenkbar, kann man sie leider auch nicht mehr so gut austricksen ... Dieser Prozess, der nicht schlagartig einsetzt, wird von vielen zunächst nicht bemerkt. Auf diese Veränderungen sollte deshalb hingewiesen werden, um die Erwartung entsprechend anzupassen.

Eine erhöhte Stimmungsstabilität und eine größere Frustrationstoleranz produzieren sicher nicht sofort die Fähigkeit, in den Perspektivewechsel gehen zu können. Und es wird aus einem eher unordentlichen Menschen unter Medikation nicht sofort jemand, der das, was er benutzt, sofort wieder an den entsprechenden Platz zurücklegt. Aber er kann jetzt daran arbeiten – und reagiert dann eben verärgert, wenn die anderen nicht auch etwas verändern (können).

Der Partner erlebt es oft auch nicht immer nur als positiv, wenn der, der Medikation nimmt, sich nun immer besser abgrenzt, manches einfach besser durchschaut ... Bisweilen wird bei dieser Konstellation klar, dass man die Beziehung nicht mehr länger genauso führen kann oder möchte wie bisher. Wird nun vonseiten eines Ehemanns beispielsweise kräftig gegengesteuert, entsteht schnell eine schwierige Situation: Der Versuch, sich ein wenig mehr abgrenzen zu wollen, aber gegen Widerstand, strengt an, und die Erfahrung, kein oder wenig positives Feedback zu bekommen, weil man sich bemüht, Bewältigungsstrategien in der Selbstorganisation und der Kommunikation einzusetzen, macht traurig. Die Anspannung weicht nicht, und Missgeschicke, die natürlich noch immer ab und an passieren, werden leicht überbewertet. Die Mutter eines 8-jährigen Kindes würde sich jedoch niemals von ihrem Partner trennen, aus panischer Angst davor, ihr Leben allein meistern zu sollen! Katastrophal wirkt sich in dieser Situation die Einschätzung eines behandelnden Arztes aus, dass man vorwiegend ihre Depression behandeln müsse: mit Absetzen des Stimulanzienpräparats und alleiniger Behandlung mit einem Antidepressivum sowie einem Therapeutenwechsel, denn ADHS sei ja nur ein Nebenbefund! Und umso nötiger und sinnvoller erscheint es, sich nicht nur mit dem Wahrnehmungsstil bei ADHS intensiv zu beschäftigen, sondern auch mit den unzähligen Missverständnissen, die damit verbunden sind. Der Erfahrung nach dauert es selbst mit willentlichem Kompensationsversuch lange, bis auch in kritischen Situationen eine »situationsangepasste Selbstdarstellung« gelingt, die zu einem festen Bestandteil des Verhaltensrepertoires wird – und oft gelingt auch das nur mit Hilfe.

Bedauerlich ist derzeit, dass nach wie vor Patienten, die mit ADHS diagnostizert sind und dringlich Medikation brauchen, beispielsweise bei Aufnahme in einem Krankenhaus oder während einer Kur das Medikament vorenthalten wird. Es wird zum Teil sogar noch unter dem überholten Vorurteil abgesetzt, Methylphenidat mache als hochpotentes Präparat süchtig.

Ein Patient mit ausgeprägtem ADHS, schwerster Arbeitsstörung und hoch problematischer Beziehung, dessen Schwierigkeiten sich trotz langwieriger Psychotherapie nicht verbessert hatten, war beruflich in eine so prekäre Lage geraten, dass die Situation für ihn aussichtslos erschien. Der behandelnde Psychiater weigerte sich jedoch, einem Patienten in einem »solchen Zustand« auch noch ein Medikament zu verschreiben, das aufputschend wirken könne. Der »Zustand« des Betroffenen wurde jedoch immer verzweifelter. Der Hausarzt nahm sich seiner an und verschrieb ihm probeweise die Medikation – mit durchschlagendem Erfolg, ergänzend begleitet von einem hochfrequenten Coaching zur beruflichen und privaten Stabilisierung des Patienten.

Bisweilen ist der Mut der Verzweiflung groß. Ein Patient erzählt in einem Brief seine Geschichte:

> »Wenn ich heute die eher außergewöhnliche Form der Kommunikation zwischen Patient und Arzt wähle, so hat dies auch einen außergewöhnlichen Grund. Mir ist es von größter Wichtigkeit, Ihnen in Ruhe alle meine Gedanken, Überlegungen und Gefühle mitzuteilen, ohne dabei etwas Wichtiges zu vergessen.

Als ich am Montagabend bei Ihnen in der Sprechstunde war, berichtete ich Ihnen, dass es mir zurzeit sehr schlecht gehen würde. Ich hatte Schmerzen in der linken Brustkorbhälfte, die gegen Abend etwas nachließen. Morgens nach dem Aufstehen – vor Schwäche schaffte ich es kaum – hatte ich keinerlei Energie und Elan. Mir graute schon davor, was der Tag wieder an Arbeit, Mühe und Anstrengung mit sich bringen würde. Ich war kaum mehr in der Lage, überhaupt noch etwas zu leisten, zu arbeiten, zu denken. Mein Gehirn war oft wie ausgeschaltet, es war einfach leer. Ich war unfähig, selbst einfache Schreibtischarbeiten auszuführen. Lediglich mein Blutdruck sank durch die Einnahme des blutdrucksenkenden Medikaments, das Sie mir am Montagabend mitgegeben hatten. Auf meinen Gesamtzustand hatte dies jedoch keinen nennenswerten Einfluss.

Am Dienstag dieser Woche erfuhr ich, dass ein wichtiger Kunde, ein Architekturbüro, wegen meines anhaltenden schlechten Gesundheitszustandes künftig nicht mehr mit mir zusammenarbeiten wollte. Und am Morgen darauf rief mich mein wichtigster Kunde, ebenfalls ein Architekturbüro, an und teilte mir mit, dass man von mir umgehend eine Stellungnahme wünschte, ob eine weitere Zusammenarbeit wegen meines schlechten Gesundheitszustandes überhaupt noch sinnvoll wäre.

Sie können sich sicher vorstellen, dass ich ziemlich verzweifelt war, da ich selbst genauso wenig wusste, wie es weitergehen sollte. Auf der anderen Seite hatte ich die Erfahrung gemacht, dass fast alle meine Kunden sehr viel Geduld und Verständnis für meine Krankheit hatten. Aber irgendwann hört eben jedes Verständnis auf.

In meiner Not kam ich auf einen Gedanken. Ich wusste von meiner Tochter, dass mein Enkel, der von dem ADHS betroffen ist, regelmäßig und mit guter Wirkung Ritalin einnahm. Ich bat daher meine Tochter, mir zunächst zwei Ritalintabletten zu geben, um einmal auf eigene Verantwortung die Wirkung dieses Präparats auszutesten. Von meiner Therapeutin, bei der ich in Behandlung war, wusste ich, dass bei einer Einnahme von Ritalin in Verbindung mit meinen anderen Medikamenten keine schädigenden Nebenwirkungen zu erwarten wären.

Am nächsten Morgen stand ich um etwa 5.30 Uhr auf, um meine anderen Tabletten zusammen mit zwei Ritalintabletten einzunehmen. Ich legte mich anschließend wieder hin, um dann um etwa 7.00 Uhr richtig aufzustehen. Ich konnte sofort eine verblüffende Änderung feststellen. Ich war schon morgens im Kopf topfit, ich empfand keinen Schmerz in der Brust und ich war nicht mehr schlaff und müde. Vor allem aber freute ich mich auf den neuen Tag und auf meine Arbeit. Dieser Zustand hält nun bis zum heutigen Tag, an dem ich Ihnen dies berichte, an.

Zwischendurch hatte ich ein schlechtes Gewissen, so dass ich meine Therapeutin anrief und ihr von meinem Alleingang berichtete. Da sie nichts von meinem akuten schlechten Gesundheitszustand wusste – bei meinem letzten Besuch bei ihr ging es mir relativ gut –, hatte sie die Einnahme von Ritalin nicht für erforderlich gehalten.

Meine Therapeutin war über meine Mitteilung nicht überrascht, denn es ist inzwischen bekannt, dass Ritalin auch bei Erwachsenen wirkt. Sie sagte mir, ich solle dringend mit Ihnen Kontakt aufnehmen, damit Sie mir die Ritalintabletten verschreiben könnten. Meine schriftliche ADHS-Diagnose werde ich sofort an Sie weiterleiten.«

Solche Selbstversuche aus der Verzweiflung heraus müssen dennoch sehr skeptisch betrachtet werden. In diesem Fall waren »die anderen Tabletten« Mineralstoffpräparate. Gerade beim Erwachsenen muss bei der medizinischen Untersuchung sorgfältig eingeschätzt werden, ob für die Behandlung mit Methylphenidat eine Kontraindikation besteht, beispielsweise im Zusammenhang mit einem zu hohen Blutdruck oder erhöhtem Augeninnendruck. Zudem wird bei der Behandlung auch von Erwachsenen immer deutlicher, dass nicht jedes auf dem Markt zur Verfügung stehende Stimulanzienpräparat (zum Beispiel Ritalin®, Medikinet®, Equasym®, Concerta®) jedem Patienten auf dieselbe Weise hilft. Manche kommen sehr gut mit kleinen Mengen der schnell wirksamen Medikamente zurecht, möglichst regelmäßig eingenommen. Manche brauchen nicht nur wegen ihrer Vergesslichkeit ein Langzeitpräparat, sind dadurch »gleichmäßiger«, aber auch hier reagieren die Patienten wie die Kinder und Jugendlichen ganz individuell, wie sich zeigt. Manche brauchen, um tatsächlich ihre neuro-psychologisch relevante Leistungsfähigkeit ausreichend verbessern zu können, ein Depot-Präparat, das eine zweite Substanzmenge für einen zweiten Anflutungsgipfel ausschüttet.

Eine Versachlichung der Diskussion und die Förderung der Entwicklung von mehr Diagnostik- und Behandlungskompetenz bei Ärzten und Therapeuten mit dem Ziel, Menschen mit ADHS ausreichend schnell verfügbare und wohnortnahe Hilfe zu bieten, wäre für Betroffene und ihre Familien nicht nur sehr erfreulich, sondern würden in einem bisher noch überhaupt nicht erfassten Ausmaß Kummer und Leid reduzieren. Bei dem hohen Risiko, einen Verkehrsunfall zu verursachen und/oder zu erleiden, mahnt Fegert 2003 an, dass es nicht darum gehen könne, junge Erwachsene generell zu diskriminieren oder von der Teilnahme am Straßenverkehr auszuschließen, und fordert, dass Arzneimittelhersteller und die Zulassungsbehörde besonders abschreckende Warnhinweise in Beipackzetteln auf ihre Sinnhaftigkeit überprüfen sollten, zumal erste kleine Studien und viel Erfahrung eine Verbesserung der Fahrtauglichkeit belegen.

Und so kann es auch gehen – Zukunftsmusik?

Der Hausarzt schickte einen 10-jährigen, verträumten, ängstlichen Jungen mit Schulschwierigkeiten und wenig Selbstwertgefühl. Schnell bot sich die ganze klassische Symptomatik eines Kindes mit ADHS vom Typ »Träumerchen« (mit einer ähnlich strukturierten Mutter, die ihrerseits ganz schnell Befürchtungen hatte). Zusätzlich ließen sich Schwierigkeiten in der visuellen Wahrnehmungsdifferenzierung und Wahrnehmungsintegration feststellen. Flankiert von Stimulanzientherapie, erfolgte eine Behandlung über zwei Jahre, während der der Junge erste Anzeichen einer perfektionistisch zwanghaft anmutenden Überkompensation zeigte. Er kontrollierte alles, was er tat, mehrfach, und erledigte dadurch alles sehr langsam. Mit intensiver therapeutischer Unterstützung des Elternhauses und der Schule konnte er dann dieses Verhalten wieder unterlassen und kam dann recht gut mit sich zurecht.

Die Wiedervorstellung erfolgte zwei Jahre nach Behandlungsabschluss. Er war inzwischen 14 Jahre alt geworden, und in einer schwierigen Pubertätsphase flackerte die Ängstlichkeit wieder auf, die durch die Überbesorgtheit der Mutter noch verstärkt wurde. Es erfolgte sofort eine Wiederaufnahme intensiver Beratung, kurzfristig hochfrequent, und mit nochmaligem Ansetzen der Medikation konnte diese Krise wiederum zum Stillstand gebracht werden.

In der Adoleszenz erlitt der Junge aufs Neue einen Rückfall. Er befand sich jetzt in einer Ausbildung und machte sich Sorgen, Fehler zu machen, und begann nun wieder, alles doppelt und dreifach zu kontrollieren. Gleichzeitig stellte er fest, dass er sich doch recht deutlich von anderen Gleichaltrigen unterschied, unter anderem auch hinsichtlich seiner Interessen. Er profitierte in diesem therapeutischen Kontakt nun sehr vom »Störungsbildteaching« und zeigte sich höchst interessiert daran zu erfahren, wie er selbst »funktionierte«. Durch viel positive Erfahrung in einem guten Ausbildungsbetrieb und im Kontakt zu einer guten Freundin konnte sich der junge Mann in erfreulicher Weise stabilisieren (wobei seine Diagnose nun mit einer Zwangsstörung erweitert werden musste).

Eine erneute Krise trat kurz nach der Hochzeit auf. Er machte sich Sorgen, ob er die Verantwortung, die er für die Familie übernehmen wollte, auch wirklich tragen könnte. Er bemerkte, dass er schnell ins Grübeln kam und phasenweise immer wieder sehr unsicher wurde. Wenn er zum Beispiel auf der Straße an Fußgängern vorbeigefahren war, hielt er vorsichtshalber an und stieg aus, um sich zu vergewissern, dass er auch ganz sicher nicht aus Versehen auf den Bürgersteig gekommen war und Fußgänger erfasst hatte ... In dieser schwierigen Umbruchphase wurde Medikation erneut notwendig, ebenso, wie ihn mit zusätzlichen wenigen Gesprächen zu begleiten.

Als Vater eines dreijährigen Jungen und einer einjährigen Tochter nimmt der mittlerweile 28-Jährige junge Erwachsene auf Anraten von Hausarzt und Mutter erneut Kontakt auf. Das schwierige Verhalten des eigenen Sohnes, der recht bockig werden kann und oft »nicht recht will«, und die instabile wirtschaftliche Lage der Region, in der er wohnt, bewirken erneut eine Dekompensation. Eine hintergründig bestehende Existenzangst macht ihm zu schaffen, ebenso Gedanken darüber, ob er vielleicht den Job verlieren könnte, sowie eine Irritation über sich selbst, da er in der Erziehung des Jungen immer wieder heftig-impulsiv und manchmal auch übergriffig reagiert (zum Unwillen seiner Frau und mit Rückzugsverhalten des kleinen Jungen). Also versucht er nun, im Beruf alles besonders richtig zu machen. Er kontrolliert seine Arbeitsgänge immer häufiger, wird wiederum langsam – und eckt natürlich an, fällt auf. Dies verstärkt seine Besorgnis, und er versucht, seine Situation durch viele Rückfragen und noch mehr Kontrolle in den Griff zu bekommen. Mutter und Großvater gehen in der Nebenerwerbslandwirtschaft aus seiner Sicht zu sorglos mit dem Kind um. Dessen großer Wunsch, den Traktor besteigen und auch mitfahren zu dürfen, ruft Streitigkeiten in der Familie hervor.

Der junge Mann ist sich selbst richtig unheimlich und hat das Gefühl, aus der ganzen Sache nicht mehr herauszukommen. Sehr entlastet reagiert er, als seine ihm vertraute Therapeutin ihm nachvollziehbar erklärt, was bei ihm abläuft. Der Hausarzt unterstützt erneut mit Methylphenidat und einem Serotonin-Wiederaufnahmehemmer, flankierend erhalten die jungen Eltern eine Erziehungs- und Eheberatung für Familien mit ADHS. Die krisenhafte Zuspitzung ist erfreulich rasch beigelegt.

Was es bedeutet, sich mit ADHS, seinem Leben, seiner Vergangenheit und der Behandlung insgesamt auseinander setzen zu wollen und zu müssen, ist im nachfolgenden Gedicht, das mir vor drei Jahren geschenkt wurde, beeindruckend geschildert:

> Widmung
>
> Dieses Gedicht widme ich Cordula Neuhaus, die mir endlich
> ermöglichte, diese Milchglasblase,
> in der mein Kopf schon die ganzen Jahre steckte,
> zerplatzen zu lassen.
>
> Außerdem gelang es mir durch sie, meinen dicken Panzer, der
> durch Selbstzweifel, Scham und Hilflosigkeit wuchs und sich
> wie eine Schwimmweste um meinen Körper legte,
> endlich abzulegen.
>
> Ich weiß, dass noch ein langer Weg vor mir liegt, bis ich mein
> Puzzle, das sich aus weiteren Teilen wie Akzeptieren,
> Umdenken und dem Zulassen wirklicher Hilfe durch Freunde und
> Fachleute zusammensetzt, fertig stellen kann.
>
> Aber sie hat mir ermöglicht, die einzelnen Puzzleteile
> überhaupt zu finden und nun sogar die ersten Teile wie
> Diagnose ADHS, Bekennen, Verstehen, Anwenden eines
> Medikaments und Austauschen zusammenzufügen.
>
> Ich weiß, dass mein starker Ehrgeiz, meine Offenheit und
> Beharrlichkeit mir auf diesem Weg behilflich sind, denn wenn
> alle Teile sich zusammenfügen, finde ich endlich, wonach ich
> die ganzen Jahre gesucht habe:
>
> Wer und wie ich wirklich bin!

Ein weiteres Gedicht richtet sich an die Eltern:

An meine Eltern

Ich wünschte, ihr hättet bemerkt – dass ich so oft unzufrieden war und nicht wusste warum.

Ich wünschte, ihr hättet mir gezeigt – dass ich auch einmal schwach sein kann.

Ich wünschte, ihr hättet mir gezeigt – dass man bei Krankheit sein Unwohlsein ruhig ausdrücken kann.

Ich wünschte, ihr hättet gewusst – dass ich gar kein Zeitgefühl habe und aus Scham log, wenn ich wieder einmal zu spät kam.

Ich wünschte, ihr hättet nicht gelacht – wenn ich durch meine Träumerei auf dem Weg zur Oma ganz woanders gelandet bin. Vielleicht hättet ihr dann bemerkt, wie oft ich mich in meiner Traumwelt befand.

Ich wünschte, ihr hättet gewusst – dass mir der Umgang mit Geld sehr schwer fiel.

Ich wünschte, ihr hättet gewusst – dass ich nicht zu faul war, um in meinem Zimmer Ordnung zu halten, sondern dass ich es einfach nicht konnte.

Ich wünschte, ihr hättet gewusst – dass ich euch oft anlog: Der Lernstoff für Arbeiten, Prüfungen sei so umfangreich, dass ich bis in die Nacht lernen müsse. In Wirklichkeit konnte ich immer erst den Abend vorher lernen, weil ich sonst am nächsten Tag alles vergessen hätte.

Ich wünschte, ihr hättet bemerkt – wie viel Kraft ich anders als meine Schwestern für das Lernen aufbringen musste.

Ich wünschte, ihr hättet gewusst – dass die ständig vergessenen Geburtstage, Dankschreiben … nicht beabsichtigt waren, denn ich hatte sie wirklich einfach vergessen.

Ich wünschte, ihr hättet gewusst – dass ich oft gelogen habe, weil ich mich für meine Vergesslichkeit geschämt habe.

Ich wünschte, ihr hättet bemerkt – dass ich voller Ideen steckte, sie allein aber nicht verwirklichen konnte.

Ich wünschte, ihr hättet gewusst – dass ich schlechte Noten während meiner Erzieherausbildung bekam, weil ich mit meiner »neuen Freiheit«, die ich durch das Leben im Internat bekam, überhaupt nicht umgehen konnte.

Ich wünschte, ihr hättet gewusst – dass jedes neue Schulhalbjahr, jeder Jahreswechsel, jeder meiner acht Umzüge, ja sogar jedes Schreib- oder Rechenheft für mich immer ein totaler Neuanfang bedeutete, wo ich alles besser machen wollte. Aber leider hat es nie so geklappt, wie ich es vorhatte, und dann war ich total enttäuscht.

Ich wünschte, ihr hättet gewusst – warum es mir so schwer fiel, Entscheidungen zu treffen.

Ich wünschte, ihr hättet bemerkt – dass mich die Affenliebe zu meinem ersten Freund total in eine Abhängigkeit stürzte.

Ich wünschte, ihr hättet gewusst – dass ich die vielen Jahre seiner »seelischen Vergewaltigung« zuließ, weil ich die Beziehung nicht beenden konnte.

Ich wünschte, ihr hättet gewusst – dass ich mir einen dicken Panzer angelegt hatte, damit keiner Einblick in mein Gefühlschaos bekam.

Ich wünschte, ihr hättet bemerkt – dass ich ganz schlecht »nein« sagen konnte, weil ich die Anerkennung und das Gefühl, gebraucht zu werden, »zum Atmen« brauchte.

Ich wünschte, ihr hättet bemerkt – wie einsam ich mich oft gefühlt habe, weil ich keine richtige Freundin hatte.

Ich wünschte, ihr hättet gewusst – wie unwohl ich mich bei großen Familienfeiern gefühlt habe, denn die vielen Menschen waren oft unerträglich für mich.

> Ich möchte, dass ihr wisst – dass eure strenge, konsequente Erziehung für mich so wichtig war, auch wenn ich oft versucht habe auszubrechen!
>
> Ich möchte, dass ihr wisst – dass nur eure Liebe, euer ständiges Dasein für mich und euer Glaube an mich, egal was ich tat – selbst als ich mit 17 Jahren schwanger wurde –, mir die Kraft gab, nie aufzugeben!

Ich möchte, dass ihr wisst – dass ich euch dankbar bin, und vor allem, dass ich euch liebe!!!

Literatur

Altherr, P., 1996, »Der Stand der wissenschaftlichen Forschung. Soll ADS als Krankheit anerkannt werden?«, in: *Hyperaktive Kinder – Kongreßdokumentation Ev. Akademie Bad Boll*, S. 19–36.

Barkley, R. A./Fischer, M./Edelbrock, C./Smallish, L., 1991, »The adolescent outcome of hyperactive children diagnosed by research criteria: III, Mother-child interactions, family conflicts, and maternal psychopathology«, in: *Journal of Child Psychology and Psychiatry*, 32, S. 233–255.

Barkley, R. A., 1996, »ADHD and life expectancy«, in: *ADHD-Report*, Nr. 4, S. 1–4.

Barkley, R. A./Murphy, K. R./Kwasnik, D., 1996, »Motor vehicle driving competencies and risks in teens and young adults with Attention Deficit Hyperactivity Disorder«, in: *Pediatrics*, 98, S. 1089–1095.

Barkley, R. A., 1997, *ADHD and the Nature of Self-Control*, Guilford, New York.

Barkley, R. A., 2000, *Taking Charge of ADHD. The complete, authoritative guide for parents*, Guilford, New York.

Barkley, R. A., 2004, »Understanding the real life impact of ADHD«, Vortrag am 21.08.2004 bei der Regional Medical Conference, Berlin.

Baron-Cohen, S., 1995, *Mindblindness*, MIT-Press, Cambridge, Massachusetts.

Biederman, J./Wilens, T./Mick, E./Faraone, S./Spencer, T., 1998, »Does attention-deficit hyperactivity disorder impact the developmental course of drug and alcohol abuse and dependence?«, in: *Biol. Psychiatry* 44, S. 269–273.

Blech, J., 2003, »Die Krankmacher – wie Ärzte und Pharma-Industrie neue Krankheiten erfinden – die Abschaffung der Gesundheit«, *Der Spiegel*, Nr. 33/8/03, S. 116–126.

Bohus, M., 2002, *Borderline-Störung*, Hogrefe, Göttingen, Bern.

Bremner, J. D., et al., 1999, »Neural correlates of memories of childhood sexual abuse in women with and without posttraumatic stress disorder«, in: *Am. J. Psychiat.*, 156, S. 1787–1795.

Brown, Th., 1999, *Attention Deficit Disorders and Comorbidities in Children, Adolescents and Adults*, American Psychiatric Press Inc., Washington D. C.

Brown, Th., 2004, »ADHD and Comorbidity« in: Fitzner, Th./Stark, W., (Hrsg.) 2004, *ADHS und …*, Beltz, Weinheim; im Druck.

Claus, D./Aust-Claus, E./Hammer, P., 2002, ADS. *Das Erwachsenen-Buch.*

Neue Konzentrations- und Organisations-Hilfen für ihr Berufs- und Privatleben, Oberstebrink, Ratingen.
Copeland, E./Walker, R., 1995, »Comprehensive ADHD/ADD Evaluation and Treatment Program: Social Competency Training«, National Professional Consortion in Attention Deficit Disorders, Georgia – überarbeitet und ergänzt von Neuhaus, C., 2004, »Training der sozialen Kompetenz bei ADHS«, Kindertherapeutisches Zentrum Esslingen GmbH.
Damasio, A. R., 2003, *Der Spinoza-Effekt – wie Gefühle unser Leben bestimmen*, List, München.
Damasio, A. R., 2002, *Ich fühle, also bin ich. Die Entschlüsselung des Bewußtseins*, List, München.
Downey, K. K./Stelson, F. W./Pomerkau, O. F./Giordani, B., 1997, »Adult attention deficit hyperactivity disorder: Psychological test profiles in a clinical population«, in: *J. Nerv, Ment Dis*, 185, S. 32–38.
Droll, W., in: Hallowell, E. M./Ratey, J. J., 1998, *Zwanghaft zerstreut. ADD – die Unfähigkeit, aufmerksam zu sein*, Rowohlt, Reinbek, S. 427.
Ebert at al. 2003, »ADHS im Erwachsenenalter – Leitlinien auf der Basis eines Expertenkonsensus mit Unterstützung der DGPPN«, in: *Nervenarzt*, 10 (03), S. 939–946.
Eckpunktepapier des BMGS *(www.bmgesundheit.de)*, Pressemitteilung vom 27.12.2002.
Eichlseder, W., 1986, *Unkonzentriert*, C. J. Bucher, München.
Erikson, E. H., 1993, *Identität und Lebenszyklus*, Suhrkamp (13. Auflage), Frankfurt.
Erkwoh, R., 2003, »Möglichkeiten des Neuroimaging in psychotherapeutischen Ansätzen«, in: Schipek, G., 2003, *Neurobiologie in der Psychotherapie*, S. 146–157.
Faraone, St./Sergeant, J./Gillberg, Chr./Biedermann, J., 2003, »The worldwide prevalence of ADHD: is it an American condition?«, in: *World Psychiatry*, V2, Nr. 2, 6/03, S. 104–113.
Farelly, F./Brandsma, J. M., 1986, *Provokative Therapie*, Springer, Bern.
Fegert, J. M., 2003, »ADHS – Führerschein und Medikation«, in: *Nervenheilkunde* 7/03, 22, S. 376–378.
Felton, S., 1995, *Im Chaos bin ich Königin. Überlebenstraining im Alltag*, Brendow, Moers.
Fitzner, Th./Stark, W. (Hrsg.), 2000, *ADS: verstehen – akzeptieren – helfen*, Beltz, Weinheim.
Förstl, H. (Hrsg.), 2002, *Frontalhirn. Funktion und Erkrankungen*, Springer, Berlin.
Fritze, J./Schmauss, M., 2003, »Off-Label-Use: Der Fall Methylphenidat«, in: *psycho-neuro* 29 (6), S. 302–304.
Gerber, W. D./Kropp, P./Schoenen, J./Siniatchkin, M. S., 1996, »Born to

be wild oder doch gelernt? Neue verhaltensmedizinische Erkenntnisse zur Ätiopathogenese der Migräne«, in: *Verhaltenstherapie* 1996, 6, S. 210–220.

Goldstein, S./Gordon, M., 2003, »Gender Issues and ADHD: Sorting Fact from Fiction«, in: *ADHD-Report*, 11, Nr. 4, 8/03, S. 7–11.

Goldstein, S., 1997, *Managing Attention and Learning Disorders in Late Adolescence and Adulthood*, Wiley, New York.

Gray, A. J./Rawlins, J. N. P., 1986, »Comparator and buffer memory: An attempt to integrate two models of hippocampal functions«, in: Isaacson R. L., Pribram, K. H. (eds.), *The Hippocampus*, Vol. 4, New York: Plenum Press, S. 159–201.

Hallowell, E. M./Ratey, J. J., 1994, *Driven to Distraction*, Pantheon, New York.

Hallowell, E. M./Ratey, J. J., 1994, *Answers To Distraction*, Pantheon, New York.

Hallowell, E. M./Ratey, J. J., 1998, *Zwanghaft zerstreut. ADD – die Unfähigkeit, aufmerksam zu sein*, Rowohlt, Reinbek.

Harris, P. L., 1992, »From simulation to folk psychology; the case for development«, *Mind Lang*, 7, S. 120–144.

Hartmann, T., 1997, *Eine andere Art, die Welt zu sehen – das Aufmerksamkeitsdefizitsyndrom ADD*, Schmidt-Römhild, Lübeck, Berlin.

Herpertz, S. C./Dietrich, T. M./ Wenning, D./ Krings, T./ Erberich, S./Willmes, K./Thron, A./Sass, H., 2001, »Evidence of abnormal amygdala functioning in borderline personality disorder: A functional MRI study«, in: *Biological Psychiatry*, 50 (4), S. 292–298.

Huber, Nicole, 2002, »Aufmerksamkeitsdefizit/Hyperaktivitätsstörung und Jugendkriminalität«, Diplomarbeit im Fach Kriminologie Fachbereich II, FHS Villingen-Schwenningen, Hochschule für Polizei.

Huss, M., 2002, *Medikamente und* ADS. *Gezielt einsetzen – umfassend begleiten – planvoll absetzen*, Urania, Berlin.

Jüntschke, A., 2001, *Im Chaos bin ich der King. Überlebenstraining für Messie-Männer*, Brendow, Moers.

Kaulen, H., 2003, »Superhirne – Der neue Kult: Mit Arzneien den Verstand puschen«, Artikel in der *Frankfurter Allgemeinen Zeitung* vom 30.7.2003.

Kelly, K./Ramundo, P., 1993, *You mean, I'm not crazy, stupid or lazy?*, Scribner, New York.

Kemmerich, R., 1996, »Cerebrale Dysfunktion oder Syndrom der Teilleistungsstörungen – Medizinische Diagnostik«, in: *Hyperaktive Kinder – Kongreßdokumentation Ev. Akademie Bad Boll*, S. 37–50.

Krause, J./Krause, K.-H., 2003, *ADHS im Erwachsenenalter. Die Aufmerksamkeitsdefizit/Hyperaktivitätsstörung bei Erwachsenen*, Schattauer, Stuttgart, New York.

Langner, Hope, 2000, »ADD: An Invision Disability«, in: *ADDvance: A Magazine for Women with Attention Deficit Disorder*, July–August, S. 5.

Lazarus, A., 1988, *Fallstricke der Liebe. 24 Irrtümer über das Leben zu zweit*, Klett-Cotta, Stuttgart.

Le Doux, J., 2001, *Das Netz der Gefühle. Wie Emotionen entstehen*, Deutscher Taschenbuch Verlag, München.

Lineham, M. M., 1996, *Dialektisch-Behaviourale Therapie der Borderline-Persönlichkeitsstörung*, Cip-Medien, München.

Millstein, R. B., et al., 1997, »Presenting ADHD Symptoms and Subtypes in clinically referred adults with ADHD«, in: *Journal of Attention Disorders*, 2, S. 159–166.

Münchhausen, M. v., 2002, *So zähmen Sie ihren inneren Schweinehund! Vom ärgsten Feind zum besten Freund*, Campus, Frankfurt.

Nadeau, K. G., 1994, *Survival Guide for College Students with ADD or LD*, Magination Press, New York.

Nadeau, K. G., (Ed.), 1995, *A comprehensive Guide to Attention Deficit Disorder in Adults*, Brunner/Mazel, New York.

Nadeau, K. G., 1997, *ADD in the Workplace. Choices, Changes and Challanges*, Brunner/Mazel, New York.

Nadeau, K. G., 1999, »Understanding Girls with ADD«. Report at the 11th Annual CHADD Conference, Washington D. C.

Nadeau, K. G., 2004, »Gender Issues, Giftedness and ADHD«, in: Fitzner, Th./Stark, W., (Hrsg.), 2004, *ADHS und …*, Beltz, Weinheim; im Druck.

National Institute of Mental Health, »Attention Deficit Hyperactivity Disorder (ADHD) – Questions and Answers!« www.nimh.nih.gov/publicat/adhdqd.cfm

Neuhaus, C., 1996, *Das hyperaktive Kind und seine Probleme*, Urania-Ravensburger (12. Auflage 2002), Berlin.

Neuhaus, C., 2000, *Hyperaktive Jugendliche und ihre Probleme: Erwachsen werden mit ADS*, Urania-Ravensburger (3. Auflage 2002), Berlin.

Neuhaus, C., 2001, »Eine andere Art, die Welt zu sehen«, in: *Psychologie heute*, 28, 12, S. 33–37

Neuhaus, C., 2002, »ADHD im Kreuzfeuer der kontroversen Diskussion – was ich in 20 Jahren der Arbeit mit Kindern, Jugendlichen, Erwachsenen gelernt habe«, sowie: »Die Frau mit ADHD und ihr Selbstwertproblem« sowie: »Der ADHD-Jugendliche – ein neuer Lebensabschnitt. Coaching für Jugendliche und Erwachsene mit ADHD«, in: *Die Aufmerksamkeitsdefizit/Hyperaktivitätsstörung bei Kindern, Jugendlichen und Erwachsenen – Chancen und therapeutische Hilfen. AÜK-Kongreßdokumentation Aachen* (26./27.4.2002), Berlin, S. 25–31, S. 38–44, S. 89–95.

Neuhaus, C., 2003, *Das hyperaktive Baby und Kleinkind*, 2003, Urania-Verlag, Berlin.

Neuhaus, C., 2004, »ADHS im Erwachsenenalter«, in: Fitzner, Th./Stark, W. (Hrsg.), 2004, *ADHS und …*, Beltz, Weinheim; im Druck.

Peseschkian, N., 1988, *33 und eine Form der Partnerschaft*, Fischer, Frankfurt.

Posner, J. J./Dehaene, S., 1994, »Attentional Networks«, in: *Trends Neuroscience*, 17, S. 75–79.

Ratey, J. J., 1995, *Shadow Syndromes*, Bantam Books, New York.

Ratey, J. J., 2001, *Das menschliche Gehirn. Eine Gebrauchsanweisung*, Walter, Düsseldorf.

Renneberg, B./Weiß, M./Ungen, J./Fiedler, P./Brunner, R., 2003, »Ätiologische Faktoren der Borderline-Persönlichkeitsstörung«, in: *Verhaltenstherapie & Verhaltensmedizin*, 24, 3, S. 347–364.

Robin, A., 1998, *ADHD in Adolescents. Diagnosis and Treatment*, Guilford, New York.

Rossi, Piero, Partnerfragebogen (www.ads.ch).

Ross, E. C., 2002, »CHADD Named National Ressource Center on ADHD«, in: *Attention!*, Oct. 2002, S. 8 (attention@chadd.org).

Roth, G., 1999, »Entstehen und Funktion von Bewußtsein«, in: *Dt. Ärzteblatt*, 96, A –1957–1961 (Heft 30).

Roth, G., 2001, *Fühlen, Denken, Handeln. Wie das Gehirn unser Verhalten steuert*, Suhrkamp, Frankfurt.

Roth, G., 2003, »Wie das Gehirn die Seele macht«, in: Schiepek, G. (Hrsg.), 2003, *Neurobiologie in der Psychotherapie*, S. 28–41.

Rothenberger, A./Banaschewki, T./Uebel, H., 2003, »Neurobiologische Grundlagen eines pathophysiologischen Erklärungsmodells«, in: Schulte-Markwort, M./Zinke M., (Hrsg.), 2003, *Aufmerksamkeitsdefizit/Hyperaktivitätsstörung – Fortschritte in der Diagnose und Therapie*, Springer, Berlin, S. 12–17.

Ryffel-Rawak, D., 2001, *ADS bei Erwachsenen. Betroffene berichten aus ihrem Leben*, Huber, Bern.

Ryffel-Rawak, D., 2003, *Wir fühlen uns anders. Wie betroffene Erwachsene mit ADS/ADHS sich selbst und ihre Partnerschaft erleben*, Huber, Bern.

Schiepek, G., 2003, *Neurobiologie der Psychotherapie*, Schattauer, Stuttgart.

Schneider, U., et al., 2003, »Biologische Korrelate zur Erklärung von Persönlichkeitsstörungen«, in: Schipek, G. (Hrsg.), 2003, *Neurobiologie der Psychotherapie*, Schattauer, Stuttgart, S. 469–484.

Sipos, V., Schweiger, U., 2003, »Stationäre Behandlung von Frauen und Männern mit Borderline-Persönlichkeitsstörung und weiterer Komorbidität«, in: *Verhaltenstherapie & Verhaltensmedizin*, 24, 3, S. 269–288.

Skrodzki, K., 1997, »Paradoxe Medikamentenwirkung« sowie »Narkose bei hyperaktiven Kindern«, in: *ADS aus medizinischer Sicht*, Heft 1, S. 55–58, BVdE, Forchheim.
Solden, S., 1999, *Die Chaosprinzessin*, Verlag des BVAH e.V., Forchheim.
Solden, S., 2002, *Journeys Through Addulthood*, Walker & Co, New York.
Spitzer, M., 2000, *Geist im Netz – Modelle fürs Lernen, Denken und Handeln*, Spektrum Akademischer Verlag, Heidelberg.
Stollhoff, K. (Hrsg.), 2002, *Hochrisiko ADHS. Plädoyer für eine frühe Therapie*, Schmidt-Römhild, Lübeck.
Swanson, J. M./Sergeant J. A./Taylor, E./Sonuga-Barke E. J./Jensen, P. S./ Cantwell, D. P., 1998, »Attention-deficit hyperactivity disorder and hyperkinetic disorder«, in: *Lancet*, 1998b, 351, S. 429–433.
Taylor, G. J., et al., 1997, *Disorders of Affect Regulations: Alexithymia in Medical and Psychiatric Illness*, University Press, Cambridge.
Triolo, S. J., 1999, *Attention Deficit Hyperactivity Disorder in Adulthood. A Practitioner's Handbook*, Brunner/Mazel, Philadelphia.
Trott, G.-E., 1993, *Das hyperkinetische Syndrom und seine medikamentöse Behandlung*, J. A. Barth, Leipzig.
Weiß, Lynn, 2000, *Eins nach dem anderen. Das ADD-Praxisbuch für Erwachsene*, Brendow, Moers.
Wender, P. H., 1995, *Attention Deficit Hyperactivity Disorders in Adults*, University Press, Oxford.